GAZELLE PUNCH

À Manon, pour toujours dans nos cœurs,
et à sa maman Coralie.
À Guillaume et son incroyable force de vie.

N. G.

Slalom, un département d'Édi8
92 avenue de France, 75013 Paris
www.slalom-editions.fr
Correction : Krysia Roginski
Vérification de l'anglais : Diane Gagneret

Loi n° 49-956 du 16 juillet 1949 sur les publications destinées à la jeunesse, modifiée par la loi n° 2011-525 du 17 mai 2011.
ISBN : 978-2-37554-357-3
Achevé d'imprimer en France en octobre 2022 par NRIs.a.s. (2205974)
Dépôt légal : mars 2023

Nancy Guilbert

GAZELLE PUNCH

Dessins de Roland Busso-Delabaudiere

Slalom

All you have to do is touch my hand,
To show me that you understand
And something happens to me,
That's some kind of wonderful[1]

1. Il te suffit de toucher ma main,
   Pour me montrer que tu comprends
   Et quelque chose se passe en moi,
   C'est quelque chose de merveilleux.

Some kind of wonderful, Peter Cincotti, album « *On The Moon* », 2004.

DEMPSEY

Jab and Grab[2]

Moi, c'est Dempsey, quinze ans et 1,80 mètre. Ouais, comme le champion de boxe Jack Dempsey. Mon père m'a donné ce prénom-là, puis il s'est barré deux ans après avec une meuf de vingt ans de moins que lui, quand ma mère était enceinte de ma petite sœur Cheryl.

Je ne me souviens presque pas de son visage ni de ses mots, rien. De son passage éphémère dans ma vie, il reste juste quelques photos qui traînaient dans un tiroir du meuble de l'entrée de l'appartement et que j'ai retrouvées il y a deux ans. Ma mère me les a arrachées des mains puis déchirées en mille morceaux avant de les jeter à la poubelle.

Quand elle a trop bu, elle me crache que je ressemble à mon géniteur et que je finirai comme lui, c'est-à-dire en prison. Elle me l'a répété tellement de fois qu'un jour je me suis dit : « Tu veux que je sois un délinquant plutôt qu'un champion de boxe ? OK, chef, à vos ordres. » J'avais tellement de rage accumulée en moi depuis des années qui ne

2. Terme de boxe signifiant « offensive et défense ».

demandait qu'à sortir. Ma mère a juste craqué l'allumette et ça a mis le feu aux poudres.

Je me suis mis à faire des tas de conneries avec mes potes. On a flambé des containers, puis des voitures. C'était tellement le kiff de voir les pompiers débarquer avec leurs sirènes, leurs gros camions rouges, sortir leurs muscles et leurs tuyaux, hurler des ordres de sécurité et verrouiller le quartier. Qu'est-ce qu'on s'est marrés avec Kévin, Mehdi et Jordan !

Hélas, tout a une fin. On s'est fait choper un soir. On est certains que quelqu'un nous a balancés. Y a pas intérêt qu'il croise notre route, celui-là, ou bien il se prendra un *Bolo Punch*[3] dans la tête. Ce jour-là, d'ailleurs, un pompier a failli y rester et on nous a carrément accusés d'être des meurtriers. Ça, je le pardonnerai jamais.

Bref, je rumine tout ça sur le quai de la gare. Pas loin de moi, en train de vapoter, y'a Rémi, mon surveillant. Celui qui passera le relais à ma famille d'accueil. J'ai pas eu mon mot à dire. C'est comme ça dans l'EPM[4] où j'ai atterri après mon procès. En été, les jeunes partent pour quinze jours à la montagne. Je déteste, ça me fait grave flipper... Les animaux, les herbes piquantes, les précipices, tout ça. Et j'imagine bien le tableau, aussi. La gentille petite famille d'accueil bien polie, avec les gamins qui vont me dévisager et demander à leur mère si je vais les assassiner dans leur lit, vu que je suis un délinquant genre tueur en série dont on s'occupe pour se donner bonne conscience.

3. Terme de boxe signifiant « uppercut long et oscillant ».
4. EPM : Établissement Pénitentiaire pour Mineurs.

Je tourne les yeux une minute pour observer trois pigeons se disputer un morceau de sandwich tombé par terre. C'est tellement con, les pigeons. Lorsque je regarde à nouveau en direction de Rémi, je l'aperçois en train de discuter avec une petite femme aux cheveux foncés. Je rêve ou elle a une mèche violette ? C'est qui cette folle ? La fée Clochette ?

Ils s'approchent de moi et Rémi me lance :

— Dempsey, voilà Violette. C'est elle qui veillera sur toi pendant ton séjour. Profite, mon gars. À dans quinze jours.

Il s'éloigne, avec sa démarche de manchot empereur maladroit. Je peux pas le piffrer, Rémi, mais là, j'ai juste envie de courir comme un gamin et de repartir dans le train avec lui. J'ai la boule au ventre.

Pourtant, c'est pas moi qui devrais avoir peur, mais elle, Violette. Je fais deux fois sa taille et je pourrais l'écraser d'une seule main. Et puis c'est quoi ce prénom, là ? « Violette » ? Pourquoi pas « Pâquerette » ou « Pissenlit » ? Si je m'attendais à ça !

Je grogne :

— Il est où, votre mec ?

— Pas d'homme dans ma vie. Je suis bien plus tranquille sans.

Elle ajoute avec un petit signe de tête :

— Bon, tu viens, Dempsey, ou tu restes planté là comme un poireau ?

Je soulève mon sac et la suis sur le parking de la gare. On se dirige vers une voiture à l'aile avant droite défoncée. Je veux pas monter là-dedans. À tous les coups, elle n'a pas son permis, Violette. Et pourtant, quand elle me regarde avec ses yeux turquoise, je me sens comme hypnotisé. Je soulève mon bagage et l'installe dans son coffre ouvert, puis m'assieds à l'avant.

Je marmonne :

— Elle est pourrie, votre caisse.

— Tes baskets aussi.

Je vois rouge.

— Hé, vous dites rien sur mes pompes, OK ? Vous connaissez pas ma vie, alors me critiquez pas sinon j'appelle Rémi pour lui dire que vous m'insultez. Ma mère, elle est pas riche ! Elle a pas assez de fric pour m'offrir des baskets à 300 euros.

— Figure-toi que moi non plus, j'ai pas assez de fric pour acheter une voiture à 35 000 euros. Tu parles mal de ma voiture, je parle mal de tes chaussures.

Elle conclut sur un clin d'œil :

— *Jab and Grab*, mon gars.

Alors là, je suis scotché. Je rêve ou elle vient de me mettre 1-0 ? *Wow* !

VIOLETTE

I try to stay awake and remember my name
But everybody's changing, and I don't feel the same[5]

Qu'il est émouvant, ce gosse, avec ses yeux couleur charbon, son corps qu'il ne sait pas où caser, son attitude de dur à cuire qui cache une grande détresse. J'ai hâte d'en connaître un peu plus sur lui, si je réussis à percer un peu sa carapace.

Virage après virage, la voiture avale les kilomètres. Dempsey ne dit rien. Il a ostensiblement fermé les yeux et mis ses *AirPods.* La musique lui arrache les tympans et grésille dans mes oreilles par la même occasion. Hors de question de subir ça. Je tourne le volant et m'arrête sur le bas-côté. Question de survie auditive.

Il me jette un regard furieux.

— Vous faites quoi ?

Sans répondre, je sors mon armure : un casque dernier cri, bien rembourré, qui m'isolera des grésillements

5. J'essaie de rester éveillé et de me rappeler mon nom
Mais tout le monde change et je ne me sens plus le même
Everybody's changing, Keane, album « *Hopes and fears* », 2004.

inconfortables. En connaisseur, il fait la moue. Mon casque en jette, au moins. Respect.

Je reprends la route avec *Everybody's changing* dans les tympans.

So little time
Try to understand that I'm
Trying to make a move just to stay in the game[6]
I try to stay awake and remember my name
But everybody's changing, and I don't feel the same

Est-ce qu'on peut changer sa vie, son destin, grâce à une seule personne ? Peut-on basculer vers l'ombre ou la lumière en une fraction de seconde ? Chacune de mes rencontres avec l'un de ces ados m'a toujours fait comprendre quelque chose de nouveau. M'a aidée à ouvrir les yeux sur la réalité.

Et eux ? Petits atomes perdus dans une société qui les a punis dès leur premier souffle. Grains de poussière tentant de survivre dans un engrenage qui les a déjà à moitié broyés.

Que gardera Dempsey de ses quinze jours en immersion dans ces montagnes que j'adore ?

La route serpente à travers la forêt et la voiture prend de l'altitude. Dempsey a de nouveau fermé les yeux et sa tête dodeline sur le siège, puis, de temps à autre, il s'éveille en sursaut, tout penaud de s'être assoupi.

---

6. Si peu de temps
Essaie de comprendre que je
Tente un coup juste pour rester dans le jeu
[Suite en note 5]

Encore quelques kilomètres : nous voilà arrivés dans la cour arborée. Il fait une chaleur épouvantable et les cigales crissent, comme dirait Nougaro. Je descends de la voiture et Dempsey fait de même ; il étire ses jambes et ses bras, puis souffle :

— C'est le trou du cul du monde, ici, putain ! Y a la fibre ?

— Non.

— Quoi ? C'est une blague ?

— J'ai l'air de plaisanter ?

Il hausse les épaules, empoigne son sac et se dirige, l'air renfrogné, vers la porte d'entrée de ma maison en pierres.

— Y a l'eau courante, au moins ? lance-t-il.

— Il faut aller la chercher au puits à trois kilomètres d'ici.

Ses épaules s'affaissent et j'éclate de rire :

— Mais enfin, Dempsey ! On n'est pas au Moyen Âge !

— Vous êtes *cringe*[7], sérieux.

— J'assume. Tu as faim ? J'ai fait une brioche et il y a du jus de fruits.

— J'aurais préféré une pizza.

— Eh bien, on la préparera ensemble pour le repas de ce soir.

Il me lance un regard en coin :

— J'suis pas votre esclave, OK ?

— Moi non plus.

Je tourne les talons et me dirige vers le salon.

Décontenancé, il me suit tandis que ses yeux se posent sur mes toiles accrochées aux murs et sur les étagères qui

7. Gênante.

croulent sous les livres. Il murmure tout en grimpant les marches de l'escalier :

— C'est la galère, ici, sérieux...

— Voici ta chambre. Il y a une salle de bains juste à côté et un petit cadeau de bienvenue sur ton oreiller. Ne pose pas tes chaussures sur le couvre-lit, j'y tiens beaucoup. C'est ma grand-mère qui l'a crocheté.

— Pourquoi vous le laissez là, alors ?

— Parce que je chouchoute toujours mes invités. Si tu n'en veux pas, je l'enlèverai.

Il ne répond rien. Je le laisse à côté de la porte.

— Dans une heure, tu descends pour la préparation du repas, d'accord ?

— J'suppose que j'ai pas le choix.

— Bien vu.

Je l'attends de pied ferme, Dempsey. Comme un boxeur attend son rival sur un ring. J'ai hâte qu'il arrive et je sors du placard tous les ingrédients pour la pizza ainsi qu'un melon dont l'odeur me fait saliver.

Le ciel s'est couvert, il a fait trop chaud cet après-midi.

Cinquante-huit minutes plus tard exactement, mon invité entre dans la cuisine et lève les yeux au ciel.

— J'ai jamais cuisiné de ma vie. C'est un truc de meuf.

— Tiens, prends le couteau et coupe le melon en deux. Proprement, hein : deux moitiés bien égales. Pas de carnage ! Tu t'es lavé les mains ?

— Ouais, j'suis pas un crado.

Il attrape le fruit, le fait tourner, le repose, puis saisit le couteau que je lui tends, l'air gêné.

— Sérieux, vous êtes inconsciente. Vous n'avez pas lu dans mon dossier que j'ai pas le droit d'utiliser une arme blanche ? Et ça... c'en est une !

— Bon, tu le coupes ou pas, ce melon, au lieu de te trouver des excuses ?

Il me dévisage comme si je n'avais plus toute ma tête et moi, j'ai tellement envie de rire que je dois me retourner pour ne pas qu'il le voie.

— Vous me faites flipper grave, Violette.

— C'est le melon ou c'est moi qui t'impressionne ?

— Je vais me trancher un doigt, il faudra m'emmener à l'hosto. Et on vous retirera votre foutu brevet de famille d'accueil. Ce sera bien fait pour votre g... euh... pour vous.

— Qui dit que je t'emmènerai à l'hôpital ? Je te laisserai te vider de ton sang dans ma cuisine, puis j'enterrerai ton corps dans mon jardin et je dirai que tu as fugué.

Il ouvre des yeux éberlués.

— *Jab and Grab*, Dempsey !

Un coup de tonnerre claque et il fait un bond.

DEMPSEY

Bolo Punch

Violette, je ne sais pas quoi en penser, franchement. Soit elle est carrément inconsciente, soit elle me prend pour un con, soit les deux.

J'aime pas quand je maîtrise pas la situation. Reprends le contrôle, Dempsey !

Pas facile avec cet orage qui tonne dans mes oreilles. Le vent secoue les volets, la pluie tambourine comme des milliers de pieds en furie sur la terrasse en contrebas, ça fait un bruit de fou. Je vais jamais réussir à dormir avec ce boucan. Je triture la boîte que Violette avait posée sur mon lit. Elle contenait les lettres de mon prénom en chocolat. J'ai déjà tout avalé.

Et pourtant, je suis grave énervé.

Contre Violette et sa maison pourrie sans réseau.

Contre mes parents qui savent pas prendre soin de moi.

Contre ce juge qui m'a collé en EPM.

Contre moi, aussi, qui flippe à l'idée de découper un melon en tranches. Elle a raison Violette, j'ai peur des couteaux. Elle m'a trop bien cerné sur ce coup-là et ça me met la haine, la haine contre le monde entier.

J'arrive pas à dormir. Je me lève et m'approche de la fenêtre. Les éclairs zèbrent le ciel, c'est un spectacle de dingue qui fout la trouille et m'électrise en même temps. Derrière la maison de Violette, je remarque un chemin qui s'enfonce dans les bois. C'est carrément un décor de film d'horreur. Comment elle peut vivre seule ici, cette meuf ? Elle est dérangée des neurones, c'est sûr. C'est méga dangereux, cet endroit !

Je préfère mille fois mon quartier, ma zone, mon territoire bien délimité. Les barres d'immeubles, ça a un côté rassurant au moins, on connaît quasi tout le monde. C'est presque comme une petite ville dans la grande. Ici, je me sens complètement perdu. Personne à l'horizon, simplement ma peur et moi.

Un grattement à la porte. Mon sang ne fait qu'un tour. Y a qui dans cette maison ? Je me mets en position de parade[8], poings en avant, pieds plantés sur le sol, mais je sens mes jambes trembler.

La porte s'ouvre lentement, en grinçant. Ma mâchoire se contracte, j'ai du mal à avaler ma salive. Un scénario défile dans ma tête : « En fait, c'est un piège cette maison. Violette, c'est une psychopathe, une criminelle ; elle attire les gamins ici avec sa gueule d'ange et ses grands yeux bleus, mais vu comment elle manie les couteaux, elle va me débiter en petites lamelles. »

— Miaww !

La tension dans mes bras se relâche aussitôt. Un chat... un con de chat ! Non, à la réflexion, c'est plutôt moi qui ai

8. À la boxe, position où l'on esquive les coups.

l'air con. J'imagine les têtes de Mehdi, Kevin et Jordan s'ils m'avaient vu. Ils seraient carrément morts de rire. Je secoue la tête et m'assieds sur le lit, honteux et soulagé à la fois.

— Qu'est-ce que tu fais là, toi ? Allez, dégage !

Le chat s'avance à petits pas, me regarde de travers puis, d'un bond souple, saute sur mon lit.

— Eh, tes pattes, mon vieux ! Regarde, t'as mis des traces de boue sur le couvre-lit ! M'en fous, Violette verra bien que ce sont tes empreintes et pas les miennes, hein ! J'suis *clean*, moi !

— Miaww !

L'animal s'approche de moi et frotte sa tête contre ma main. Il est aussi doux qu'une peluche.

— Tu me mords pas, OK ?

Il cligne des yeux, s'étire, puis se roule en boule près de moi. Son corps chaud et ses ronronnements m'apaisent d'un coup. Ça me fait penser à une comptine que j'avais apprise à l'école maternelle. Comment ça se fait que ces paroles débiles me reviennent dans la tête ?

Miaou, miaou,
Mon petit chat, pourquoi es-tu si triste ?
Miaou, miaou.
Mon petit chat, pourquoi pleurer comme ça ?
Ma maman est partie pour chasser les souris,
Tout seul dans mon panier, moi je m'ennuie[9].

Foutu chat ! J'ai les larmes qui coulent, c'est malin.

---

9. Comptine *Le petit chat triste*, de Jacqueline Mani.

*

Quand j'ouvre les yeux, le chat a disparu. Le soleil brille tellement fort que je plisse les paupières, ébloui. Hier, j'ai oublié de refermer les volets.

Je sens une odeur de café et de crêpes. C'est déjà ça, ici au moins j'ai l'impression que la bouffe sera nickel. Violette est peut-être chelou mais elle cuisine comme une cheffe, j'avoue... Sauf si c'est pour m'amadouer et m'empoisonner ensuite, comme la sorcière de *Hansel et Gretel* avec sa maison en pain d'épices. Ça m'a traumatisé, ce conte, quand j'étais gosse.

Lorsque j'entre dans la cuisine, elle me sourit. Elle porte une vieille salopette complètement défoncée avec des fleurs en tissus cousues dessus, et elle s'est coiffée avec deux couettes. Une dégaine de gosse alors qu'elle doit avoir au moins quarante ans. Une vieille, quoi.

— Hey, Dempsey, bien dormi ? L'orage ne t'a pas réveillé ?

— Non, ça va, mais je vous préviens, votre chat a sali le couvre-lit. J'y suis pour rien, il est entré sans demander la permission.

Violette fait la moue et brandit sa louche dégoulinante de pâte en direction du coupable qui se prélasse sur le buffet, le bougre.

— Dis donc, Armstrong ? Tu déranges mes invités ?

L'intéressé ouvre à demi les yeux puis les referme aussitôt.

— Il est incorrigible, soupire-t-elle. Il t'a empêché de dormir ?

— Non. Mais il ronfle drôlement fort.

— Je te l'accorde. Allez, viens prendre ton petit déjeuner.

— J'en veux pas. Je peux rien avaler le matin.

C'est faux, mais j'ai juste envie de l'emmerder.

— Tu as tort. On part en rando. Tu tomberas dans les pommes si tu n'avales rien et je ne suis pas Hulk, moi. Je ne pourrai pas te ramener sur mes épaules.

— J'ai pas envie d'y aller. Je reste ici et vous me forcerez pas.

— Tu oublies le carnet de bonne conduite que je dois remplir.

— C'est quoi ce chantage ?

— C'est pas du chantage, c'est un *Bolo Punch*. Ne m'en veux pas. Tu verras, quand tu seras au sommet du pic Saint-Loup, tu te sentiras comme le roi du monde.

— J'ai pas de chaussures de marche.

Elle disparaît dans la pièce à côté, puis revient et dépose une paire sur la chaise face à moi.

— Du 46. C'est ta pointure, je crois ? Allez, on décolle dans trente minutes, le temps de me changer.

VIOLETTE

Shower me with good times
Tell me that the world's been spinning since the beginning[10]

Le chemin monte drôlement fort. J'ai choisi cette rando exprès. Si je l'ai déjà faite au moins quinze fois, j'ai cinquante ans. Dempsey, lui, est novice, mais il a la force de l'âge, les muscles et l'endurance. Et puis, c'est un sportif, ce gosse, un boxeur. J'ai lu son dossier avec attention avant son arrivée. Je procède de même avec chacun des petits ados que j'accueille.

Rien de tel que la nature pour se confronter à soi-même et à ses propres limites. Pour dépasser ses défis personnels.

Dempsey fait exprès de marcher à deux ou trois mètres derrière moi. Tant mieux, je n'aime pas entendre les bruits de respiration saccadée. Je peux marcher librement, à mon rythme, tout en le surveillant du coin de l'œil. Il a une bonne longueur de retard.

Je m'arrête quelques secondes pour boire. Mon ado bougon traîne la patte et essuie son front luisant de sueur sous la casquette mouillée que je l'ai obligé à porter.

---

10. *Baigne-moi de bons moments*
Dis-moi que le monde tourne depuis le début
Cover me in sunshine, Pink, album « *All I know so far* », 2021

Il ne parvient pas à me rattraper et la pente du virage suivant accentue l'écart entre nous. Je ralentis un peu et cueille les premières fraises des bois, odorantes et si goûteuses. Ça me permet de l'attendre sans en avoir l'air.

Dès qu'il m'aperçoit, il me crie, furieux :

— J'en ai plein le cul !

— Je savais que tu dirais ça.

— Pourquoi ?

— Parce que parmi tous les ados que j'ai accueillis, il n'y en a que cinq qui ne se sont pas plaints. Des nanas.

— Ça veut dire quoi ?

— Rien. Juste que je savais que tu râlerais.

Il me foudroie du regard tout en essayant de reprendre son souffle.

— Vous me dévalorisez exprès ?

— Pourquoi ? C'est déshonorant que des filles marchent sans effort ?

— J'ai pas dit que j'y arrivais pas, j'ai dit que ça me faisait chier.

— Menteur.

Je le plante là et repars en cachant un petit sourire.

Trois, deux, un... Le voilà sur mes talons.

— J'suis pas crevé, je maîtrise, OK ?

— Tant mieux, parce qu'il reste encore deux heures de grimpette. Arrête de bouder et observe les arbres. Tu veux connaître leurs noms ?

— M'en fous.

— Alors, celui-là, avec les feuilles si particulières, tu ne peux pas le louper : c'est un chêne. Les sapins, tu dois connaître, non ? Les aiguilles, c'est facile. Lui, c'est un hêtre et celui-là, plus loin, avec les grandes feuilles, c'est un châtaignier. Ici, avec le feuillage en corolle, c'est un pin.

Il hausse les épaules mais ses yeux suivent mon doigt malgré tout.

Ma gorge se serre. Il a la même intensité dans le regard que...

*

— Maman ?

— Oui ?

— Comment il s'appelle, ce narbre-là ?

— Un arbre, mon poussin, on dit « un arbre ».

— Voui, c'est ce que j'ai dit. Un narbre.

— C'est un épicéa.

Son rire sonne clair. Ah, son rire...

— Epicéa, parce qu'il fait pipi ? J'adooooore !

*

Les paroles d'une chanson viennent se superposer à ce souvenir aussi magique que douloureux.

Shower me with good times

Tell me that the world's been spinning since the beginning

And everything will be alright

Cover me in sunshine...[11]

11. *[Début en note 10]*
Et que tout ira bien
Couvre-moi de soleil...

Un cri interrompt mes rêveries. Dempsey s'agrippe à mon bras.

— Un con de serpent a traversé la route juste devant moi !

— C'était une couleuvre vipérine. Ne t'en fais pas, c'est fréquent d'en rencontrer.

Il stoppe sur place.

— Vous… vous, là… Je vais vous attaquer pour non-assistance à personne en danger.

— Les couleuvres sont inoffensives. Et même si elle te mordait, son venin n'est pas mortel.

— Je veux plus continuer.

— Le sommet est à peine à trente minutes à présent. Quand on entame quelque chose, on s'y tient.

— J'ai rien entamé du tout, moi. C'est vous qui me forcez. Vous êtes tyrannique. Je veux retourner à la… chez vous, même si ça craint.

— Argumente mieux que ça.

— J'ai rien à dire. J'en ai marre, c'est tout.

— Quand tu es sur le ring, tu abandonnes souvent ?

— Rien à voir. Je kiffe la boxe.

— Eh bien dis-toi que tu es en train de te battre contre le pire de tes ennemis.

— N'importe quoi. Espèce de facho.

C'est enfin le sommet.

Magique.

Dempsey s'allonge dans l'herbe, les bras en croix, et ferme les yeux. Je m'approche de lui :

— Je ne t'ai pas tout dit, tout à l'heure. Tu es le seul que j'ai emmené faire cette rando dès le premier jour. Tous les autres se sont entraînés sur des chemins plus simples. Mais toi, je savais que tu y arriverais. Je l'ai lu dans ton regard.

Il se lève lentement et s'approche de la falaise, puis souffle :

— Putain de vue de ouf. Mais bon, je vais me foutre à l'ombre du châtaigner parce que le soleil et les cailloux m'ont explosé, sérieux.

DEMPSEY

Coup de poing crocheté[12]

Je savais pas que j'avais autant de muscles dans mon corps. Pourtant, les entraînements de boxe, ça fait mal. Mais là, affalé sur mon lit, je me sens comme une larve molle écrasée par une voiture. J'ai des crampes partout, sérieux.

Violette a haussé les épaules en me voyant arriver en clopinant pour le repas du soir :

— Je t'avais dit de boire beaucoup. Une bouteille d'eau sur la journée, ce n'est pas assez.

— Ça serait pas arrivé si vous m'aviez pas traîné là-haut de force.

— Demain et après-demain, repos ! Mardi, par contre, on teste le raft dans les gorges, à dix kilomètres d'ici.

— Hé, ça suffit, hein ! J'suis pas à l'armée, moi ! Vous n'avez pas droit à vos dix pour cent de morts.

— Je n'ai perdu que les ados qui n'écoutaient pas mes conseils de sécurité.

— Ah, ah, ah. Trop drôle.

12. Un coup de poing circulaire délivré le plus souvent à mi-distance avec le bras semi-fléchi.

— Ris pas trop fort, tu pourrais avoir des crampes dans la mâchoire en plus de celles des ischios et des mollets.

Elle attrape les assiettes.

— Tiens, va dresser le couvert sous le pin de la terrasse, s'il te plaît. Et badigeonne-toi de lotion anti-moustiques, sinon ces gentils insectes te dévoreront tout cru.

— Je dirai à Rémi que vous exploitez les gens. Que c'est le bagne, ici.

— Je donne des pots-de-vin à ton animateur. Il gardera mon secret.

Elle s'esclaffe toute seule en retournant vers sa cuisinière. Elle est carrément folle, mais l'odeur qui se dégage me tord le ventre en deux, alors je capitule.

Quelques minutes après, elle arrive et pose un plat sur la table.

— Recette locale : beignets à la fleur de courgette et salade verte du jardin aux pignons de pins.

— Courgette ? Sérieux, c'est dégueu... Et vous voulez que je bouffe les pignons d'un arbre ?

— Goûte avant de grogner. Fais attention, c'est brûlant.

Je croque du bout des lèvres... Putain, c'est méga bon, en fait !

Je m'ébouillante le gosier, tant pis. Je dois me retenir pour ne pas engouffrer tous les beignets les uns après les autres.

J'attends le petit coup d'œil victorieux que font tous les adultes quand ils ont raison, mais Violette est en train de parler à Armstrong qui s'est assis sur ses genoux. Genre, elle lui tape une discussion, une vraie. Elle déraille...

Elle repousse sa chaise.

— Bonne nuit, Dempsey. Je vais me coucher, demain je me lève dès potron-minet pour aller courir.

Potron-minet ? Qu'est-ce qu'elle raconte ?

— Vous partez sur le sentier, là-bas ? Seule ?

— Non, Armstrong me suit. En miaulant.

— Genre comme garde du corps, y a mieux, non ?

— Détrompe-toi. L'ancêtre des tigres à dents de sabre grogne dans ses veines.

— Vous êtes dingue, sérieux.

— Je sais... Mais ce serait pire si je ne me défoulais pas en faisant mon jogging.

*

L'alarme de mon portable me réveille hyper tôt. Je bondis hors du lit, juste à temps pour voir la silhouette de Violette disparaître derrière les arbres. C'est nickel, la voie est libre !

J'ai honte de ce que je vais faire, mais tant pis. C'est pas pire que de foutre le feu, alors au point où j'en suis...

Je grimpe à toute vitesse l'escalier qui conduit au deuxième étage. Deux portes à gauche, une à droite. J'ouvre la première : bingo ! C'est la chambre de « madame Armstrong ». J'avais l'intention de fouiller dans ses affaires, mais je me dégonfle, tout d'un coup. Le portrait d'une gamine accroché sur le mur blanc me dévisage. Impossible de m'en détacher. Ses yeux parlent tout seuls : « T'es qui, toi ? Pourquoi tu viens ici ? »

Honteux, je marmonne :

— Désolé !

— Miaww ! répond aussitôt ce foutu chat noir qui m'a encore suivi.

Elle aura pas de garde du corps, cette fois, la foldingue. Mdr.

Je fais un bond d'au moins un mètre et m'enfuis en courant. C'est clair, Violette et sa maison me font péter un plomb : je parle à des tableaux, dors avec un chat, bouffe des légumes. C'est quoi, la prochaine étape ?

Je redescends, pas très fier de moi d'être entré dans l'espace privé de Violette. Sur la table, un petit mot à côté d'un plat rempli de cookies et de tranches de pain, du vrai, pas du pré-emballé tout mou : *Régale-toi ! La confiture fraise-rhubarbe, tu verras, c'est délicieux. À tout à l'heure, V.*

Mon petit déjeuner avalé, je décide d'aller dans le jardin mais tout d'un coup, j'aperçois la silhouette d'un homme hyper baraqué, accroupi dans les plantations avec un outil à la main. Putain, j'en étais sûr ! Y a que des fous ici ! Je l'entends marmonner, ça me fait flipper grave. Je cours me réfugier dans ma chambre jusqu'à ce que j'entende la voix de Violette :

— Dempsey, ça va ? Tu viens m'aider à préparer le barbecue ?

Je la rejoins sur la terrasse.

— Vous voulez que j'allume un feu, c'est ça ? Vous avez lu mon dossier, je suppose, alors pourquoi vous...

— Tu parles trop. Apporte le charbon de bois, tu veux bien ? Le sac est posé sous la tonnelle.

— Surtout pas, y a un taré dans votre jardin. Vous feriez mieux d'appeler les flics.

— Jack n'est pas taré, c'est un ami.

— Il parle aux légumes !

— Et alors ?

Sa voix tremble un peu. Je lève les yeux, surpris. Elle a pleuré, ça se voit.

VIOLETTE

J'aimerais mieux être un oiseau
Si jamais c'était plus beau, plus beau vu d'en haut ?[13]

Il y a des journées comme ça, plus difficiles que d'autres, et ce 10 août en est une.

On dit que le temps panse les plaies, mais ce n'est qu'en partie vrai.

Tout à l'heure, en rentrant de mon footing, j'ai ouvert la porte de l'armoire où je range les vêtements d'Erin et de Louis. J'ai enfoui ma tête dans les tissus soyeux, à la quête d'un parfum, d'une odeur oubliée, comme d'habitude… Mais le temps les a pris, il n'en reste rien.

Leurs vêtements sont accrochés sur les cintres, comme des témoins impassibles d'une vie effacée. Je n'ai jamais pu me résoudre à me séparer de ce fil de souvenirs qui me raccrochent à ma fille et à mon compagnon pour toujours.

— *Maman, tu me mets la robe qui tourne vite ?*

— *Celle-là, chérie ?*

---

13. *SOS d'un terrien en détresse, « Starmania »*, Luc Plamondon, 1978.

— Oui, je voudrais voler comme les abeilles…

La chanson que j'ai tellement écoutée après le drame s'infiltre à nouveau en moi. Erin l'aimait et me la réclamait souvent. Elle se mettait face au soleil et fredonnait les paroles avec ferveur. Aujourd'hui, j'ai l'étrange sentiment qu'elle voulait me préparer à son départ tout proche.

J'ai jamais eu les pieds sur terre
J'aimerais mieux être un oiseau (…)
Je voudrais voir le monde à l'envers
Si jamais c'était plus beau, plus beau vu d'en haut ?

Est-ce qu'Erin est là ? Est-ce que Louis veille sur moi, parfois ?

Est-ce leur présence que je ressens lorsque je cours sur ce chemin ?

Est-ce qu'ils se sont métamorphosés en oiseaux anges gardiens ?

*

Dix ans plus tôt

L'eau des gorges miroite sous le soleil de plomb. Erin et Louis me regardent, debout dans la barque. Erin porte un short et le T-shirt rouge brodé que je lui ai offert pour ses six ans. L'amour de ma vie agite ses pagaies dans ma direction. Juste un père et sa fille qui partent descendre les gorges de l'Ardèche, comme des dizaines d'autres fois.

Ils sont beaux.

— Ne rentrez pas trop tard, j'ai l'impression qu'il va pleuvoir…

— *Mais non, Violette la poète ! répond Louis en m'envoyant un baiser avec la main.*

— *À tout à l'heure, Maman ! crie Erin.*

— *Je t'aime ! murmurent les lèvres de mon compagnon.*

*

L'orage a bel et bien éclaté, bien plus fort que tout ce que l'on aurait pu imaginer. L'eau est montée si vite que les gorges se sont transformées en torrent boueux et immaîtrisable. La barque s'est violemment échouée contre les rochers.

Lorsque les secours sont arrivés, le corps de Louis avait disparu. On ne l'a jamais retrouvé. Erin, elle, a été placée dans un coma artificiel dont elle n'est jamais sortie.

Mon cœur et ma vie ont été engloutis avec eux. Les pires mois de mon existence.

Jusqu'à l'année suivante où j'ai rencontré une autre Erin. Elle avait douze ans et elle s'était enfuie du camping situé à quelques kilomètres de chez moi pour échapper à son père qui l'avait frappée tellement fort qu'il lui avait démis l'épaule.

Je l'ai croisée, complètement terrorisée, pendant que je faisais mon footing. On est allées porter plainte ensemble à la gendarmerie. Elle venait de la région parisienne et elle a été placée en famille d'accueil. J'ai demandé à la recevoir quelques jours pendant l'été et au fil du temps, on a tissé des liens très forts.

C'était il y a neuf ans, et depuis, j'ai passé un accord avec la juge pour enfants qui s'occupe aussi de l'Établissement

Pénitentiaire pour Mineurs. Chaque mois d'août, j'accueille un ado. Jamais le même. D'autres bénévoles ont suivi l'idée et les jeunes condamnés bénéficient tous d'une petite parenthèse de quinze jours avant la rentrée scolaire.

Il y a toujours un petit morceau de ces jeunes qui me fait penser à Erin. La couleur des cheveux. La longueur des cils. L'intensité du regard. Leur rire. Leurs larmes. Une expression qui traverse leur visage.

C'est le moyen que j'ai trouvé pour apaiser un peu ma peine.

Certaines personnes m'ont dit que j'agissais par pur égoïsme. C'est possible.

D'autres me trouvent courageuse. C'est possible aussi.

*

La voix de Dempsey me sort de mes pensées.

— Je fais quoi maintenant ?

J'approche du barbecue.

— *Wow*, c'est nickel ! Le tas de braises est juste comme il faut et les flammes pas trop hautes. On peut poser la viande sur la grille. Vas-y doucement. Je ne voudrais pas que tu te brûles.

Il hausse un sourcil et me jette un regard amusé.

— Je vous rappelle que je suis le roi des voitures flambées. Vous savez, quand ça crame fort, les vitres, elles pètent l'une après l'autre, comme dans les...

Je le dévisage en silence. Il baisse la tête et me tend la pique à brochette, confus.

— OK, c'était pas drôle. Désolé.

— Va chercher la salade de tomates, s'il te plaît.

— À vos ordres !

— Et tu feras trente *Rutherford Arabian Aztec*[14].

— Ça va pas la tête ? Je suis pas Joosua Visuri[15] !

— Ah bon ? Mince alors.

Il s'éloigne vers la cuisine en secouant la tête. Lorsqu'il revient, je lui tends un verre de sirop de framboise maison :

— Alors, tu es prêt à affronter les gorges, mardi ?

— Vous gérez, vous, c'est facile d'en rire.

— Pas du tout, ce n'est pas évident pour moi non plus.

— Bravo ! Vous me rassurez drôlement, là.

— Il y aura un moniteur agréé. Je suis courageuse, pas inconsciente. Enfin, pas complètement.

Dempsey tourne la tête mais j'ai eu le temps de voir un sourire se dessiner sur son visage. J'adore cette première fois.

Ce moment fragile où la porte du cœur d'un ado s'entrouvre.

Un tout petit peu.

---

14. Technique de pompes acrobatiques précédées d'un salto arrière.
15. Joosua Visuri est un sportif finlandais, passionné de musculation et considéré comme l'un des grands professionnels de cette discipline. Il présente régulièrement dans des vidéos les différentes variétés de pompes les plus compliquées à réaliser.

DEMPSEY

Gazelle Punch[16]

Ça fait quatre jours que je suis arrivé chez Violette et finalement, c'est plutôt cool.

Elle est marrante, en fait.

Hier soir, je l'ai surprise en train de danser pieds nus dans son jardin. J'aurais pu me moquer d'elle mais j'ai même pas eu envie.

J'ai pensé qu'elle était libre. Libre d'agir comme elle voulait.

Et j'ai aussi réalisé qu'elle partait courir tous les matins en me laissant seul dans la maison. Soit elle est totalement chelou, soit elle me fait grave confiance. Entre les deux options, je ne sais pas ce qui me fait le plus flipper. Est-ce que si j'étais un adulte, je me ferais confiance, à moi, Dempsey ? *Not sure.*

Aujourd'hui, on part vers les gorges, comme elle me l'avait promis. Cette fois, je ne ferme pas les yeux. J'admire le paysage. Sans rien dire, bien sûr. Pas question de lui montrer quoi que ce soit. J'ai ouvert la vitre et l'air me

16. Terme de boxe où le coup porté est très puissant mais oblige à réduire la distance avec l'adversaire, ce qui expose à un contre dangereux.

flingue le visage. On s'est levés super tôt. Cinq heures trente. J'ai cru que j'y arriverais pas, mais finalement, j'étais à l'heure dans la cuisine où Violette avait préparé le petit déj'. Carrément improbable.

Quarante-cinq minutes de route plus tard, elle s'arrête sur un parking où quelques voitures se disputent un coin d'ombre sous les arbres. Nous, ce sera sous un...

— Un pin ?

J'ai parlé à voix haute sans m'en rendre compte. Violette me regarde, interdite, puis lance :

— Exact. Tu as bonne mémoire.

— Ou vous n'êtes pas une trop mauvaise prof'.

— Merci, Dempsey.

— Pas trop tôt. Bon, ça fait 4-1.

— 4-1 ?

— Ben oui, vous m'avez déjà mis quatre fois K-O.

— K-O ? Quand ?

Je hausse les épaules. Elle sourit.

— Allez, viens, on nous attend.

— C'est qui, « on » ?

— Le groupe du rafting.

Je fronce les sourcils.

— J'aime pas faire des activités avec des gens que je connais pas.

— Pourquoi ?

— Parce que ça finit toujours mal.

— Avec eux, il n'y aura aucun souci. Je te le promets.

L'angoisse me serre le ventre. Comment elle peut savoir, Violette ?

Les groupes et moi, ça a toujours dégénéré depuis l'école maternelle.

« *Dempsey est impulsif, il prend toute la place* »

« *Dempsey ne maîtrise pas ses émotions* »

« *Dempsey ne se contrôle pas* »

« *Dempsey est insolent* »

« *Dempsey n'écoute pas les consignes* »

« *Dempsey n'a pas l'esprit du groupe classe* »

Toutes ces phrases tourbillonnent dans ma tête et plus bas, j'aperçois les remous de la rivière, à l'image de ce qui se joue dans mon cerveau. Je veux pas y aller. Je m'arrête net.

— Désolé, c'est non.

C'est trop tard. Un gars musclé arrive à notre rencontre.

— Hey, Violette !

Il la serre dans ses bras puis me tend la main.

— Je m'appelle Terry. Et toi, t'es Dempsey, c'est ça ?

— Mmm.

— Erin nous attend en bas avec les autres. Vous venez ?

Je leur emboîte le pas, dents et poings serrés. S'il y a un seul de ces BG friqués ou de ces filles à papa qui me fait une réflexion à la con, je l'assomme avec une pagaie.

— Violette !

— Violette !

— Violette !

Elle se retrouve entourée par une grappe de bras, de jambes et de bouches qui l'embrassent. Moi, je mets un moment à comprendre ce qui se passe.

Une fille blonde en short blanc arrive dans ma direction et me tend la main.

— Salut, je suis Erin, la compagne de Terry. C'est nous qui organisons les descentes en rafting dans le coin.

— Ah... oui...

— Tu en as déjà fait ?

— ... Non.

Elle me fait un petit clin d'œil.

— Je suis la première ado que Violette a accueillie chez elle, il y a neuf ans déjà. Bienvenue, Dempsey.

Je ne parviens pas à détacher mon regard des autres jeunes qui entourent Violette. L'un d'eux se dirige vers moi en courant.

— Salut, Dempsey, moi c'est Arthur, tu vas bien ?

— Euh... oui.

Arthur me prend dans ses bras et m'embrasse avant que j'aie le temps de reculer.

— Tu es super beau, Dempsey, je t'aime bien. Et moi, je suis beau aussi ?

— Arthur est porteur de trisomie 21, fait Erin en nous souriant. Donc il dit tout ce qu'il pense, même quand c'est embarrassant, n'est-ce pas, Arthur ?

— Oui, même quand c'est... c'est... *cringe !* Moi j'aime bien quand c'est *cringe !*

Il éclate de rire et c'est tellement contagieux que je fais de même.

— T'as une chérie, Dempsey ?

— Non.

— Pourquoi, t'es homo ? T'as un amoureux ?

— Non, j'ai juste pas de copine. Toi, oui ?

— C'est Justine. Mais c'est pas ma copine, c'est mon amoureuse. Elle est là-bas, regarde. Elle est belle, hein ?

— Carrément. Elle t'aime aussi ?

— Bien sûr. On a déjà fait l'amour. J'adore toucher ses...

— Arthur... Arthur, stop ! C'est... c'est privé, ça, OK ? Ne m'en dis pas plus.

— D'accord, mais toi, pourquoi t'as pas de copine ? T'as pas envie de faire l'amour ?

Violette s'approche de nous.

— Eh bien, je vois que vous avez fait connaissance ?

— Ouais, Dempsey, c'est mon nouveau pote. Hein, Dempsey, on est potes ?

— *Of course,* mec.

— Tu présentes Dempsey aux autres ? lui demande Violette.

— D'accord, chef !

Incrédule, je me retourne vers mon hôte qui agite les cinq doigts de la main droite en riant.

Elle vient de me mettre un putain de cinquième K-O. Et celui-là, il m'a direct touché au cœur. Elle a raison. Y aura pas de problème. On me sortira pas de clichés pourris, ici. Je suis déstabilisé, OK, mais je suis pas en danger.

— Les filles d'abord ! s'esclaffe Arthur. C'est la politesse. Voilà Justine, mon amoureuse, et puis Nesrine et Océane. Et puis là, c'est mon meilleur copain Vincent, et il y a aussi Julian, Dimitri et Ali.

— Comme Mohamed Ali ! s'écrie ce dernier. Il faisait de la boxe, comme moi. Mais lui, c'était un champion et il est mort le 3 juin 2016. J'ai beaucoup pleuré quand il est mort.

— Dempsey est un boxeur aussi, ajoute Violette que je n'ai pas entendue arriver. Vous pourrez en parler ensemble.

— Tu as pleuré quand Mohamed est mort ? répète Ali en m'attrapant le bras.

— Euh... non...

— Pourquoi ? Tu l'aimais pas ?

— Si, mais...

— Allez mettre vos gilets, Erin et Terry nous attendent, nous interrompt Violette.

Elle s'approche de moi et me glisse à l'oreille :

— Ils sont géniaux. Ce sont mes amis, je te l'avais dit. Tu verras, ça se passera bien.

Océane fait quelques pas vers nous, tire Violette par la main, puis lui chuchote quelque chose en me regardant.

— Demande-lui toi-même, répond-elle.

— J'ose pas.

— Mais si.

Océane cache son visage dans ses mains, puis écarte ses doigts pour me regarder.

— Je peux m'asseoir à côté de toi, Dempsey ?

— Si tu veux.

— J'ai seize ans, et toi, tu as quel âge ?

— Quinze.

— Je t'aime bien. Tu es vraiment très beau.

— Merci, Océane, mais on se connaît pas encore, hein.

— C'est pas grave. Je t'aime bien quand même.

Elle pose sa tête sur mon épaule et prend ma main dans la sienne. Je n'ose pas bouger. Personne ne ricane.

— Bon, qui veut expliquer les consignes et les gestes de sécurité à Dempsey ? demande Erin.

— Moi ! réplique Ali aussitôt. On fait tous les deux de la boxe et on est copains, même s'il n'a pas pleuré quand Mohamed Ali est mort.

— Alors vas-y, mais ne parle pas trop vite, d'accord ? Articule bien les mots. Prends ton temps.

— On garde les bras et les jambes dans le raft. On ne lâche pas la pagaie. On écoute Terry et Erin. Quand ils disent « à droite », on pagaie à droite... c'est cette main-là... et quand ils disent « à gauche », on pagaie à gauche. Et surtout, on ne saute pas dans l'eau. C'est interdit.

— Excellent, Ali. Tu n'as rien oublié.

Ils l'applaudissent et je fais pareil. J'ai du mal à expliquer la sensation que j'éprouve, mais ça faisait longtemps que je ne m'étais pas senti aussi détendu.

VIOLETTE

In my life, there's been heartache and pain,
I don't know if I can face it again
Can't stop now, I've traveled so far,
To change this lonely life[17].

Cette phrase : « Il y a plus de bonheur à donner qu'à recevoir[18] » a tellement de sens. Mon arrière-grand-mère, que j'adorais, et de qui j'ai hérité le prénom, me la répétait sans cesse.

Entendre les exclamations de Dempsey à chaque secousse de raft, ses éclats de rire dans les tourbillons – même s'il s'évertue à les cacher –, l'observer tisser des liens avec les ados du groupe comme s'il avait toujours été ami avec eux, me procure un immense bonheur.

Après deux heures intenses dans les remous de la rivière, nous nous arrêtons sur la berge pour pique-niquer. Les ados sont éreintés d'avoir autant pagayé et s'étalent les bras en croix comme des étoiles de mer sur les rochers.

---

17. Dans ma vie j'ai eu du chagrin et de la peine,
Je ne sais si je serai à nouveau capable d'y faire face
Je ne peux m'arrêter maintenant, je suis allé si loin,
Pour changer cette vie solitaire.
I want to know what love is, Foreigner, album « Agent provocateur », 1984.
18. Évangile selon saint Luc, chapitre 19, 11-28.

Je me demande si Dempsey va s'isoler, mais c'est sans compter Arthur, Océane et Ali qui s'agglutinent autour de lui. Il est la mascotte du groupe. Un nouveau, ça fait toujours cet effet-là.

Erin, Terry et moi échangeons un coup d'œil furtif.

Je sais que je suis à ma place en accueillant ces ados, même pour quelques jours par an.

C'est le cadeau le plus merveilleux que la vie puisse m'offrir pour me reconstruire après le tsunami qui m'a balayée il y a des années et dont j'ai cru ne pas ressortir vivante.

— Crème solaire obligatoire pour tout le monde ! clame Erin en agitant le tube.

— Sauf pour Dempsey, sa peau est trop noire ! rit Océane. Il ne peut pas prendre de coups de soleil, lui.

— Si, répond l'intéressé. Et puis, le soleil, ça envoie des putains d'UV qui te bousillent l'épiderme, alors il faut se protéger quand même.

Le groupe éclate de rire et ils reprennent en chœur « putains d'UV » et « bousillent l'épiderme » jusqu'à ce que Terry les interrompe en sortant les sandwichs de la glacière étanche.

— Qui a faim ici ?

— Tout le monde ! hurle Ali en courant vers nous. Je peux distribuer le repas, dis ?

— Ça marche.

— Et s'ils me disent pas merci, je leur donne rien.

— Débrouille-toi avec eux, mon pote, mais reste poli.

Après le repas, c'est pause détente.

Arthur et Justine s'isolent derrière un arbre et s'embrassent. Nous faisons mine de ne rien voir. Nesrine s'endort contre Erin. Vincent, Julian et Dimitri se baignent sous la surveillance de Terry. Ali, Océane et Dempsey s'assoient au bord de la rivière, sans parler. Océane pose à nouveau sa tête sur l'épaule de Dempsey. Je le vois se raidir, mais il ne bouge pas.

Je resterais bien là, à les contempler pendant des heures. Je voudrais que le temps s'arrête, mais la sonnerie de mon téléphone interrompt la douceur du moment.

— Violette ? C'est Virginie. Je ne te dérange pas ? On a un cas d'extrême urgence. Tu as deux minutes ?

— Je t'écoute.

— C'est à propos d'une ado qui a subi des violences familiales graves. Elle a été placée chez nous et elle devait partir en famille d'accueil demain mais il y a un empêchement...

— Elle a besoin d'un toit, c'est ça ?

— Tu as tout compris. Tu peux refuser, bien sûr. Je comprendrais.

— Il ne s'agit pas que de moi, tu sais que j'ai déjà un ado ici et que je ne suis pas certaine d'avoir la force d'en gérer deux.

— Violette... Si je t'appelle, toi, c'est parce que je sais que tu peux. Tu as déjà traversé tellement de choses. Tes peurs et tes démons, ça fait longtemps que tu leur as cassé la gueule.

— Je n'en suis pas si sûre, Virginie. Il y a des jours où c'est encore compliqué, tu le sais. Un ado, c'est parfois la tempête, alors deux...

— Je comprends. Tu veux y réfléchir ?

— Oui. Donne-moi la fin de la journée, s'il te plaît. Et puis je dois également en parler avec Dempsey, tu comprends ? Je me vois mal lui imposer la présence de quelqu'un d'autre sans le prévenir.

— Tu as raison. Fais comme tu le sens et on se rappelle ce soir.

*

Dix ans plus tôt

— *Madame Averland ? Il faut qu'on discute.*

— *...*

— *Madame, s'il vous plaît. C'est important.*

— *Je ne veux pas. Je ne peux pas.*

La voix de la psychologue se fait plus douce et pourtant ses mots me cisaillent le ventre, le cœur, me donnent la nausée, m'étouffent, m'empêchent de respirer.

— *Vous veillez le corps de votre fille depuis longtemps, mais vous savez qu'elle n'est plus parmi nous. Il est temps de prendre la décision de la...*

— *Non ! Non ! Non !*

Je tombe au pied du lit et m'accroche à deux mains au drap qui recouvre le corps de ma fille.

Ne me l'enlevez pas. Pitié. Pas tout de suite. Pas encore.

J'ai besoin de la respirer, de la toucher, de sentir son odeur, même si celle-ci a disparu, balayée par celles de l'hôpital, aseptisées et insupportables de vide.

Je vis un cauchemar. Je dois en sortir, vite. Rendez-moi mon enfant, je vous en prie. Je vais mourir sinon. La douleur est trop forte. Je ne tiendrai pas le choc.

DEMPSEY

Parade

Quand on remonte dans la voiture de Violette, j'ai l'impression d'avoir fait un rêve éveillé. J'ai des courbatures dans les bras et les jambes, je suis crevé de ouf, mais zen. Tellement zen. Je ne sais pas comment l'expliquer. Cette colère qui gronde en moi, cette fois, je ne la sens pas.

Pour la première fois de ma vie, je suis rempli de l'intérieur.

Mon cœur est chaud.

Je ferme les yeux et la voiture me berce.

Après une vingtaine de minutes, la voix de Violette interrompt mes pensées :

— Dempsey ? J'ai quelque chose à te demander.

— Allez-y.

— J'ai reçu un coup de fil important tout à l'heure.

— À propos de quoi ? J'ai fait quelque chose de mal ?

Merde ! C'est sorti tout seul. Ma carapace s'est fendue.

— Non, Dempsey, il n'y a aucun problème. J'ai besoin de ton avis, c'est tout.

— De mon avis ? Pourquoi ?

— Parce que c'est nécessaire.

Je ne sais pas quoi lui répondre. Jamais aucun adulte ne m'a demandé ce que je pensais.

— Ouais, je vous écoute.

— Eh bien, d'habitude, je n'accueille qu'un seul ado ici pendant quinze jours. C'est la règle et ça fait presque dix ans que je fonctionne de cette façon. Je fais partie d'une association de personnes qui font la même chose. Mais ce soir, on rencontre un petit souci. Il y a une ado qui devait partir demain, mais la famille d'accueil a dû annuler à la dernière minute pour s'occuper de leur grand-mère qui va se faire opérer. Comme on est déjà mi-août, ce sera compliqué de trouver quelqu'un à la dernière minute. Alors on m'a demandé si je pouvais exceptionnellement la recevoir chez moi.

Je prononce du bout des lèvres :

— Ben... c'est votre maison, c'est vous qui décidez, pas moi.

— Si, bien sûr. Tu es mon hôte, tu as le droit de refuser. Normalement, tu viens ici pour être tranquille, pas pour vivre aux côtés d'un autre jeune de ton âge. Je ne la connais pas, je ne sais pas si ça pourra coller entre vous. Et puis surtout, je ne voudrais pas gâcher ton séjour ici, même si c'est dans un endroit pourri et sans fibre.

Elle prononce ces derniers mots en me faisant un clin d'œil et un grand sourire. Je marmonne :

— J'en sais rien, moi. Vous me demandez mon avis mais en fait, vous en avez rien à foutre. Votre décision, vous l'avez déjà prise. Ce serait pas cool pour la meuf que je refuse, sérieux. Et vous le savez bien. Vous m'avez piégé.

Je suis grave énervé. Quelqu'un va empiéter sur mon territoire et j'ai pas envie. La rage me colle à nouveau aux tripes. Visqueuse. Elle n'a pas mis beaucoup de temps à revenir, celle-là. Je donne un coup dans la portière. Pas fort, mais un coup quand même, avec le poing serré.

— Dempsey !

Violette bifurque sans prévenir et gare sa voiture sur le bas-côté. Sur un espace réservé. *Arrêts urgents uniquement.* Ses mains tremblent. Elle me regarde fixement. Je ne parviens pas à déchiffrer le message mitraillé par ses pupilles.

Je sais pas ce qui me prend tout à coup : je bondis hors du véhicule immobilisé et m'enfuis sur le chemin en contrebas. Ces saletés de ronces me griffent les jambes. La douleur me fait presque du bien. Voir mes jambes saigner aussi. Comme quand je me prends une tête pendant un combat. Ça m'évite de penser à ce qui me laboure le cœur.

Sur le parapet, Violette crie mon prénom. Encore.

L'écho se charge de le répéter aussi, comme pour me narguer.

Dem... dem... Psey... psey...

Moi, je fuis.

Je le savais. J'ai eu tort de commencer à donner ma confiance. Les gens ne sont pas sympas, jamais.

Ils finissent toujours par vous faire capituler. Mordre la poussière. Violette invitera cette meuf ici si elle a envie de le faire. Je suis pris au piège, c'est un traquenard.

Lui donner mon avis ? Mon cul, oui ! Il ne compte pas, mon putain d'avis.

Est-ce qu'il a jamais compté pour quelqu'un, d'ailleurs ?

Et moi, est-ce que j'ai de l'importance pour une personne, au moins, sur cette planète à la con ?

*

— Diallo, au tableau !

— Non, ça sert à rien, j'ai pas fait les exos.

— Pour quelle raison ?

— Parce que j'avais pas envie et que c'est pas les maths qui m'aideront dans la vie.

— On ne te demande pas ton avis. Il y avait des exercices, un point c'est tout.

— Ben je les ai pas faits. Vous êtes sourd ?

— Attention, Diallo. Ne commence pas.

Trop tard. Le prof a allumé le feu et dans mon ventre, ça brûle déjà.

— Vous êtes un facho qui aimez bien terroriser les élèves. Vous avez tout raté dans votre vie alors vous vous vengez sur nous. Votre femme vous trompe avec un autre, c'est ça ? Vous avez la rage ?

— Ton carnet, tout de suite !

— Même pas en rêve.

— Ton carnet, Diallo.

— Venez le chercher.

Je me suis retrouvé dans le bureau du directeur et j'ai été viré trois jours. Tant mieux, j'ai eu le temps de cramer dix voitures.

La pluie qui tombait à verse m'a empêché de continuer, sinon j'aurais pu mettre le feu au quartier complet tellement j'avais la rage.

*

Une cavalcade de pas, soudain.

Genre, elle court derrière moi pour me rattraper ? J'y crois pas.

— Dempsey, arrête-toi. S'il te plaît.

Je me retourne et la défie du regard.

— Sinon quoi ? Vous allez me battre, peut-être ?

— Te... te battre ?

Elle esquisse un petit sourire. Qui n'en est pas vraiment un.

— OK, en position !

— Vous êtes sérieuse, là ? Vous voulez que je vous envoie à l'hôpital ?

— Essaie toujours !

Elle met ses bras en position de parade et me provoque d'un geste bref du menton.

— Vas-y, je t'attends.

C'est surréaliste. On se fait face, en pleine garrigue, en compagnie des cigales qui tapent un bruit d'enfer, des mouches qui se collent sur mes plaies, des moustiques qui m'attaquent en vrombissant.

La sueur me dégouline dans le dos, j'ai l'impression que je vais m'évanouir tellement mon cœur cogne.

Elle répète, narquoise :

— Allez, viens !

J'y comprends rien. Elle veut vraiment qu'on démarre un combat, là, tout de suite ?

J'esquisse un droit, elle sursaute malgré elle.

Pourtant, elle me laisse approcher près, tout près. Tellement près que je distingue les fines rides au coin de ses yeux, sa peau étonnamment lisse pour une femme de son âge. Une petite veine pulse dans son cou mais elle maintient le regard fièrement.

— Vous êtes tarée, sérieux. Si je vous fous un crochet, vous vous écroulez par terre en moins de deux.

— Alors frappe. Te gêne pas.

La situation est tellement grotesque que ma colère retombe aussi sec.

Elle me pousse légèrement à l'épaule et je bloque son bras.

— Me touchez pas, Violette.

— Tu l'es déjà, qu'est-ce que tu crois ?

Et *vlam* ! Elle remonte le chemin pierreux, puis me crie par-dessus son épaule :

— Bon, traîne pas, hein ! Je dois aller aux toilettes et je crève de faim.

Incrédule, je lui emboîte le pas et on remonte dans la voiture sans mot dire.

Elle a raison. Je suis sonné. Touché. Déstabilisé.

On roule encore quelques minutes dans la chaleur étouffante, puis on arrive chez Violette. Armstrong nous accueille en miaulant comme s'il n'avait pas mangé depuis une semaine. Un ventre sur pattes, celui-là.

— Tu étends les serviettes de plage sur le fil pour les faire sécher, Dempsey ?

— Et puis quoi encore ?

— J'aimerais bien qu'on s'occupe du repas ensemble.

— Mais vous...

— Je rigole ! Va te reposer, je vois bien que je t'ai mis K.O.

— Me cherchez pas trop, ça pourrait bien dégénérer si je m'énerve vraiment. Et puis, gardez vos forces pour l'autre.

— Qui ça ?

— Vous vous foutez de ma gueule ?

— Non, Dempsey. Si tu n'as pas envie qu'elle vienne, je ne l'hébergerai pas et personne ne t'en voudra. C'est toi ma priorité. C'est sur ton dossier que je me suis penchée et je n'ai pas changé d'avis.

Je n'ose même plus regarder Violette. Je me baisse pour caresser Armstrong qui ronronne comme un moteur de compét'.

Elle reprend :

— Va dormir, je te dis. Même les plus grands champions doivent reconnaître quand ils ont sous-estimé leur adversaire.

Elle s'éloigne, presque en sautillant, comme une gosse de cinq ans.

LIVIA

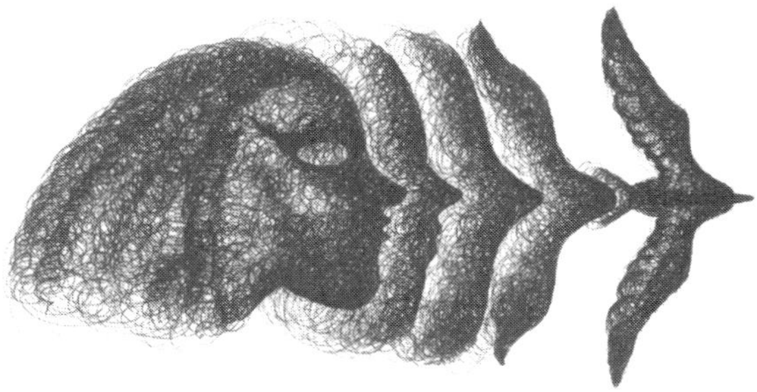

Je suis décrochée de mon corps. Je ne sais plus où je suis. Le train roule et m'entraîne loin, très loin de moi. Je devais partir en Bretagne, me baigner et visiter le Mont-Saint-Michel, on m'annonce que je m'en vais en Ardèche dans un trou perdu. Je ne suis qu'un gros paquet qu'on prend et qu'on jette là sans lui demander son avis.

J'ai fait la maligne devant Laure, mon animatrice :

— M'en fous, de toute façon. Être coincée chez une conne ou chez une autre, c'est pareil.

— J'espère bien que tu ne lui parleras pas comme ça, Livia.

— Je parlerai comme je veux.

Je fais genre de rien mais au fond de moi, je suis terrifiée. Je n'aime pas partir à l'aventure, même si mon quotidien c'est de la merde. Je préfère encore ce que je connais. J'aime pas m'adapter aux autres. Faire des efforts. Être polie. Sourire. Agir et me cacher, toujours, tout le temps. Avoir l'air normale, pas trop folle, pas trop déjantée.

Et puis les transports en commun, c'est l'angoisse totale. Trop de bruits, de regards, de sons, d'odeurs, de sensations. Du vertige, tout le temps. Je me contrôle tellement pour ne pas craquer que mon corps est complètement vrillé à l'intérieur. Recroquevillé. Il ne sent plus rien.

Une petite vieille me fixe avec insistance. Qu'est-ce qu'elle regarde, là ? Mon short en jean trop court à son goût ? Mes cheveux rouges ? Mon *make-up* trop original ? Ma peau trop blanche et mes bras trop maigres ? Trop tatoués ?

Je lui lance mon regard de la mort qui tue et elle détourne le regard.

J'en ai marre. Tous ces gens fermés du cerveau me font chier.

Je voudrais vivre ailleurs. Un jour, je m'enfuirai sur la lune ou au fond de la Patagonie.

Parce que ce monde est pourri.

Je farfouille fébrilement dans mon *tote bag* et attrape mon carnet de croquis. Il m'aide à tenir le coup, à me reconcentrer sur quelque chose qui m'apaise. Lorsque la pointe du feutre glisse à la rencontre du papier, c'est un moment incroyable. Je ne sais jamais ce qui sortira de mes doigts ni de ma tête, c'est la magie du dessin. Il me permet de relâcher un peu – un tout petit peu – la pression de mes émotions.

On descend à l'arrêt suivant. J'ai plus envie de me lever de mon siège. Fichue personnalité paradoxale. Je hais ce train et, maintenant, je ne veux pas en sortir.

Laure range ses affaires.

— Tu viens, Livia ? L'arrêt ne dure que deux minutes. Prépare tes bagages.

Mes jambes débiles se lèvent malgré moi, mes bras frissonnants s'enroulent autour de mon sac et je sors du wagon. Ma gorge est tellement serrée que j'ai du mal à respirer.

Laure est au téléphone, sans doute avec la meuf qui va m'accueillir. Elle s'appelle Violette, il paraît. On peut s'attendre à tout avec un prénom pareil.

Si je sens dans ses yeux la moindre pitié, le moindre jugement, je crois que je m'enfuis en courant.

Oui, c'est sûr, je les laisserai toutes les deux sur le quai, plantées comme des piquets, avec leurs pensées du siècle dernier.

VIOLETTE

Bursting through a blood red sky
A slow landslide
And the world we leave behind
It's enough to lose your head
Disappear and not return again[19]

L'appel à l'aide que je lis dans les yeux de Livia me donne des frissons.

Je sais que j'ai eu raison d'accepter de l'accueillir, mais je pressens aussi que ce sera compliqué.

Lorsque Dempsey est descendu, hier soir, après sa douche, pour bougonner que je n'avais qu'à « inviter cette meuf », mais que « si elle était chiante il se chargerait de la calmer », je n'ai rien dit, mais en dedans, j'ai souri.

Livia. On dirait un cheval blessé qu'il va falloir apprivoiser – et je n'ai que le temps d'un souffle.

Qu'est-ce qu'une dizaine de jours face à quinze ans de souffrance ?

---

19. Explosant dans un ciel rouge sang
Un lent éboulement
Et le monde que nous laissons derrière nous
Il y a de quoi perdre la tête
Disparaître et ne jamais revenir
Underwater, Mika, album « *The Origin of Love* », 2012.

Une microscopique goutte d'espoir, mais de l'espoir quand même, alors j'y crois. Il le faut, de toute façon.

Elle se tient en retrait, l'air absent, détaché du monde grouillant qui l'entoure. Ses bras sont farouchement croisés sur sa poitrine, elle ne me regarde pas.

Lorsque des personnes la dévisagent à cause de son look atypique, elle leur envoie un doigt d'honneur puis se recroqueville sous sa coquille.

Elle me touche profondément cette gosse.

Une fois les dernières recommandations échangées avec Laure, je me dirige vers elle.

— Bonjour Livia, on y va ?

— J'ai le choix, peut-être ?

— Non. Sauf celui de dormir sur le quai, mais je ne te le conseille pas.

Elle hausse les épaules, ramasse son sac et me suit. Difficile pour moi d'établir un contact, de savoir ce qu'elle aime. J'ai lu son dossier en vitesse hier soir mais contrairement à Dempsey, il n'y est indiqué aucune passion pour quoi que ce soit. Tant pis, j'essaierai de trouver le chemin de son cœur aussi, mais à tâtons.

Je m'attends à ce qu'elle sorte ses *AirPods*, comme tout ado qui se respecte, mais non. Elle attrape un énorme casque et devant mon regard étonné, marmonne :

— Je supporte pas d'avoir des trucs à l'intérieur des oreilles.

— Pas de souci. Je comprends très bien, je suis exactement comme toi.

— Oui, mais vous, c'est normal, vous êtes vieille.

— Merci du compliment.

— Ben c'est vrai, en même temps.

— Ça dépend si tu me respectes ou pas en disant « vieille ». Dans notre société occidentale, on n'aime pas les vieux. Dans d'autres endroits de la planète, ils sont précieux et on les appelle « les anciens ».

— J'en sais rien. J'aime personne, ni les vieux ni les jeunes. Et surtout pas les mecs. C'est tous des salauds.

Eh bien, ça promet. Je lui dois la vérité.

— Chez moi, en ce moment, il y a un autre ado. Il a ton âge et il s'appelle Dempsey. Je voulais te prévenir.

Elle me lance un regard si apeuré que j'en ai des frissons.

— Arrêtez la voiture. Maintenant.

— Mais enfin, Livia...

— Arrêtez la voiture, je vous dis. Je vais vomir.

Je me gare tant bien que mal sur la route en lacets et elle sort de la voiture avec précipitation. Je la vois se pencher, le corps secoué de spasmes.

Qu'est-ce que j'ai fait ?

Je crie, de loin :

— Ça va, Livia ? Tu as besoin d'aide ?

Elle reste un moment immobile, face à la montagne, le dos tourné, mais je vois ses épaules tressaillir. Elle pleure.

J'arrête le moteur et m'approche d'elle lentement. Je lui tends un mouchoir en papier.

— Livia, tu n'auras pas à communiquer avec Dempsey si tu ne le souhaites pas, d'accord ? Il est chez moi, certes, mais vous aurez chacun votre chambre et elles ferment à clé. Tu seras en sécurité, je te le promets. On ne se connaît pas, mais tu peux me faire confiance.

*

Dix ans plus tôt

— Madame Averland, est-ce que vous êtes prête ?

« Non », répond mon cœur, mais mes lèvres répondent « oui ».

— Nous allons vous laisser quelques minutes mais il faudra aller très vite ensuite, on vous l'a expliqué. Vous avez compris ?

« Non », répond mon cœur, mais ma tête répond « oui ».

— Nous sommes dans la pièce juste à côté si vous avez besoin de nous. Prenez votre temps maintenant. À tout à l'heure.

Les deux internes et la psychologue s'éloignent du lit où dort Erin.

Oui, dort. Je ne peux pas me résoudre à prononcer un autre mot. L'AUTRE mot.

Une petite lettre, ça change tout.

Un « d », c'est mieux qu'un « m », non... ?

Non.

Une nausée me prend et j'ai juste le temps d'attraper la bassine en carton en forme de haricot posée sur la table de nuit. Je me vide, au propre comme au figuré.

Non, je ne me vide pas. Je SUIS vide.

Je ne suis qu'un grand, un immense vide. Un gouffre.

DEMPSEY

Parade chassée[20]

Livia n'a pas pris le repas du soir avec nous. Violette lui a monté un plateau dans sa chambre. À vrai dire, ça m'arrange. Cette fille, on dirait une morte-vivante, une vampire. Elle me fait flipper avec son regard de tueuse, son maquillage trop chelou et ses ongles peints en noir. Elle a l'air pas mal dérangée, putain.

Ce soir, j'ai presque envie de fermer la porte de ma chambre à clé, sérieux, des fois qu'il lui prendrait l'envie de me mordre jusqu'au sang ou de m'enfoncer un pieu dans le palpitant.

Bon, Dempsey, t'arrêtes de déconner, oui ?

Violette, n'empêche, elle m'impressionne d'ouvrir sa maison à des ados comme Livia, moi et les autres. Pourtant, je suis encore en colère contre elle – un peu – pour ce qu'elle m'a obligé à faire alors que j'en avais pas envie. Dire oui, recevoir cette Livia ici.

Alors je tire la gueule, encore un peu. Mais elle n'a pas l'air de s'en apercevoir, elle parle avec ses plantes ou avec son chat comme si de rien n'était.

---

20. Technique de défense active destinée à détourner l'arme adverse de sa trajectoire et à déséquilibrer l'adversaire.

Comme toutes les nuits, Armstrong vient dormir avec moi.

J'aime bien ce chat, finalement. Son ronronnement m'apaise. J'ai l'impression d'être à bord d'un bateau à moteur qui m'emmène loin de mes pensées parasites.

Un coup de tonnerre claque plus fort que les autres et me réveille en sursaut. L'orage pète chaque soir.

Violette m'a déjà expliqué que c'est fréquent ici, au mois d'août. C'est comme ça, le ciel a besoin de se décharger et, le lendemain matin, il redevient à nouveau bleu et le soleil brille. Étrange, mais maintenant, j'ai l'habitude et je me rendors plus facilement que la première nuit.

Un drôle de bruit dans la chambre voisine me fait sortir du sommeil pour de bon. Quelqu'un pleure à côté. Livia.

Enfin, elle pleure pas vraiment. Elle sanglote plutôt, tellement fort que ça me brise les tripes. J'aime pas entendre ni voir les gens se mettre dans des états pareils. La seule que je sais consoler, c'est ma petite sœur Cheryl. D'ailleurs, ce soir, elle me manque drôlement.

Armstrong dresse les oreilles. Il a entendu, lui aussi.

— Ben ouais, mon pote, elle chiale.

— Miaww !

— T'es fou. J'vais pas aller la voir. Qu'est-ce que tu veux que je lui dise ?

— Miaaaawww.

— T'es relou. Je te dis que non.

— Miaww.

— Non, je pleure pas. Quand je me réveille, j'ai les yeux mouillés, c'est comme ça. Si tu l'avais jamais remarqué, c'est parce que t'es un chat trop con.

Les gouttes de pluie qui claquent sur les volets accompagnent les pleurs de Livia. L'angoisse monte, je me sens de plus en plus mal.

Je me lève, Armstrong sur mes talons, puis emprunte l'escalier qui conduit à la chambre de Violette. Je frappe à la porte, plusieurs fois.

— Violette ? C'est Dempsey.

Une voix ensommeillée me répond au bout de quelques secondes :

— Il y a un souci ?

— Je crois que oui, c'est Livia. Elle chiale. Je sais pas ce qui se passe.

— C'est gentil de m'avoir prévenue, j'arrive. Tu peux aller te recoucher. Merci.

Soulagé, je redescends sur la pointe des pieds mais reste dans l'attente du bruit des pas de Violette. Elle frappe à la porte et murmure :

— Livia, c'est Violette, ouvre-moi. Je viens discuter avec toi.

Il faudra au moins dix minutes pour que ma voisine de chambre la laisse entrer. Violette parle à voix basse pendant un bon moment, puis elle m'appelle à travers la cloison :

— Dempsey, tu veux bien aller préparer une tisane s'il te plaît ?

Je me lève en traînant les pieds et croise les bras dans l'embrasure.

— Ça commence, les emmerdes. Je vous l'avais dit. J'ai pas envie, je sais pas comment on fait.

— Ce n'est pas très compliqué d'utiliser une bouilloire. Je suis certaine que tes neurones sauront se débrouiller.

— Vous êtes drôlement marrante, vous. Non, c'est non. Et cette fois, vous me forcerez pas.

Je tourne les talons et elle lance :

— « Nuit apaisante ».

— Quoi ?

— « Nuit apaisante ». C'est le nom de la tisane. Tu peux en préparer trois tasses ?

— Vous m'écoutez jamais quand je parle ? Merde alors !

— Si, justement. Et j'entends autre chose.

— Faites chier.

— Dis donc, tu es dans ta période scato, toi. Allez, dépêche-toi, mon grand. Ne nous fais pas attendre.

Je sors de la chambre avec une furieuse envie de cogner dans les murs. Une belle série de *Hook Punch*[21]. Je me retiens. À grand-peine.

---

21. Coup de poing circulaire et crocheté au corps à corps. Moins puissant que l'uppercut, mais permet d'affaiblir l'adversaire qui n'a pas une bonne garde en lui donnant un coup sur le côté de la tête.

LIVIA

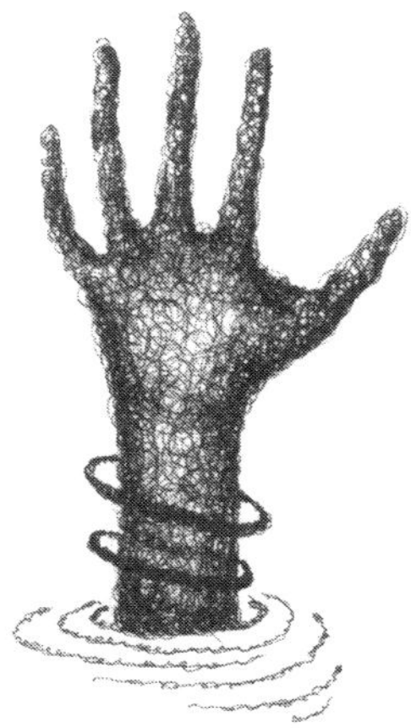

J'ai pas compris ce qui m'est arrivé cette nuit. Putain de crise d'angoisse. Pourquoi ici, pourquoi maintenant ? Je pensais que personne n'avait entendu, mais le mec, là, Dempsey, il est allé chercher Violette.

La honte !

Je ne voulais pas lui ouvrir mais pourtant, je l'ai fait.

Elle s'est assise sur le bord du lit sans me toucher. Heureusement.

Elle n'a pas fait de remarque en voyant le repas intact dans l'assiette.

Puis elle m'a parlé, doucement :

— Cette chambre où tu dors, elle appartenait à ma fille Erin. Elle est décédée avec mon mari quand elle avait six ans, tu vois. Il y a tout juste dix ans. Lui, on n'a jamais retrouvé son corps. Elle, elle est restée en état de mort cérébrale quelques jours et puis... J'ai dû prendre cette décision si difficile de la laisser partir pour toujours. Alors, moi aussi j'en ai versé, des larmes, dans cette pièce. Des tonnes, même. J'ai crié, j'ai tapé dans les murs, je me suis roulée par terre, je me suis cogné la tête contre cette armoire, tellement j'étais en mal d'elle, en mal d'eux. Toi, je ne sais pas pourquoi tu pleures, mais tu as le droit. Nous, les humains, n'avons que ça pour ne pas que notre cœur explose.

Je ne sais pas pourquoi mais ses mots m'ont apaisée. Ils ont glissé sur ma peau comme une caresse. C'était juste ceux qu'il fallait. Des mots vrais, justes, sincères. Des mots de quelqu'un qui s'en est pris plein la gueule, comme moi. Pas des mots tout faits, tout creux, qui donnent juste envie de se barrer en courant ou de se boucher les oreilles tellement ils sonnent faux parce qu'ils viennent de personnes à qui il n'est jamais rien arrivé de grave.

Et là, il s'est passé un truc encore plus bizarre : j'ai eu envie de me blottir dans ses bras. Comme si une force invisible m'y avait poussée. Mais je l'ai pas fait, bien sûr.

Puis je me suis mise à trembler. Ça m'épuise toujours, de pleurer comme ça.

Violette m'a aidée à me recoucher. Elle a murmuré :

— Je vais demander à Dempsey de préparer une tisane. Tu verras, ça t'aidera à dormir.

J'ai bredouillé :

— Je veux pas fermer les yeux. J'ai peur.

— Tu fais beaucoup de cauchemars ?

J'ai hoché la tête. Mes cauchemars, ils sont tellement réels que, quand j'ouvre les yeux, je ne sais même pas dans quelle réalité je suis.

— Tu peux boire la tisane quand même, ça te fera du bien. Elle est à base de fleur d'oranger, tu aimes cette saveur ?

— J'en sais rien, j'ai jamais goûté.

Quelques minutes plus tard, elle m'a tendu une tasse, puis s'est enroulée dans un plaid avant de s'installer dans un fauteuil, près de la fenêtre.

— Je vais rester avec toi, Livia.

— Non, je préfère être seule. Ça m'angoisse quand quelqu'un d'inconnu est à côté de moi.

— Bien sûr. À demain.

Dès qu'elle a tourné les talons, j'ai sorti mon carnet que j'avais planqué sous le matelas.

Je crois que je me suis endormie dessus. Sérieux, je suis tombée comme une masse. Pour la première fois depuis des années.

*

Lorsque j'ouvre les yeux, le soleil inonde la pièce. Tout est calme. Je prends le temps de regarder les dessins d'Erin accrochés au mur et ça me donne envie de chialer. La vie, c'est vraiment de la merde. Pourquoi les innocents meurent et les pourris triomphent ?

Qu'est-ce qu'elle a fait, Violette, pour mériter ça ?

Qu'est-ce que j'ai fait, moi, pour mériter ce qui m'est arrivé ?

Je reprends mon illustration de la nuit. Le tout petit crissement familier du feutre me connecte à la réalité.

Glissent, glissent les lignes et les courbes sur le papier.

Se délient et se libèrent mes pensées embrouillées.

Soudain, j'entends des voix, alors je m'approche de la fenêtre. Violette discute avec Dempsey. Lui, je l'ai à peine vu quand je suis arrivée hier. Il était dans le jardin et moi, j'ai filé dans ma chambre tout de suite.

Je les observe un long moment. J'en ai besoin, pour comprendre les personnes à qui j'ai affaire. Le langage du corps, ça en dit beaucoup sur les gens.

Dempsey semble à l'aise. C'est un sportif, ça se voit. Il est grand et il a allongé ses jambes sous la table en fer-blanc. Il sourit à Violette et je le trouve beau.

Lui, je suis certaine qu'il me trouve affreuse. Tant mieux. Il viendra pas me coller.

Violette porte une robe longue et elle a relevé ses cheveux en chignon. C'est drôle qu'elle ait une mèche de couleur, elle aussi. Enfin, la sienne est plus discrète que ma tignasse écarlate.

Soudain, elle lève les yeux vers moi et je n'ai pas le temps de reculer. Elle agite la main dans ma direction.

— Tu viens prendre le petit déj' avec nous, Livia ?

Merde. Elle a dû penser que je les *stalkais*. En même temps, c'est pas faux non plus.

Je file sous la douche, puis j'enfile un jean et un T-shirt. J'hésite à descendre mais l'odeur des croissants chauds me conseille d'obéir à mon ventre qui gargouille terriblement.

— Bien dormi ?

— Hmm, oui, ça va.

— Je te présente Dempsey.

Il lève la main dans ma direction et je fais pareil. Je m'assieds à l'autre bout de la table en bois et ils reprennent leur discussion tranquille.

— Veux-tu de la brioche ? Un croissant, des céréales ? Du pain aux céréales ?

*

— Livia, que prends-tu comme dessert ? Tarte à la framboise ou moelleux au chocolat ?

— Les deux, Nathalie, s'il te plaît !

Mon père m'assène une gifle monumentale qui me fait vaciller. Je le regarde, interloquée. Honteuse. Impuissante. Ma mère détourne les yeux. Nathalie reste immobile, avec son plateau dans les mains. Horriblement gênée. Ses enfants se tortillent. Didier, son mari, se râcle la gorge. J'ai envie de me fondre dans la chaise, dans le sol, de disparaître.

Mon père se tourne vers moi.

— C'est impoli, Livia. Nathalie a bien dit « ou », pas « et » ! Tu es sourde ou quoi, grosse goinfre !

— Ce n'est pas grave... tente Nathalie d'une voix hésitante. Si elle en a envie, ça ne me gêne pas du tout. Au contraire.

— Non. Elle va même sortir de table sans dessert. Excuse-toi auprès de Nathalie pour ton impolitesse puis file, Livia. Je ne veux plus te voir.

*

— Livia ?

— Oui ?

— Tu n'as pas répondu à ma question : que prends-tu pour le petit déjeuner ?

— Je ne sais pas...

Violette me sourit.

— Je te propose de goûter à tout, comme ça, tu sauras... Qu'en dis-tu ?

Je ne sais pas ce que j'en dis. Je ne sais rien, là, à ce moment précis.

Dans la haie derrière moi, on entend un bruit d'enfer et je tourne la tête, curieuse.

— Des cigales, sourit Violette. Elles se mettent à cymbaliser dès qu'il fait 25°C. De vrais baromètres.

— C'est un truc de ouf, ça !

— Ou un miracle de la nature. Un baromètre naturel qui indique la température, c'est pas mal, non ?

C'est bizarre. D'être là, à l'extérieur, dans ce jardin apaisant. En sentant le souffle du vent sur ma nuque, j'ai un peu moins la nausée. Pendant que je déguste une tranche de brioche coupée en tout petits morceaux, Violette reprend :

— Comme j'étais en train de l'expliquer à Dempsey, j'avais promis à mon amie Chelsea que nous irions lui rendre visite aujourd'hui. Elle a un élevage de chevaux. Ça te dirait qu'on aille y faire un tour ?

— J'sais pas... Les chevaux, ça me fout la trouille ! Ils donnent des coups de pied quand on s'y attend pas, j'aime pas les gens imprévisibles...

Merde. Je reprends maladroitement :

— Et puis ça pue le crottin, non ?

— Tu es déjà allée dans un haras ?

— Non.

— Justement, ce sera l'occasion... Tu verras ses chevaux en liberté, ils n'ont pas de comportement violent. Dans une heure, on s'en va, donc si ça te dit, tu viens avec nous, OK ? Je vais me changer. Dempsey, je te laisse débarrasser la table ?

— Encore ? C'est un truc de dingue ! En fait, vous cherchez de la main-d'œuvre gratuite, c'est ça ? polémique ce dernier.

— Aïe, je suis grillée, répond Violette en se levant, le sourire aux lèvres.

J'ai l'impression de rêver. On est où, là ?

VIOLETTE

Elle dit qu'il n'est jamais très loin,
Qu'il part très souvent travailler,
Maman dit « travailler c'est bien »,
Bien mieux qu'être mal accompagné,
Pas vrai ?
Où est ton papa ?[22]

J'avais l'intuition qu'ils accepteraient ma proposition tous les deux. Malgré la colère qui gronde dans leur ventre et se tapit au creux de leurs manques.

On monte dans la voiture et la chanson de Stromae envahit l'espace. Les deux ados ne bronchent pas, chacun muré dans leur silence. Livia s'est installée à l'avant.

La chanson défile, apportant son lot de questions et de constats.

Serons-nous détestables ?

Serons-nous admirables ?

Des géniteurs ou des génies,

Dites-nous qui donne naissance aux irresponsables...

Soudain, sans crier gare, Livia coupe la radio. Je laisse faire.

Après un long moment, elle ajoute :

22. *Papaoutai*, Stromae, album « √ Racine Carrée », 2013.

— Excusez-moi. Mais... cette chanson, là... je... je peux pas. Elle me saoule. Elle me... Merde !

— Pareil, fait Dempsey en écho derrière moi. Trop con, ces paroles.

— Vous pensez que les pères sont tous des pourris ?

— Non, pas des pourris. De vrais gros cons pervers, répète Livia, les dents serrées.

— Je comprends votre point de vue mais ne le partage pas. J'ai le droit ?

Ils ne répondent rien.

— Je voudrais vous parler d'un ami à la retraite. Il est arrivé ici avec sa femme il y a vingt ans. Il peint, il fait de la sculpture, de la poterie. Il m'a appris plein de choses. Il aime les gens, vraiment. Et pourtant, son père le frappait à coups de ceinture quand il était petit. Il l'a même mis dehors quand il avait seize ans. Mon ami a dû travailler dans un abattoir pour gagner sa vie, puis il a enchaîné les petits boulots.

— C'est ce qu'on disait, grogne Dempsey. Les pères, tous des salauds.

— Sauf que mon ami est devenu ambulancier. Il a une grande famille dont il s'occupe à merveille.

Un ange passe. Livia lève les yeux et souffle :

— Votre histoire, c'est un cas isolé. On n'a plus quatre ans, alors votre petit exemple tout mignon, ça va cinq minutes, hein.

— Je comprends ta colère, mais je veux quand même partager cette histoire avec vous parce qu'on a tous besoin de croire en la tendresse et en l'amour, sinon la vie n'a plus de sens.

Une heure après, nous entrons dans le petit village où habite Chelsea.

C'est une femme au cœur d'or, une de celles que l'on peut compter « sur les doigts d'une main », une amie, une vraie. Elle est américaine, mais a craqué pour ce petit coin de France en venant en vacances il y a une quinzaine d'années. Après un Master en psychopathologie clinique, elle s'est spécialisée dans la prise en charge des victimes de choc post-traumatique, puis a bifurqué avec une formation d'éthologue. Elle accueille les chevaux maltraités et leur offre une chance de connaître une deuxième vie paisible, mais pas seulement. Elle les met en contact avec des personnes blessées par la vie, porteuses de handicaps ou en grande difficulté. Son travail est reconnu partout en France et au-delà de l'Hexagone. Elle a écrit des livres, animé des séminaires et des formations, mais depuis deux ans, elle s'est recentrée essentiellement sur son haras pour passer davantage de temps en compagnie des humains et des chevaux.

— *Hi, Livia and Dempsey ! How are you, my darlings ?* Tu viens, Violette ? J'ai tellement de choses à te dire !

Dempsey et Livia nous emboîtent le pas et nous nous dirigeons vers les pâturages où les chevaux s'ébattent.

Chelsea sourit et leur explique avec son adorable accent :

— Voilà... Ici, pas de box, *total freedom* pour mes chevaux ! Quelques arbres et quelques piquets, tout simplement, pour leur servir de *limits*.

— Ils se sauvent pas ? Personne vient vous les voler ? demande Dempsey d'un ton incrédule.

— *Oh, no*... Jamais aucun de mes chevaux n'a disparu !

Les yeux de Livia s'illuminent. Chelsea reprend :

— Venez, je voudrais vous présenter Aram. C'est un mâle de quatre ans qui participait à des courses. Des concurrents, de vrais cons, *excuse me*, sont entrés dans son box, un soir, et lui ont frappé les jambes avec des barres en fer. Il est encore très *suspicious* parce qu'il n'est arrivé ici que depuis deux mois. Avant, je ne pouvais pas l'approcher. Maintenant, il accepte ça. *Look.*

Chelsea pose la main sur l'encolure d'Aram qui frissonne, mais reste immobile.

— C'est dégueulasse, ce qu'ils ont fait, gronde Dempsey.

Sa voix tremble, pleine de colère rentrée.

— Merde ! Pourquoi ils l'ont cogné comme ça ?

— Parce que le monde est rempli de violence. Mais heureusement il est beau, aussi, parfois. La bienveillance, ça existe.

— Dans vos rêves, peut-être... Ou alors, on vient pas de la même planète, sérieux !

Les flancs d Aram se soulèvent calmement au rythme de sa respiration. Il nous écoute, c'est certain. Peut-être même qu'il comprend nos mots. Ou en tout cas, qu'il en saisit le sens profond.

Une mouche vient soudain chatouiller les oreilles du cheval blanc. Il s'ébroue et fait un écart, puis détale en galopant à l'autre bout du pré comme s'il était poursuivi.

Les deux ados s'éloignent à leur tour, chacun de leur côté. Le charme est rompu. Dempsey me crie de loin en agitant son Iphone :

— Putain, ça capte ici, enfin !

Livia s'isole derrière un bosquet de châtaigniers.

— Ça se passe comment avec la petite ?

— Elle fait des crises d'angoisse. Je me demandais si tu ne pourrais pas...

— La prendre en séance ? *Yes, sure.*

— Tu ferais ça, Chelsea ?

— *Of course, darling.*

— Si elle est d'accord, elle pourrait commencer quand ?

— Après-demain, j'ai un créneau qui s'est libéré à quatorze heures.

— Parfait. Demain, j'ai prévu autre chose pour eux de toute façon. Je t'appelle en rentrant pour te dire si elle accepte.

— Elle reviendra. Je le sens.

*

Dix ans plus tôt, automne.

— Hello, *Violette.* So happy to meet you. *Je m'appelle Chelsea.*

— *Bonjour, Chelsea.*

— *Vous ne savez pas vraiment ce que vous faites ici, n'est-ce pas ?*

— *Non... ça se voit tant que ça ?*

— *Dans votre mail, vous m'avez écrit que c'est l'un de vos amis qui vous avait donné mon adresse.*

— *Exactement.*

— *Vous avez vu comment se déroulent les séances d'équithérapie ?*

— *Pas vraiment… J'ai un peu regardé sur votre site, mais…*

— *Mais ?*

— *Je suis un peu… sceptique. Désolée, je suis honnête. J'ai du mal à croire que je sortirai de ma dépression en discutant avec un cheval.*

— *Vous avez raison d'avoir l'esprit critique mais parfois, il faut aussi se laisser aller. Si vous voulez, on prend un* tea *ou un* coffee *là-bas, sur la terrasse ? Et on discute une petit peu ?*

— *Si vous voulez.*

— *Non, Violette. Si VOUS voulez.*

DEMPSEY

Hook punch

Les chevaux, c'est pas mon truc, mais franchement, ça m'a trop mis la haine pour Aram. Les mecs qui ont fait ça, il faudrait les buter.

Il y a une telle concentration de cons sur Terre que je me demande comment elle réussit encore à tourner correctement sans cracher du pus.

J'ai bien vu que Livia ne se sentait pas bien, elle non plus. Elle est partie derrière les arbres et je l'ai entendue pleurer, encore. Mais bon, je peux pas aller prévenir Violette à chaque fois que cette meuf fond en larmes...

Après une heure à tourner dans le haras, Violette me fait signe. On rentre « à la maison » sans que personne ne parle dans la voiture. Livia regarde obstinément par la fenêtre et moi je suis grave énervé parce qu'à nouveau, je me retrouve sans réseau. Foutu coin paumé.

— Vous mettez la table ? demande Violette. Je vais préparer le tian de légumes.

Un *tian* ? Qu'est-ce qu'elle raconte encore ?

Elle ajoute avec un clin d'œil :

— Il y aura du poulet en plus, Dempsey. Et du riz, aussi. Je n'oublie pas, pour ta prise de masse.

Livia me décoche un regard éberlué. Je rougis, puis hausse les épaules.

— Vous faites ce que vous voulez, je m'en balec' et c'est pas moi qui décide, ici.

Violette se dirige vers la cuisine en chantonnant « *Moi qui décide, moi qui décide, ce que je porte c'est moi qui décide, ce que je fais c'est moi qui décide, tais-toi*[23]... ».

Elle est dingue cette femme. Frappadingue, même. Et comment elle connaît cette chanson, sérieux ?

On se retrouve une heure après autour de la table. Violette a allumé des bougies à la citronnelle pour pas qu'on se fasse bouffer par les moustiques. Ces vampires, on dirait qu'ils attendent qu'on pose un pied à l'extérieur pour nous aspirer le sang.

On dirait presque une petite famille trop cool sauf que c'est *fake*. On n'est pas une famille, on le sera jamais et dans quelques jours, on se quitte pour toujours.

— Demain, j'ai prévu une activité sympa pour vous avec l'un de mes amis, annonce soudain Violette en nous servant. Il est moniteur d'escalade et je lui ai demandé de vous enseigner quelques trucs. Si ça vous plaît, vous grimperez sur une petite falaise.

— J'irai pas, répond abruptement Livia. Pas question de faire quoi que ce soit si c'est un homme qui l'organise.

— Et toi, Dempsey ?

23. *Moi qui décide*, Skeezy Senseï, album « Troisième œil », 2021.

— Ben… Bof, quoi. Mais je suppose qu'encore une fois, vous allez m'obliger.

— Te forcer à participer sous la torture, même. Non, plus sérieusement, ça se passe dans un endroit vraiment atypique qu'on appelle la « mer de glace ». Il y a une rivière et des rochers, de quoi bien s'amuser et pique-niquer. Livia, tu ne seras pas obligée de grimper, tu pourras rester avec moi et on regardera Dempsey jouer à l'acrobate. Tu es d'accord ?

— Pas envie, non.

— Je crains que tu n'aies pas le choix, je n'ai pas le droit de te laisser seule ici. Au fait, Dempsey, Arthur sera là aussi, il adore l'escalade. Je me suis dit que ça te plairait de partager ça avec lui.

— Grave.

Livia se rapetisse sur sa chaise et le repas se termine dans un silence gêné, interrompu par le crissement des petites cuillères dans les coupelles où Violette a servi des sorbets maison.

Je me couche. Les images de la journée repassent dans ma tête. Forcément, je n'ai pas accès à Internet, alors mon cerveau cogite et ça me fait bien chier d'être seul face à mes pensées. D'habitude, je les noie dans des vidéos ou des jeux. Là, pas moyen et c'est grave flippant. J'arrive pas à dormir.

— Miaww…

— Ah ben t'es là, toi ? Tes pattes sont propres, au moins ?

— Miawwww !

— Prends pas cet air outragé, frère. Les chats, ça enterre leurs crottes en grattant dans la terre, donc tu vois, j'ai le droit de demander.

— Miaww. Miaww...

— Boude, mon vieux, t'as raison.

Lorsque j'ouvre les yeux, il fait jour. Armstrong a peut-être des pouvoirs magiques, qui sait, comme sa dingo de maîtresse. Je ne me suis même pas réveillé pour voir si Violette était allée courir sur son chemin, ce matin.

Je sens l'odeur du petit déj'. Elle est forte, cette meuf, quand même. Je me suis resservi trois fois hier. Ça me fera bizarre quand je rentrerai à l'EPM. Niveau bouffe, c'est pas vraiment un cinq étoiles.

Mes yeux piquent. Merde alors ! Dempsey, qu'est-ce qui t'arrive ?

Pour une fois, j'arrive le dernier. Livia est déjà assise, un mug dans les mains, toujours maquillée avec des couleurs assorties à ses fringues vintage. Elle a dessiné des lignes orange et dorées autour de ses paupières et sur les tempes. Je trouve ça stylé, finalement, et du coup, je remarque que ses yeux sont superbes.

Ça me trouble tellement que je fais tomber la corbeille de croissants. Livia replonge direct le nez dans son thé.

Elle m'a cramé.

J'avale mes céréales. Il faut plus que je la regarde.

— Bon, les jeunes, on part dans trente minutes. OK pour vous ? Je termine de couper les parts de pizzas, quelqu'un vient m'aider ?

— Je suppose qu'on n'a pas vraiment le choix, répond Livia en quittant la table.

Ouf. Qu'elle dégage. J'étais franchement mal, là.

Lorsque je reviens dans ma chambre pour me brosser les dents, je remarque une tenue posée sur mon lit. Un pantalon, un T-shirt et des chaussons d'escalade à ma pointure. Les chaussons sont neufs, pas la tenue. Elle semble avoir été déjà portée mais elle est en bon état.

Nos sacs prêts, on se met en route. Violette me regarde d'une façon bizarre lorsqu'elle me voit entrer dans le salon avec les vêtements qu'elle m'a prêtés. Je n'arrive pas à déchiffrer son expression. On dirait un mélange de positif et de négatif. Le haut de son visage sourit mais le bas est triste, ça fait un drôle de contraste.

— Allez, c'est parti !

Même dans sa voix j'entends quelque chose qui me donne des frissons. Heureusement qu'il y a du soleil parce que, soudain, j'ai froid.

Trente minutes plus tard, la voiture se gare sur un petit parking en bord de route, à côté de plusieurs tables de pique-nique en bois.

Arthur et sa mère sortent d'une voiture garée juste à côté.

— Mon pote ! crie Arthur en me prenant dans ses bras.

Avant que Livia ait le temps de reculer, il l'attrape aussi et l'embrasse sur les deux joues, avant de s'exclamer :

— Ben voilà, c'est elle, ton amoureuse ! Pourquoi tu me l'avais pas dit, Dempsey ? Elle est trop belle... Bon, moins que Justine, hein, mais belle quand même.

Je n'ai même pas le temps de lui répondre. Il enchaîne en s'adressant à Livia dont les joues ont viré à l'écarlate :

— Comment tu t'appelles ? Moi, c'est Arthur.

— Livia.

— Livia ? C'est drôle, comme prénom, mais j'aime bien. Dempsey t'a déjà embrassée ?

— Bon, Arthur, tu te calmes ? l'interrompt sa mère. Je suis navrée, Livia, mon fiston est, comment dire... Très... direct. Il ne contrôle pas ses mots.

— Je suis *cringe, cringe* ! rigole Arthur en me tapant sur l'épaule.

Livia secoue la tête avec un petit sourire. C'est la première fois que je l'entends parler avec une voix aussi douce.

— Ne vous en faites pas, madame. C'est rien.

— Je te remercie. Bon, je vous laisse... Je reviens te chercher à dix-sept heures, Arthur, d'accord ?

— Oui. Un bisou, maman.

On emprunte un chemin le long d'un ruisseau qui coule en contrebas. J'aime bien ce bruit, il m'apaise.

Au bout d'un quart d'heure de marche, on arrive à la fameuse « mer de glace ». « Ce sont de grands rochers de granite rose », m'a expliqué Violette.

Je la laisse s'émerveiller. Je vois pas le rapport entre la glace et le granite rose, mais bon...

Des mômes y jouent pieds nus, rient ou s'éclaboussent. Un couple a installé son matos d'escalade un peu plus loin et le mec est en train de grimper sur une falaise, pendant que sa copine tient une corde reliée à une espèce de harnais. Ils ne parlent presque pas, juste quelques mots qui n'ont aucun sens.

« C'est OK. Donne-moi du mou s'te plaît. Prends-moi. »

Waouh, c'est hyper chaud, ce truc.

J'ai plus vraiment envie d'escalader quoi que ce soit, ça me fout la trouille.

Juste à côté, j'aperçois un homme qui aide une gamine, sa fille, probablement. Elle est en train de gravir la paroi rocheuse aussi facilement que si elle était en terrain plat. Le père lui donne des conseils pas trop relou, plutôt sympas même. D'habitude, ceux que je connais crient tout le temps sur leurs gosses ou les humilient quand ils n'y arrivent pas.

— Pose ton pied à droite. Oui, comme ça. Prends appui plutôt sur les cuisses, chérie, sinon tes bras vont se fatiguer.

Je jette un coup d'œil à Livia. Elle dévisage le mec si intensément qu'elle en tremble presque.

Elle serre les poings tellement fort qu'on dirait qu'elle va lui mettre une série de *Hook Punch*.

LIVIA

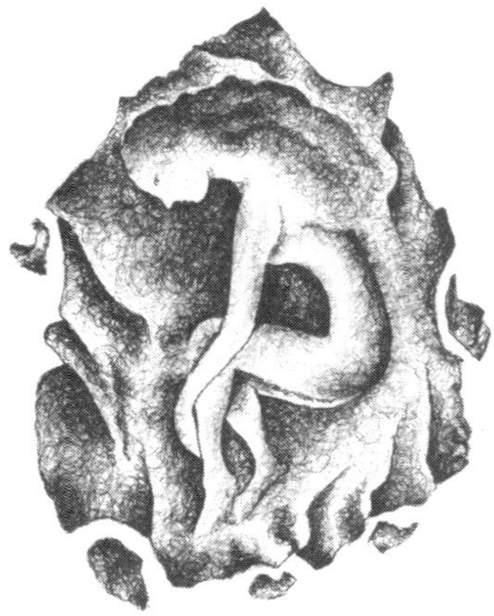

J'ai l'estomac retourné.

Je ne peux pas rester là à écouter ce père parler avec sa voix mielleuse, à le regarder scruter chaque mouvement du corps de sa fille, même si c'est soi-disant pour l'aider à placer correctement ses pieds sur la paroi.

C'est au-dessus de mes forces.

S'il prononce encore une fois les mots « chérie » ou « ma puce », je jure que je lui mets une baffe.

Je tourne les talons, lorsque j'entends Violette s'exclamer :

— Ah, te voilà, Aaron !

J'ai déjà fait une dizaine de pas en direction d'un petit creux ombragé qui abrite un trou d'eau. J'aimerais bien m'y enfoncer, dans ce trou. Y rester, pour toujours, sans bouger. Me transformer en roche, moi aussi, comme Hipollène dans *L'arbre sans fin*[24]. Des saisons, des années, un siècle. Qu'on m'oublie, qu'on me foute la paix.

Je me souviendrai toute ma vie du jour où madame Sophie, ma maîtresse de moyenne section de l'école Joliot-Curie, nous l'a lu. C'était en hiver, elle avait allumé ses petites bougies, le soir tombait. Elle avait l'habitude de nous lire un album juste avant « l'heure des mamans ». C'était tellement calme dans la classe que parfois, certains copains s'endormaient en suçant leur pouce.

J'avais écouté chaque mot, chaque phrase et elles s'étaient gravées dans ma mémoire comme dans l'écorce tendre d'un tilleul, mon arbre préféré. Ses fleurs sentent trop bon et moi, je suis hypersensible aux odeurs.

La voix de Violette me parvient de très loin :

— Aaron, je te présente Dempsey.

J'entends Arthur crier :

— Aaron, mon pote, on va grimper, hein ? Comme la dernière fois ?

— Exact, répond une voix plutôt agréable. Mais t'es OK, Arthur, pour qu'on fasse passer Dempsey en priorité, puisqu'il n'a jamais pratiqué l'escalade en extérieur ?

— Ben oui, évidemment, s'esclaffe Arthur.

En temps normal, je trouve les mecs cons. Pas Arthur. Il me fait rire.

---

24. Album de Claude Ponti paru à l'École des Loisirs en 1992. L'héroïne se transforme métaphoriquement en pierre le jour du décès de sa grand-mère.

— Bon, est-ce que c'est toi qui t'occupes du *Partner check* ?

— Ouais.

— Vas-y, je t'écoute.

Je ne peux pas m'empêcher de tendre l'oreille mais ce que j'entends me donne le vertige. Je ne comprends rien à ces termes techniques qui me dépassent complètement. J'observe Dempsey, très concentré, qui écoute les explications. Aaron a déballé tout son matériel d'escalade et je les vois se pencher dessus ensemble, rire, plaisanter. Dempsey semble plutôt à l'aise, il manipule les objets avec ses grandes mains aux doigts fins et enfile une espèce de harnais. L'ami de Violette l'aide à l'accrocher et Arthur, très sérieusement, vérifie que tout est attaché correctement.

Ma gorge se serre.

Les scènes de complicité me mettent toujours le vague à l'âme.

Sans m'en rendre compte, je suis revenue sur mes pas et je me tiens beaucoup plus près d'eux. Ça ne me dérange pas, parce qu'ils ne font pas attention à moi et que je peux les observer à ma guise. Les mots d'Aaron ne veulent rien dire et pourtant ils forment une farandole dans ma tête. J'aime bien découvrir de nouveaux termes, j'essaie de deviner ce qu'ils signifient. Je les répète doucement.

Grigri. Mousqueton. Dégaine. Voie. Donner du mou. Assurer. Autobloquant. Clipper. Moulinette. Milieu de corde. Rappel. Relais. String. Parade. Spotting. Force de choc. Clé de blocage. Ancrage. Premier point. Piton.

Ils dansent en même temps que les nuages effilochés qui font la course dans le ciel aussi bleu qu'un saphir. Ils me donnent envie de dessiner.

Violette s'approche de moi. Perdue dans mes pensées, je ne l'ai pas entendue arriver et je sursaute violemment.

Putain. Mon cœur bat tellement fort maintenant que je suis obligée de m'asseoir sur un rocher, les jambes coupées.

— Désolée, Livia. Je croyais que tu m'avais vue. Je ne voulais pas t'effrayer. Ça va ?

— ...

— Tu veux des amandes ? Tu es toute pâle.

*

— *Qu'est-ce que tu fous ?*

— *Rien... rien, papa ! Je... je travaille.*

— *Tu travailles ? Devant ton miroir, avec ton maquillage à la main ? Tu prends des selfies et tu appelles ça bosser, toi ?*

— *Je faisais une pause.*

Et on dit « make-up *», pas « maquillage ». Mais j'ose pas préciser, parce que tu me fais trop peur.*

— *Une pause ? Tu te prends pour qui ? Donne-moi cette palette. Tu t'es vue ? Tu veux que mes amis pensent que t'es une pute, maquillée comme ça ?*

— *Mais papa, je fais des...*

Vlam *! Il m'arrache la palette des mains si brusquement qu'elle me cogne violemment la pommette. Il la jette par terre et la piétine. Hébétée, je regarde les couleurs se mélanger, former des taches, comme une poudre d'arc-en-ciel. Il parle, beaucoup. Sa voix, c'est comme un tonnerre, mais si lointain que je n'entends presque rien.*

— *T'as compris ?*

— ...

— Réponds, Livia !

Son visage est si près du mien que je distingue les petits points de sa barbe, sa mâchoire contractée et ses yeux. Surtout ses yeux.

Il me secoue.

— Je ne veux plus voir ça à la maison. Et remets-toi au boulot, tout de suite !

Il claque la porte en sortant et je porte la main à ma joue douloureuse. Lorsque je m'observe dans le miroir, une tache rouge s'est formée. Demain, elle sera bleue, puis verte et jaune. Comme un arc-en-ciel, finalement. Bravo, Livia. Totalement Instagrammable.

*

Je ne m'y habituerai jamais. Jamais. Les angoisses m'envahissent et m'entraînent loin, tout au fond de moi. Pourtant j'étais si bien, là. Pourquoi les moments paisibles ne durent jamais longtemps, avec mon foutu cerveau de merde ?

— Alors, l'escalade ne te tente toujours pas ? me demande doucement Violette.

Je ne parviens pas à répondre. Les mots ont disparu, mes pensées sont embrouillées et tout tourne dans ma tête. Je n'arrive plus à me concentrer sur rien.

— Tu permets que je te touche le bras ? questionne une voix lointaine.

J'acquiesce comme un automate. J'ai encore quitté mon corps. Je *déréalise*, comme me dit le psy. Accroche-toi, Livia, reviens.

La pression sur mon avant-bras se fait plus forte et m'aide à maîtriser les tremblements nerveux qui secouent mes jambes et parcourent mes épaules comme une vague interminable. Je vais couler.

— Tu fais souvent des crises d'angoisse ? murmure Violette. Je suis là, à côté de toi. Tu m'entends ?

Je hoche la tête. Je n'arrive toujours pas à parler mais les petits mouvements circulaires de Violette sur mon bras me reconnectent tout doucement à la réalité et me calment.

— Est-ce que l'endroit te plaît ? C'est apaisant, cette eau qui coule sur les rochers, tu ne trouves pas ?

Mon cerveau effrayé essaie de se connecter au bruit de la rivière et au bout d'un moment, je l'entends enfin. Je hoche la tête.

— L'eau qui ruisselle m'a toujours fait du bien, poursuit Violette, tout en continuant les pressions sur mon bras. Je venais beaucoup ici lorsque j'avais du chagrin. Je restais des heures à écouter ce bruit sur les rochers.

Je ne réponds toujours rien. Je me demande si Violette va s'énerver, me secouer, me demander de parler, de sortir de mon silence, mais rien ne se passe.

Elle me parle toujours lentement et, petit à petit, mon cœur arrête de galoper comme un cheval effrayé. Je sens à nouveau la chaleur du soleil sur ma peau et j'entends les rires d'Arthur, de Dempsey et d'Aaron. C'est la première fois que je reviens à moi aussi vite. D'habitude, ça peut prendre des heures.

— Je suis vraiment désolée, répète Violette.

Ses yeux plongent dans les miens et je sens une telle compréhension que ma réserve lâche. Je fonds en larmes.

— Un jour, ça s'arrêtera, je te le promets. Même si le chemin est long.

— J'en peux plus.

— J'aimerais te proposer quelque chose. Mon amie Chelsea, que tu as rencontrée hier, propose des séances de soin avec ses chevaux. Tu voudrais essayer ? Elle a un créneau demain pour toi si tu veux.

— Qu'est-ce que je vais faire là-bas ?

— Rien de spécial. Tu auras un petit entretien avec Chelsea et, en fonction de ce que tu voudras bien lui confier, elle te conduira dans un enclos avec le cheval qu'elle aura choisi pour toi. Vous serez seuls tous les deux. Chelsea restera en dehors, pas très loin, pour s'assurer que tout se passe bien.

— Et après ?

— Tu verras. On ne peut pas prévoir comment se comportera le cheval, mais sais-tu que ce sont des êtres hypersensibles, eux aussi ? Donc ils réagissent très fortement à nos émotions et même à nos mots.

— Vous me faites marcher.

— Je te jure que non.

— Vous avez déjà essayé ?

— Oui. Après le décès d'Erin et de Louis.

VIOLETTE

I was talking to a bird in the middle of the road
It was crying blood into my hands
I'm talking to this bird [...]
Hey small ! Little broken bird
He looks like the smile of a girl I once knew[25]

Il est des âmes avec lesquelles on se connecte en une fraction de seconde sans aucune raison objective. C'est inexplicable. On a l'impression de les avoir toujours connues.

J'en ai beaucoup discuté avec Chelsea pour qui c'est une évidence et qui ne se questionne pas autant que moi. À ses côtés, j'ai beaucoup évolué, beaucoup compris aussi, mais chaque rencontre particulière produit encore et toujours le même sentiment de surprise, puis d'émerveillement.

Comprendre l'autre, quel qu'il soit, sans les mots. Juste l'entendre, là, tout près.

---

25. Je parlais à un oiseau au milieu de la route,
Il pleurait du sang dans mes mains
Je parle à cet oiseau (...)
Hé petit ! Petit oiseau brisé
Il ressemble au sourire d'une fille que j'ai connue
Broken bird, Dionysos, album « *Monsters in love* », 2005.

Avec Livia, je ressens ce magnétisme tellement fort qu'il me traverse comme une onde de choc volcanique. Pourtant, on n'a pas échangé plus de quelques mots depuis ce matin. Sauf que, lorsque je la regarde, je lis ses évidences, je devine ses fêlures même sans les connaître. Je vois son mal-être comme dans un miroir, aux plis de sa peau, à ses froncements de sourcils, à ses mains qui tremblent un peu, à ses épaules recroquevillées.

La vie n'a pas été d'une grande tendresse avec elle et ça se voit.

Que t'a-t-on fait subir, petite Livia, pour que tu penses avoir perdu tes ailes ? Ou n'en avoir jamais eu ? « Violences familiales », un mot qui recouvre tellement de douleurs silencieuses, de coups invisibles...

Lorsqu'elle me voit approcher, elle ferme son carnet, lentement, l'air de rien, comme si elle ne voulait pas que je m'en rende compte. Elle rougit en le posant derrière elle maladroitement. Dessiner pendant une heure semble toutefois l'avoir apaisée.

— Tout va bien ? As-tu entendu Arthur ?

— Oui. Il est drôle. Il me fait rire.

— Je ne suis pas certaine que Dempsey apprécie son aide, par contre.

Soudain, la main de Livia se crispe et ses doigts serrent son short. Elle fixe le père qui aide sa fille à se dégager du baudrier.

— Tu n'as pas l'air d'apprécier les hommes. Surtout les pères.

Elle rougit légèrement et ses yeux s'obscurcissent.

— Non, c'est pas que je ne les apprécie pas. C'est plutôt que je les hais.

— Tous ?

— Oui. Et ne me sortez pas votre discours bien-pensant en mode « ils sont pas tous pareils ». Encore heureux, sinon on serait mortes. Mais quand même, hein. De vrais pourris, je vous dis.

Elle se griffe nerveusement les avant-bras. Je tente :

— Aaron est plutôt sympa.

— Si vous le dites. Vous êtes ensemble ?

— Non, c'est un ami.

— Ah, vous voyez. Vous aussi, vous préférez rester seule. Vous avez bien raison.

— On ne se connaît pas assez, il est arrivé l'an dernier. Savoir si on est amoureux, ça prend du temps. Sa femme est partie et l'a laissé avec deux enfants handicapés. Il les gère tout seul et il nous aide à organiser des séances d'escalade.

— Ouais, ben faites gaffe je vous dis. C'est pas parce qu'à l'extérieur c'est tout beau tout rose, que chez lui, il se comporte correctement.

— J'ai eu un mari extra, tu sais. Louis, le papa de ma fille Erin dont je t'ai parlé.

— Alors je vais peut-être vous choquer, mais ça se trouve, il faisait des trucs dégueu derrière votre dos et vous n'en saviez rien.

Le coup m'atteint direct.

Livia serre les dents, sans doute inconsciente de ce qu'elle vient de provoquer. Elle se mord les lèvres et son corps est tellement tendu que son mal-être est presque palpable.

Je m'écarte.

— Je retourne voir Dempsey et les autres.

Pas de réponse. Elle s'est replongée dans son carnet, ses cheveux couleur rouille lui cachent la joue et l'isolent du reste du monde. Elle est repartie dans sa bulle.

Je m'approche du trio. Dempsey est sur la première prise, son grand corps complètement plaqué contre la paroi. Il ne semble pas très à l'aise mais ne prononce pas un mot. Ses muscles tremblent sous l'effet de la concentration extrême.

Apparemment, il se débrouille beaucoup mieux sur un ring que sur une falaise. Pourtant, il persévère.

— Allez, mon pote ! s'enthousiasme Arthur.

— Je vais te donner du mou pour que tu puisses aller chercher la deuxième prise, le conseille Aaron. Place ta force dans tes jambes, pas dans tes bras.

— Elle est à ta main droite ! crie Arthur, complètement surexcité. Vas-y, tu la touches presque !

Le visage de Dempsey se crispe. Je prends Arthur par l'épaule.

— Viens, on va installer le pique-nique. Tu as faim ?

— Non, je reste ici, je veux regarder Dempsey grimper.

— Je crois qu'il a besoin de calme.

— Pourquoi ?

— Parce qu'il est comme ça.

— Moi j'aime bien quand Justine crie : « Allez, bravo Arthur, tu es le plus fort, vas-y ! » alors je fais pareil. Bravo, Dempsey !

— Arthur, écoute-moi. Peut-être que ça te motive quand Justine t'encourage de cette façon parce que tu es à l'aise sur les rochers, tu as l'habitude. Dempsey, non. C'est la première fois qu'il grimpe. Tu comprends ? Donc on va le laisser tranquille avec Aaron, OK ?

— D'accord.

— Je te remercie.

Nous laissons là Dempsey, agrippé comme un crabe à son rocher, et soudain, Arthur désigne Livia, toujours absorbée par ses croquis.

— Dis, Violette, pourquoi ses cheveux sont tout rouges ?

— Parce que c'est une fée. Une fée de l'automne. Mais il ne faut pas le dire, hein, c'est un secret !

Arthur pose un index complice sur ses lèvres et nous nous éloignons en silence.

*

— Maman, si j'appelle une fée du fond de mon cœur, tu crois qu'elle viendra ?

— Je suppose que oui, trésor. Elle habite où, cette fée ?

— Dans le rocher creux, là-bas, là où tu vois la jolie mousse. C'est la fée des arbres. Grâce à elle, leurs feuilles poussent. Ses cheveux sont tout orange, presque rouges et elle a une tunique verte avec des points en or dessus.

*

Dix ans plus tôt, chez Chelsea.

— Racontez-moi un peu ce qui vous amène ici, Violette. Qu'est-ce qui vous a décidé à franchir le pas ?

— Un témoignage que j'ai lu sur votre site.

— Lequel ?

— Celui d'un ado qui a perdu sa sœur.

— Oh, yes. *Evan.*

— C'est ça. Je ne sais pas pourquoi mais ses phrases sur ce qu'il ressentait, toute sa colère, sa frustration... et ses questions... ça m'a parlé. J'ai eu l'impression qu'il avait écrit à ma place.

— Vous avez perdu quelqu'un de cher, Violette ?

— Deux. Deux êtres chers.

— Je vois. Brutalement ?

— Oui.

— Vous sentez-vous responsable ?

— Non, pas exactement. Par contre, je me demande « Pourquoi ? » chaque matin en me levant. Oui, je me demande si j'ai fait quelque chose dans une vie antérieure pour avoir mérité cette punition.

— Vous le voyez comme une punition de la vie ?

— Bien sûr. Comment voulez-vous que je le prenne autrement ?

Chelsea plante ses yeux bleus dans les miens et je sens une force incroyable m'envahir. C'est tellement puissant que je détourne le regard.

Elle pose sa main sur mon bras et je frissonne.

— Je vais vous conduire auprès de Nonna.

Troublée, je la suis sans rien dire. Nous marchons quelques minutes, puis elle s'approche d'une barrière en bois qu'elle ouvre d'une main leste.

Une jument à la robe baie est en train de brouter l'herbe tendre à souhait. Elle lève la tête et tourne ses oreilles dans ma direction. Interdite, je fixe son ventre.

Elle porte un petit.

Je fonds en larmes.

SALOMON

Il n'y a pas de cœur à qui la nature n'ait destiné un autre cœur.[26]

Cœur. Organe. Palpitant. Aorte. Oreillette. Ventricule. Battements. Coronaire. Cardiaque. Prise de sang. Veine. Circulation. Pulsation. Globules rouges. ECG. Souffle. Muscle. Malaise. Tachycardie. Sang. Palpitation. Blessure. Cardiopathie. Anomalie. Valvule. À cœur ouvert. Circulation. Adrénaline. Pulsation. Électrode. Crise cardiaque. Transplantation. Greffe.

C'est le champ lexical de ma vie depuis que je suis en âge de comprendre les mots. Ceux-là, je les ai intégrés très vite, trop vite, même. Quand les autres enfants montaient sur un vélo, escaladaient les toiles d'araignées dans les parcs de jeux, faisaient du foot, de la gym, du hand, de l'escrime, de la danse ou de la natation, moi j'allais au service cardiologie de l'hôpital pour enfants de Lyon. Et ma mère, qui avait l'obsession des mots, m'expliquait de A à Z et de Z à A tout ce qui allait se passer. Genre, à quatre ans, je savais réciter par cœur comme un petit perroquet bien dressé :

---

26. Bernard Fontenelle, *Les Pensées et réflexions*, 1757.

— Il faudra remplacer mon cœur par celui d'un enfant mort. Il devra être compatible avec le mien et ce n'est pas facile de trouver des donneurs, tu sais. On me fera des a-nas-to-mo-ses au niveau de mes deux oreillettes ou bien des veines caves pour remplacer le ventricule qui ne fonctionne pas comme il faut. Si on ne me greffe pas de cœur, je mourrai. C'est maman qui l'a dit.

Je récitais sagement ce poème un brin mortuaire à qui voulait bien l'entendre. Aux personnes qui attendaient leur tour dans la salle d'attente, à la secrétaire du chirurgien – qui avait dû m'écouter une bonne dizaine de fois –, dans la cour de l'école ou à la caissière du supermarché.

J'avais un nom prédestiné, à ce qu'il paraît. Dans la Bible, Dieu avait soi-disant donné au roi Salomon, je cite : « *un cœur sage et intelligent, de telle sorte qu'il n'y aura personne avant toi et qu'on ne verra jamais personne de semblable à toi*[27] ».

La grande classe, quand même. Sauf que pour moi, ça avait méchamment tapé à côté avec la découverte de cette pathologie cardiaque à l'âge de deux ans. Sage, mon cœur ? Bof.

Trois jours après l'anniversaire de mes six ans, j'ai eu droit à un étrange cadeau : une transplantation cardiaque ! Et ma mère, qui était déjà en mode robot surprotecteur, est passée en mode super-héros activé.

Pas de sport violent. Pas de sport tout court, ni à l'école, ni au collège, ni en club.

Pas de fêtes d'anniversaires. Pas de parcs de jeux ou de manèges à sensations.

27. La Bible, livre des Rois, *Le Jugement de Salomon*, chapitre 3.

Pas d'émotions, pas de surprises. Pas de cris. Pas de copains turbulents.

Et encore moins de petite amie.

Rien qui puisse faire dérailler mes ventricules pourtant tout neufs et qui ne demandaient qu'à s'amuser.

Une ambiance feutrée et ouatée qui a bien failli m'étouffer, une toile d'araignée bourrée de bonnes intentions, certes, mais une toile quand même, qui me serrait à la gorge à défaut de me faire exploser.

Pas étonnant qu'en grandissant, j'ai lu et relu *La Mécanique du cœur*[28] plusieurs fois. Je me demandais si le mien allait s'arrêter en cas d'émotion trop forte ou surtout, si jamais je tombais amoureux, comme Jack. La peur que ma mère m'avait transmise était si imprégnée dans mes tripes que parfois, je me réveillais, le souffle court, en me demandant si j'étais mort ou toujours vivant.

Vers l'âge de douze ans sont apparues les pensées invasives. De plus en plus nombreuses et entêtantes.

Est-ce que mon donneur était en bonne santé ?

Est-ce qu'il était gentil ?

Est-ce que j'ai pris la vie d'un enfant qui aurait dû vivre à ma place ?

Pourquoi m'a-t-on donné le cœur de cet enfant à moi et pas à quelqu'un d'autre ?

Est-ce que si c'était quelqu'un d'autre qui avait reçu le cœur ce jour-là, je serais déjà mort ?

Est-ce que l'âme qui a vécu dans le cœur de cet enfant est toujours en moi ?

---

28. Roman de Mathias Malzieu, Flammarion, 2007.

Est-ce que les voix dans ma tête viennent du cœur de l'enfant mort ?

Quand je pense à quelque chose, est-ce vraiment moi qui le pense ou bien le donneur ?

J'étais et je suis toujours obsédé par les cimetières. Je demandais à mes parents de m'y rendre presque tous les jours. Ils refusaient, mais lorsque j'ai été assez grand pour aller au collège à pied – enfin, quand ma mère a accepté, en quatrième, que je fasse le trajet seul –, je m'y rendais en cachette. Je me baladais entre les tombes et je discutais avec les morts.

— Bientôt, mes potes, je vous rejoindrai. Je vais crever. Mon cœur ne tiendra pas longtemps, je suis un mec fragile sans avenir devant lui. Je me ferai grignoter par les vers comme vous. Ouais, mais ne dites rien à ma mère, hein. Elle est déjà assez stressée comme ça.

Au cimetière, c'était l'endroit où je me sentais le plus vivant, en fait. C'était pas compliqué, en même temps.

Au bout de quatre ans de thérapie qui n'ont rien amélioré, la pédopsy a conseillé à mes parents de me permettre d'aller en montagne, histoire de changer d'air et de profiter de la nature quelques jours avec des ados, pour que « Salomon puisse trouver un espace de liberté rien qu'à lui ».

C'était il y a quelques mois.

Je me souviendrai toujours de la tête abasourdie de ma mère, puis de ses sanglots dans le cabinet.

Mon père, lui, a grogné :

— On vous file soixante euros par séance et c'est tout ce que vous trouvez comme solution ? Une cure à la montagne ? Vous rigolez ou quoi ? C'est ça qu'on vous apprend à la fac de psycho, sérieusement ? Cinq ans d'études pour sortir une connerie plus grosse que vous ?

— Et toi, Salomon, tu en penses quoi ? a demandé Houria sans lui répondre.

J'ai haussé les épaules mais, curieusement, j'ai presque eu l'impression que l'éléphant qui pesait si lourd dans ma poitrine venait de dégager *illico*, malgré l'inquiétude de me retrouver en territoire inconnu avec de potentiels dangers pour ma santé.

Après des heures de tergiversations, mes parents ont fini par céder.

C'est comme ça que j'ai atterri dans un camp d'été, à quinze jours de la rentrée scolaire, en pleine Ardèche Verte. Un camp sur le thème des arbres et de je sais pas trop quoi. Peu importe, pourvu que je prenne l'air. Enfin.

DEMPSEY

Spinning back-fist[29]

Je flippe, suspendu comme une vulgaire araignée à son fil. J'ai grimpé avec difficulté et j'en suis à peu près à la moitié du parcours. Qu'est-ce qui m'a pris de dire oui ?

J'ai l'air de quoi, à côté de la gosse qui a déjà atteint le sommet ?

Elle me jette un bref coup d'œil, un brin triomphante, puis crie à son père :

— *Yes*, fini ! Je r'descends, papou ! Est-ce que je suis allée plus vite que la dernière fois ?

— Désolé, j'ai oublié de chronométrer.

— Oh... Papa ! Pourquoi ?

— Je suis désolé, chérie, je n'y ai pas pensé. Dans tous les cas, tu es montée à toute vitesse. Bravo.

La gamine rayonne malgré sa déception. Ses membres souples s'étirent avec grâce, on dirait qu'elle danse sur le granite.

Tu frimes, bien sûr. Trop fière d'avoir mis plus de quinze mètres d'avance au grand type qui fait presque deux fois ta taille et qui se tétanise de trouille sur la paroi.

29. Coup de poing retourné ou balancé en boxe.

Ouais, c'est ça. Petit papou d'amour, j'arrive. Prends-moi dans tes bras et fais-moi un gros bisou. On ira acheter une glace et jeter des cailloux dans les flaques. Pauvre petite chérie, oui. Ta seule déception dans la vie, c'est de ne pas avoir été chronométrée. Si tu savais comme je te plains.

*

— Pour la fête des papas, vous allez demander des photos à votre maman. En cachette, bien sûr, hein. C'est une surprise.

— Quelles photos, maîtresse ?

— Des photos de ton papa et de toi, Jeanne. Quand vous partagez des moments ensemble.

— Comme des photos en vacances ? Moi j'en ai une où on fait du foot dans le sable.

— Exactement, Jules. Ensuite, on fabriquera un set de table : on collera toutes vos photos et vos petits mots dessus et je le plastifierai.

— Les papas vont être trop, trop contents, maîtresse !

— Oh ça, c'est sûr, Kenza.

— Maîtresse ?

— Oui, Dempsey ?

— J'ai pas de photos de mon papa.

— Ah bon ?

— Ben oui, puisqu'il est parti avec sa pute de copine.

— Dempsey ! Va au coin ! C'est quoi cette façon de parler ?

— C'est maman qui...

— Va au coin tout de suite ! Dépêche-toi.

J'y suis resté tout l'après-midi, dans son coin de merde. Oui, parce que je m'y suis endormi. Et que personne n'est venu me réveiller. L'instit' était trop contente d'avoir la paix pendant trois heures.

*

La corde se tend contre ma jambe.

— Dempsey, tout va bien, c'est OK ? Tu veux redescendre ?

Mon corps terrifié et mon cœur hurlent « oui », ma tête et mon égo à la con répondent « non » farouchement.

— Tu as une prise à la hauteur de ton épaule droite, reprend tranquillement Aaron. Lève un peu la tête, tends le bras et tu y es. Ensuite, tu te décales et tu places ton pied gauche dans le creux que je vois, là, à hauteur de ton genou. Pousse sur tes jambes, d'un seul coup, en une fois, sans trop réfléchir. Allez, je te donne du mou, *go* !

Son discours est sans doute très cohérent, mais mon cerveau ne l'entend pas du tout de cette façon. À la place, il me mitraille : « gauche, droite, pied, épaule, roche, mou » et je ne comprends rien.

Rien du tout hormis le fait que je suis incapable de suivre une consigne tellement évidente qu'une môme l'applique en deux secondes. Ça tourne dans ma tête affolée.

— Dempsey ?

Je lève maladroitement mon bras droit. Il tremble tellement que j'ai du mal à détacher mes doigts de la roche.

Comme si ma vie entière en dépendait.

Comme si je ne pouvais pas supporter de lâcher cette foutue prise.

Comme si j'allais mourir en le faisant.

— J'y arrive pas !

— Ton pied gauche.

— Eh ben quoi, mon pied gauche ?

— Lève-le et viens le poser dans la paroi, plus haut.

— J'peux pas, j'vous dis.

— Pose ton pied sur la prise et pousse.

— ...

— Dempsey, tu m'écoutes ? Pose ton pied sur la prise et pousse. Tu peux largement. Un, deux...

— Criez pas comme ça, putain !

— Je ne crie pas. Pose ton pied et pousse. Fais-moi confiance. Je t'assure avec la corde. Tu ne risques rien.

— J'peux pas.

— C'est ce que tu crois.

— Faites chier. Pourquoi vous m'écoutez pas ?

— Au contraire, je t'écoute. Je te répète de poser ton pied sur la paroi et de pousser de toutes tes forces.

— J'sais pas le faire.

— Dempsey !

— Quoi ?

— Pose. Ton. Pied. Sur. La. Paroi. Et. Pousse. *Go* !

— Et sinon quoi ? Vous allez me frapper, c'est ça ?

— Non. Je vais venir te chercher et je ne suis pas certain que tu en aies envie.

— J'vous hais, sérieux.

— Bon, je recommence. Lève ton pied gauche. Pose-le. Hisse-toi. Je vais tirer sur la corde dès que je te verrai bouger. Allez, mon gars.

Mon cœur cogne tellement fort que je l'entends presque résonner dans mes tempes. Je baisse les yeux. Pourtant,

Aaron a bien expliqué de ne jamais regarder en bas, que c'était le coup de stress assuré.

— Dempsey ?

C'est la petite qui me parle. Elle lève la tête vers moi et me sourit, mais avec sérieux. Ses yeux aux pupilles étonnamment claires me transpercent.

— C'est normal d'avoir peur quand on n'a jamais fait de l'escalade, tu sais, mais il faut écouter ton père.

— C'est pas mon père.

— Ah bon ? C'est qui alors ?

— Aaron.

— Ben il est où, ton père à toi ? Pourquoi c'est pas lui qui t'apprend à grimper ?

Bonne question, tiens.

Ce con n'a jamais rien fait avec moi, vu qu'il s'est barré je sais pas où.

Surtout pas de l'escalade. Sur les tours de la cité, ça aurait été marrant, tiens.

Papaoutai, dis-moi où est ton papa.

— Bon, c'est pas grave, reprend la môme après quelques secondes de silence. Tu sais, moi aussi un jour je suis restée coincée au même endroit que toi, mon papa a dû venir me chercher. C'est l'endroit le plus difficile de tout le parcours, Dempsey.

— Comment tu connais son prénom, petite curieuse ? s'exclame son père en s'approchant.

Eh ben voilà, manquait plus que ça. Ils sont tous là à me regarder me ridiculiser. Sérieux, j'ai envie de les pulvériser. On verrait bien ce qu'ils feraient sur un ring, ces cons.

— Ben... le monsieur, il arrête pas de répéter : « Dempsey, fais ci, Dempsey, fais ça... » ! répond la gamine en éclatant de rire. J'suis pas sourde, quand même !

— Comment tu t'appelles ? demande Aaron.

— Maya. Et mon père, c'est Bruno. Bruno Courtieux, avec un X à la fin. Ma mère, elle s'appelle Sidonie mais elle garde mes petits frères à la maison pendant que papa m'apprend à grimper. Ils sont trop petits, ils n'ont que deux ans et ils font encore la sieste. Maman va nous rejoindre après, avec la voiture. Nous, on est venus en vélo, avec papa. On les a accrochés à la barrière, là-bas, sur le parking. C'est un nouveau vélo, tu sais, je l'ai eu à mon anniversaire. Tu sais quand je suis née ? Le treize juillet. J'ai eu six ans, mais je sais déjà lire. J'ai appris toute seule. Et toi, Dempsey, tu es né quand ? Quel âge tu as ? Vingt ans ? Trente ans ?

Mon corps se détend d'un seul coup. La pipelette vient de marquer des points, là. Je prends appui sur mon pied et m'élève tellement vite qu'Aaron trébuche.

— *Wow*, Dempsey, préviens-moi, mon gars ! Allez, c'est bien, tu y es !

— Bravo, Dempsey ! s'égosille Maya en applaudissant.

Puis elle reprend : « Allez, Dempsey, allez, Dempsey » et elle rit, encore.

Sa voix haut perchée m'égratigne les oreilles et pourtant, pourtant... Elle sonne délicieusement.

Encore quelques minutes d'efforts et ma main effleure enfin le haut de cette corniche de la mort.

Plus jamais on m'y reprendra, c'est certain.

— Tu dois toucher le ruban rouge accroché au piton ! hurle Maya d'un ton surexcité. Ça veut dire que tu as réussi ! Tu l'as fait, Dempsey, tu l'as touché ?

— Arrête de crier, tu lui fais peur, la prévient son père.

— N'importe quoi ! Je fais peur à personne, moi ! pouffe la petite. Bon, Dempsey, maintenant, tu vas voir comme c'est trooooop rigolo la descente ! Mets bien tes pieds face au rocher, hein, et puis tu pousses, comme ça, hop, hop, hop, hop... sinon tu vas t'écraser comme une crêpe et ça fait mal, hein.

Son rire s'élève encore. Il est tellement beau qu'il me donne des ailes.

LIVIA

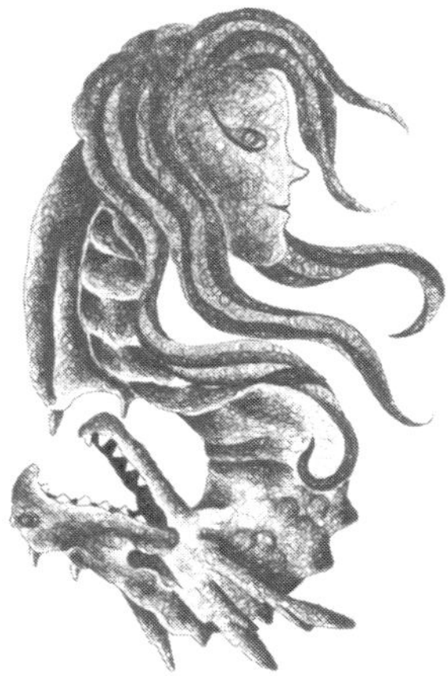

C'est bizarre, la vie.

Les hommes m'ont tellement fait de mal qu'en dedans, je suis Karaba, la sorcière de Kirikou, avec son pieu planté dans le dos qui la fait souffrir au point qu'elle ne laisse plus personne s'approcher.

Alors quand j'ai vu Dempsey galérer, j'ai jubilé. Franchement, j'ai pris mon pied de le voir en détresse comme ça.

Très vite, pourtant, un sentiment de malaise m'a envahie. Même si je déteste les mecs, Dempsey ne m'a rien fait, à moi. Et s'il est là, lui aussi, accueilli chez Violette, c'est qu'il a dû s'en prendre plein la tête, non ?

Le voir étalé de cette façon, en difficulté, son corps tétanisé contre la paroi dure et grise m'a mise mal à l'aise.

J'ai changé de page et j'ai commencé à le dessiner, de loin, comme ça, en m'attardant sur la crispation de ses muscles, sur ses doigts écartés, sur sa raideur. Malgré moi. Malgré ma rancœur empilée depuis des années comme les strates de ce rocher.

Lorsque la petite s'est approchée de lui, j'ai eu un peu honte, surtout quand j'ai vu Dempsey reprendre confiance et grimper sans s'arrêter. Grâce à elle.

Mes doigts ont nerveusement gribouillé des formes bizarres. Le dessin ne ressemblait plus à rien. Il faisait simplement écho à mes questionnements intérieurs complètement enchevêtrés.

*

— *Viens ici.*

— *J'ai rien fait, papa.*

— *C'est à moi de décider si ce que tu fais est bien ou pas. Viens ici, je te dis. Et ça, c'est quoi, là ?*

— *Mon bulletin.*

— *Pourquoi il y a tant de mauvaises notes dessus ?*

— *Parce que parfois, j'arrive pas bien à apprendre les leçons.*

— *Et tu crois que c'est une explication suffisante, Livia ? Hein ? Tu crois que je me sacrifie pour que tu ailles dans une école de bourges et que tu ramènes ce genre de truc minable ?*

— Mais là, ça va, j'ai eu un 16.

Le coup part direct, juste derrière l'oreille.

— Je déteste l'insolence, alors ne me cherche pas ! Tu me dis quoi, là, hein, tu me dis quoi ?

— ...

— Réponds !

— ...

— Tu vas répondre, oui ?

Je peux pas, espèce de con. J'ai tellement peur que mes mots ne sont qu'un paquet de nœuds. Mais si tu pouvais voir comme ma colère et mon mépris sont immenses, tu reculerais.

*

— Livia ?

Violette m'appelle pour le pique-nique. Du coin de l'œil, je les vois tous les six s'asseoir sur une grande couverture.

Aaron et Violette, Dempsey et Arthur, le père et sa fille.

Moi, je me sens de trop. Pas du tout à ma place parmi le cercle des sportifs agités. J'agite la main dans leur direction pour signifier que j'ai vu, mais que je reste là, sur mon rocher, à côté de la rivière qui glougloute. Franchement, les cailloux et les herbes, c'est moins compliqué que les relations humaines.

Au bout de quelques minutes, la gamine court dans ma direction. Merde, il manquait plus que ça.

— Tu viens pas manger ?

— Je n'ai pas faim, merci.

— Tu dessines ?

— Oui.

— Je peux voir ?

— Non. C'est perso.

— Qu'est-ce que ça veut dire ?

— Que ce sont des dessins que je fais uniquement pour moi.

— Pourquoi ? Parce que tu les trouves moches ?

— Peut-être.

— Ben, montre-les-moi, comme ça je te donnerai mon avis.

— Je ne préfère pas. Ce sont des dessins... d'adulte.

— Tu dessines des fesses et tout ça ?

— Quoi ?

— Ben oui, des dessins de grand, c'est des dessins où il y a des fesses et des zizis, non ?

— D'où tu sors cette idée ?

— De Anthime.

— C'est qui, Anthime ?

— Un garçon de mon école qui veut toujours m'embrasser.

— Ah... Et je suppose que tes parents te disent que c'est parce qu'il t'aime bien et que tu dois le laisser faire, c'est ça ?

— T'es folle ? Mais non, enfin !

— Qu'est-ce que tu lui réponds, alors ?

La petite se campe devant moi, pose les poings sur ses hanches.

— Je crie dans ses oreilles : « Anthime, fiche-moi la paix ! Je t'aime pas, j'ai pas envie de t'embrasser, t'es pas mon amoureux, alors dégage ! »

— Sérieux, tu lui dis « dégage ? » C'est ta mère qui t'a appris ce mot ?

— Euh, non... c'est moi toute seule, je l'ai lu dans un livre. Mais papa et maman m'ont expliqué que personne n'avait le droit de me forcer.

Elle penche sa tête sur le côté. On dirait un rouge-gorge, avec son T-shirt rouge. Elle s'assied à côté de moi et demande :

— Et toi, tes parents, ils te l'ont expliqué ?

— Non.

— Ah, c'est dommage. C'est pour ça que tu as des cheveux rouges maintenant et des anneaux dans ton nez ?

— C'est quoi le rapport ?

— Ben tu es devenue une fée-dragon, non ? Ou une dragonne qui crache du feu pour faire peur aux méchants ? Moi, j'aime bien. C'est *stylé*.

*

Le lendemain, je me lève plus tôt que d'habitude. J'ai fait moins de cauchemars, je suis moins vaseuse que d'habitude.

On a rendez-vous avec Chelsea en début d'après-midi, à quatorze heures. Ça me laisse le temps de me préparer à mon aise. J'ai horreur qu'on me bouscule, j'ai besoin d'être au calme pour choisir mes affaires, assortir les couleurs, les tons, décider de mon *make-up*. Tout doit être parfait, minutieusement parfait, sinon j'angoisse.

J'ai envie de rouge et d'or. Peut-être parce que la nature m'influence, ça sent tout doucement la fin de l'été. Hier, j'ai vu quelques feuilles d'arbres qui commençaient à jaunir et moi, je suis *in love* de l'automne et de sa mélancolie.

Alors, je me plante devant le grand miroir de la chambre d'Erin et je m'applique. Le pinceau frôle ma peau aussi légèrement que lorsqu'il dessine sur le papier.

Douceur, Livia, douceur.

Des dégradés de rouge indien et de nacarat, d'alizarine et de cinabrin, de l'argenté, du doré, je me sens fée-dragon.

Maya – c'est le nom de la petite – a raison.

— Tu es flamboyante, s'exclame Violette lorsqu'elle me voit apparaître sur la terrasse. Dis, ça me tente bien, moi aussi !

— Sérieux, vous voulez que je vous fasse un *make-up* ?

— Si tu en as envie.

— Je sais pas...

— Comme tu le sens. Bon, à table ! Et ensuite, je te conduis chez Chelsea, ça marche ?

— Hmm.

— Dempsey, tu es sûr de ne pas vouloir venir avec nous ?

— Non, j'ai pas envie. J'suis crevé à cause de cette foutue escalade, j'ai plein de courbatures. Je veux juste dormir.

— Comme tu veux.

*

Violette me dépose à l'heure convenue.

— À tout à l'heure, Livia. Profite. Je vais faire une course et je reviens dans quarante-cinq minutes à peine. Tu seras encore en séance mais je t'attendrai tranquillement.

Lorsque j'entre dans le jardin de Chelsea, je suis saisie par l'intimité du lieu et la force tranquille qui s'en dégage.

Elle l'a tellement bien aménagé, on dirait bel et bien un endroit pour les fées.

Un endroit où j'aurais adoré venir me réfugier petite. Pour y jouer en paix. Me raconter des histoires, des tendres et des ensoleillées, pas des histoires de ténèbres et de monstres. Maintenant, les monstres sont à l'intérieur de moi. Ils ont colonisé chaque cellule, chaque pore, chaque neurone, chaque petit morceau d'espace, de cartilage, d'os. Ils m'ont envahie et je n'arrive plus à les faire partir.

On descend au jardin de Chelsea par un escalier en pierres, puis on passe sous une porte en fer forgé blanc envahie par une cascade de fleurs en mode jardin de Raiponce. De chaque côté des marches, le soleil rayonne à travers les nervures des feuilles transparentes. C'est tellement paisible et lumineux que j'ai presque envie de repartir en courant, tant cette beauté me prend aux tripes. *Paradoxe, Livia, paradoxe,* all the time *! Tu fais chier.*

Dans les branches, Chelsea a accroché des guirlandes. Des chaises de jardin dépareillées sont installées sous les arbres mal taillés. Plus bas, un ruisseau glougloute. Un banc en bois avec des coussins en macramé ou en laine me donne envie d'enfouir mon corps là, de m'y rouler en boule et de ne plus jamais, jamais bouger.

Au loin, on entend des chevaux hennir et leur odeur particulière arrive par effluves, au gré du vent. Elle me dérange moins que ce que je pensais.

— Tu veux un thé, une boisson froide ?

— Un thé, s'il vous plaît.

— Assieds-toi là où tu veux, je te le prépare.

Sans hésiter, je choisis le banc et serre dans mes bras un coussin blanc avec une libellule brodée dans le coin. Il sent bon, une odeur inconnue qui m'apaise.

— Je mets des graines de lavande à l'intérieur, explique Chelsea, comme si elle répondait aux questions de mon cerveau.

Franchement, elle est *strange*, cette femme, mais pas flippante. Au contraire. Lorsque je suis à côté d'elle, j'ai l'impression que mon corps se relâche. D'ailleurs, je bâille.

— Alors, Livia, dis-moi pourquoi tu as accepté de venir ?

— J'sais pas trop.

— Pour quelle raison Violette t'a parlé des séances avec les chevaux ?

Je hausse les épaules.

— Parce qu'elle estime que j'ai des problèmes.

— Et tu en as ?

Ces malheureux quatre petits mots me font monter les larmes en trois secondes et demie top chrono.

— Ben, faites pas genre, vous savez bien qu'elle accueille ici les ados perturbés. Dont moi, par exemple.

— Oh, *you know, darling*, je pense que tous les êtres humains le sont. Surtout ceux qui pensent qu'ils ne le sont pas. Ceux-là, ce sont les pires.

Je ravale un petit sanglot.

— Vous êtes sûre ?

— *Absolutely.*

— Je sais pas si ça doit me rassurer ou me flanquer la trouille.

— Je comprends. Dans tous les cas, tu as parfaitement le droit d'être toi puisque « être normal » n'existe pas. Ce qui est grave, ce sont les personnes qui dictent les soi-disant règles de normalité. Les cases bien rangées, tu sais ?

— J'en connais des tas.

— Moi aussi. Et je les fuis comme la peste. Ils sont ennuyeux et surtout, dangereux. Ils étouffent toute forme de liberté et de singularité. Tu comprends ça ?

— Carrément.

— Violette m'a confié que tu dessinais beaucoup. C'est formidable.

— Ça libère mon cerveau parce qu'il est trop...

J'hésite. La bienveillance que je lis dans les yeux de Chelsea m'encourage à poursuivre.

— Ma tête est trop encombrée. J'ai l'impression que mes idées partent dans tous les sens. Une chose en appelle une autre, et hop, je décroche. Le dessin m'aide à me concentrer.

— Qu'est-ce qui t'inspire ?

— J'en sais rien. Tout à coup, une impression me traverse le cerveau et les lignes se tracent toutes seules, presque au hasard. Je ne contrôle pas forcément. Et puis dernièrement, j'ai tenté des portraits, aussi, mais il faut que la personne dégage quelque chose de fort, de puissant, d'authentique. De magnétique, presque. Que les lignes de son corps me touchent.

— Tu as déjà dessiné des chevaux ?

— Non, c'est la première fois que j'en rencontre vraiment.

— Oh... *Perfect*. Je voudrais bien savoir si tu vas ressentir quelque chose en leur présence. Je voudrais que tu fasses la connaissance de...

À ce moment, un hennissement puissant suivi de bruits de coups interrompt la conversation. Chelsea fronce les sourcils, se lève d'un bond et court vers l'entrée du jardin.

— *Oh, I'm sorry*, Livia... Je pense qu'il y a un problème avec un cheval que je devais accueillir tout à l'heure. Apparemment il vient d'arriver plus tôt que prévu. Je dois y aller. Tu peux venir avec moi ou rester ici, comme tu préfères.

Je lui emboîte le pas en direction du haras où un van de couleur bleu foncé est immobilisé, la porte arrière grande ouverte.

Et là, je vois.

Je vois un cheval couleur chocolat couvert de plaques de boue séchée.

Je vois ses yeux agrandis par la peur, ses oreilles couchées en arrière.

Je vois ses pattes tremblantes et prises de secousses.

Je vois ses sabots ancrés dans le sol qui refusent d'avancer, ses mouvements désordonnés.

Deux hommes essaient de le contrôler, de le maintenir.

En vain.

Il se cabre, hennit de frayeur, raidit son cou, secoue la tête pour se libérer du licol, et surtout, il tente de reculer, de s'enfuir par tous les moyens.

Ses convulsions incontrôlées me déroutent, m'affolent, me submergent. Je suis tétanisée par la scène.

Chelsea s'élance.

— *It's OK, guys*. Je prends les choses en main. *Thanks a lot*.

— C'lui-là, c'est pas de la tarte, putain. Il m'a flanqué deux coups de sabots. Fais gaffe quand même, hein.

— Je sais ce que je fais, Cédric.

— Ouais, ben quand même.

Je n'entends plus rien. Mes yeux se troublent. Mon cœur bat trop fort. Mes jambes tremblent comme si la terre était en train de bouger sous mes pieds.

— Livia, reviens !

Non. Question de survie mentale.

VIOLETTE

Puisqu'on vit dans la même lumière
Même s'il y a des couleurs qu'ils préfèrent
Nous on voudrait leur dire
C'est comme des parfums qu'on respire
Juste un regard
Facile à faire
Un peu plus d'amour que d'ordinaire[30]

La sonnerie de mon téléphone retentit alors que je suis sur la route du retour pour récupérer Livia. C'est Chelsea. Un léger sentiment de panique s'empare de moi. Mon amie n'appelle jamais pour une peccadille, il a dû se passer quelque chose de grave.

— Oui ?

— La petite s'est enfuie dans la forêt.

— Quoi ?

— J'ai réceptionné un cheval victime de traumas. Il devait arriver à 16 h 30, la séance avec Livia aurait dû être terminée. Elle l'a vu se débattre, je n'ai rien eu le temps de faire. Je maintenais le cheval. Elle s'est échappée.

— Merde ! Je suis là dans cinq minutes.

30. *Il faudra leur dire*, Francis Cabrel, album « Cabrel 77-87 », 1987.

— Elle est partie vers le chemin en contrebas, tu sais ? Vers le monolithe.

— Le monolithe ? Avec la rivière juste à côté, c'est ça ?

— Oui. *So sorry*, Violette. *Please forgive me.*

— Tu n'y es pour rien. J'aurais dû rester avec elle, c'est ma faute.

— Mais non. Courage, tu vas la retrouver. Je voudrais bien venir avec toi mais le cheval est...

Sa voix est à moitié couverte par des hennissements terrifiés et le martèlement de sabots.

— Ne t'inquiète pas. Je t'envoie un message dès que tout est OK.

Mes mains tremblent sur le volant. J'accélère un peu et quelques minutes après, je me gare sur le petit parking donnant sur la forêt. Je me mets à courir sur le sentier, espérant que Livia n'ait pas changé de direction. Je m'époumone :

— Livia ! Livia, c'est Violette !

Rien. Seulement des craquements par-ci par-là qui me donnent de faux espoirs. Indifférents à mon inquiétude, les arbres bruissent et s'agitent. L'air chaud me foudroie sur place. J'ai oublié ma gourde dans la voiture. Ma bouche est sèche et des gouttes de sueur dégringolent le long de mon dos.

Quelle idée j'ai eue de l'accepter ici ! J'ai cru que j'arriverais à gérer deux ados en même temps... Quelle illusion !

— Livia ! Je t'en prie, Livia !

Je me souviens, moi aussi, de la première fois où j'ai vu un cheval en souffrance arriver chez Chelsea. Le spectacle de sa détresse m'avait broyé le cœur.

Il s'appelait Ouragan mais très vite, Chelsea l'a rebaptisé en Orion. Une étoile. Pas une catastrophe.

— C'est comme les humains, tu sais. On lui a collé une étiquette, il faut la lui enlever.

J'ai assisté à la transformation d'Orion. Un miracle de beauté. Un changement si émouvant qu'il m'a redonné foi en la vie.

Pendant que je faisais mes séances d'équithérapie avec Nonna, à l'extraordinaire robe *jet black*[31], je voyais les progrès d'Orion, alezan à la robe cuivrée, semaine après semaine, mois après mois.

D'un animal terrorisé, stressé par le plus petit geste de la main, le moindre cri, le moindre sifflement de fouet près de lui, le moindre claquement de porte, il était devenu un cheval paisible et même, un an après, heureux de vivre.

Sa robe atteinte de pelade avait repoussé, ses poils ternes et rêches étaient devenus soyeux et brillants.

Chelsea avait une méthode à elle bien particulière, qu'elle appliquait chaque jour, quelle que soit la météo, sa fatigue ou son emploi du temps parfois surchargé.

Pendant que ces souvenirs me traversent le cerveau, je continue à courir sur le chemin, malgré la chaleur, espérant de tout cœur apercevoir entre les branches des pins la chevelure de Livia.

31. Couleur de robe noire à reflets bleus.

De loin, je distingue enfin le monolithe et j'entends le grondement de la rivière qui cogne sur les rochers.

J'ai peur. Mes lèvres murmurent malgré moi : « Livia, reste là et laisse-moi te parler, s'il te plaît. »

J'avance encore.

J'ai beau courir, mes yeux se détournent malgré eux sur une petite tache sombre sur le chemin. Un scarabée a glissé sur le dos, ses pattes s'agitent dans tous les sens. J'ignore pourquoi mais je ne peux pas m'empêcher de m'arrêter et de lui tendre une branche pour qu'il s'y agrippe. Je le retourne délicatement et il reprend sa marche, un peu sonné tout de même.

Je reprends ma course, tout en pensant que les gens qui portent sur leur dos un poids aussi lourd que la carapace luisante de ce pauvre coléoptère n'ont pas intérêt à tomber en arrière, parce qu'ils ne se relèveront jamais si personne ne leur vient en aide.

Pour accéder à l'imposant rocher de plusieurs mètres, il faut descendre un sentier très escarpé à travers les genévriers, les ronces et la bruyère. Je vais trop vite, mes pieds glissent, je manque de tomber plusieurs fois et m'accroche aux piquets en fer plantés dans la terre ocre, placés là pour servir d'appui.

J'ignore pourquoi mais les paroles de cette chanson que j'adore tournent dans ma tête. « *Pour moins de larmes, pour moins de vide, pour moins d'hiver (...). Un peu plus d'amour que d'ordinaire.* »

Hors d'haleine, je me retrouve sur la grande plate-forme de granite et étouffe un cri de soulagement. Elle est là.

Recroquevillée sur elle-même en position fœtale. Mais elle est vivante.

J'attends quelques secondes pour permettre à mon cœur de calmer sa cadence de pur-sang lancé au grand galop, puis je m'approche lentement.

— Hey, Livia, je peux m'asseoir à côté de toi ?

Elle sursaute, enfouit un peu plus son visage dans ses bras repliés. Je reprends :

— J'adore cet endroit. Plus loin, il y a un très vieux pont en pierre qui a été rénové il y a cinq ans. Je venais souvent marcher ici, après mes séances d'équithérapie, pour parler aux arbres et libérer mes émotions. Le bruit de l'eau m'apaisait beaucoup. Je te remercie de m'avoir permis d'y retourner. Ça fait bien trois ans que je n'y avais plus remis les pieds.

Le silence entre nous est doux, pas tendu. Je sens que Livia attend mes mots, sans les espérer vraiment, parce que quand on a le cœur labouré, on s'harnache d'une armure si épaisse que c'est compliqué de laisser qui que ce soit la fissurer.

— C'est le travail de Chelsea d'accueillir ces chevaux blessés par la vie. Elle parle à leur âme, tu sais. C'est assez extraordinaire. Dans six mois, l'animal que tu as vu en souffrance ne sera plus le même. Si tu revenais chez moi, tu ne le reconnaîtrais pas.

Nouveau silence. Le souffle de Livia est attentif à la moindre phrase.

— Lorsque je l'ai rencontrée, il y a dix ans, j'ai assisté à la transformation d'un cheval qui avait été maltraité par ses anciens propriétaires. Il refusait tout contact humain.

C'est une association protectrice des animaux qui l'avait recueilli et qui avait demandé à Chelsea de le prendre en charge. Elle travaille souvent avec eux.

— Comment il s'appelait ?

— Ouragan, rebaptisé Orion. Une étoile. C'est beau, non ?

— Je pourrais le voir ?

— Il a été adopté par une nouvelle famille mais si tu en as envie, on peut demander à lui rendre visite. Tu peux aussi visionner le film que Chelsea a mis sur son site et qui montre le changement et tout le travail accompli avec lui.

— Comme quoi ? Comment on peut faire ça avec un cheval qui... qui...

— Avec beaucoup de patience et d'expérience. En prenant l'animal comme il est. En le rassurant.

— J'ai du mal à croire qu'Orion soit redevenu comme les autres, ceux qui n'ont jamais été maltraités.

— Oh, je ne garantis pas qu'il se comporte comme eux. Je dis simplement qu'il a une vie plus sereine et qu'il est enfin capable de voir la main d'un humain s'agiter à côté de lui sans faire un écart de trois mètres sur le côté. Il accepte d'être monté, d'entrer dans un van sans paniquer... Toutes ces choses qu'il était complètement incapable de faire avant.

Livia pousse un profond soupir.

— C'est un cheval, pas un humain.

— C'est surtout un être vivant hypersensible.

L'eau roule, écume, tourbillonne. Moi, malgré la chaleur écrasante, j'ai froid. Mon T-shirt est glacé. À l'ombre du monolithe, il fait presque trop frais.

Livia soulève légèrement la tête.

— Je voudrais rester seule.

— Je comprends très bien mais je suis responsable de toi.

— Vous avez qu'à dire que vous m'avez pas trouvée. De toute façon, si je crève, ils seront tous contents.

— De qui tu parles ?

— De mes parents, des autres...

— Je n'en sais rien, Livia, je ne connais pas ton histoire. Mais hors de question que je te laisse là, même si j'ai hyper froid.

— Il fait une chaleur pas possible.

— J'ai couru pour te rattraper et je me suis déshydratée. Je dois retourner me changer et boire. Au moins un litre. Tu viens ?

— Non. Je veux rester seule, je vous dis.

— OK. Alors on fait un pacte. Une promesse.

— Non plus.

— Tu n'as pas le choix, Livia.

— Eh ben merde, alors.

— Je m'en vais, mais je reviens dans trente minutes chrono. Toi tu m'attends ici, à cet endroit.

— Je vous promets rien du tout.

— Alors je reste.

— Vous êtes toujours aussi chiante ?

— Ça dépend avec qui.

— Sympa. Je suis tellement *borderline* que vous êtes obligée d'être sur mon dos tout le temps, c'est ça ?

— Au contraire. Je tiens tellement à ce que tu ailles bien que je reste près de toi. Sinon, je m'en irais. Tu sais, j'ai d'autres choses à faire.

— On se connaît pas. Comment vous pouvez tenir à moi ?

— Tu n'as jamais ressenti ça pour quelqu'un ? Une impression de déjà-vu, de synchronicité évidente ? L'impression de connaître la personne depuis toujours ?

Livia hésite.

— Bon, tu vois. On se comprend. Allez, je file. À tout à l'heure.

— Ou pas.

— À tout à l'heure, j'ai dit.

SALOMON

Ce toit tranquille, où marchent des colombes,
Entre les pins palpite, entre les tombes (...)
Ferme, sacré, plein d'un feu sans matière,
Fragment terrestre offert à la lumière,
Ce lieu me plaît, dominé de flambeaux,
Composé d'or, de pierre et d'arbres sombres,
Où tant de marbre est tremblant sur tant d'ombres (...) [32]

Il n'y a pas de cimetière dans l'endroit paumé où je viens de poser le pied.

Comment je vais faire pour maîtriser ces foutues angoisses de mort qui bouillonnent dans ma tête sans faire flipper les autres ?

D'habitude, quand ça me prend, je marche dans les allées désertes en observant la façon dont les gens prennent soin – ou pas – des personnes qui sont enterrées là. Ça me rassure de savoir qu'on s'occupe encore d'eux même quand ils sont morts. Le cimetière de mon quartier est presque devenu mon deuxième lieu de vie, un peu comme un immeuble dont je connaîtrais chaque locataire.

32. Extraits du poème *Le cimetière marin*, Paul Valéry, éd. de la NRF, 1920.

— Regarde le chalet, c'est top, non ? s'exclame mon père d'un ton faussement enthousiaste.

Il me saoule à entrer dans mes pensées comme un parasite indésirable.

— Ça ne va pas du tout, du tout… chuchote ma mère. C'est beaucoup trop vétuste, cet endroit. Si Salomon…

— Steph', arrête, réplique-t-il fermement. On a pris une décision, on s'y tient. *Ton* fils n'est pas en sucre, non plus. Je sature, là.

Il n'y a pas de cimetière. Il n'y a pas de cimetière. Comment je vais faire ?

— On devrait peut-être sortir de la voiture, non ? reprend mon père. Salomon, tu es avec nous, là ?

Troisième allée, dixième tombe sur la gauche, *Flore Malesherbe, 2006-2018*. Elle tient un double record : c'est la plus jeune et sa tombe reste fleurie de janvier à décembre, même pendant les grandes vacances. Elle a juste quatre ans de moins que moi donc je lui parle sans gêne. Des conversations un peu bizarres, je l'avoue, du genre : « Ça te fait quoi d'être étendue dans le silence ? », « Si tu devais revenir pour changer quelque chose à ta vie, ce serait quoi ? » et « Est-ce que tu t'es rendu compte que tu étais en train de mourir ? »

Ce qu'il y a de bien avec Flore, c'est qu'elle ne me juge pas et qu'elle ne se fout pas de ma gueule. Elle ne jette ni regards effrayés ou gênés, elle ne lève pas les yeux au ciel, ne me traite pas d'abruti, de parasite ou de mec à problème. Elle ne me demande pas non plus de lever mes fesses du marbre blanc sur lequel j'ose m'asseoir en se moquant de mes cheveux qui bouclent trop, surtout quand il pleut. Non, elle me regarde avec son sourire lumineux, depuis le cadre blanc surmonté d'un petit ange posé sur sa tombe entre un sapin bleu et un pot de chrysanthèmes.

De temps en temps, je m'excuse de la laisser seule et je vais rendre visite à *Lucienne Fontaine, 1929-2020,* deuxième carré au fond à droite. Sur sa tombe à elle, il y a des ribambelles de cadres remplis de photos d'enfants aux parfums de vacances, de poney-club et de vagues. J'ai compté, un jour où j'avais besoin de m'occuper l'esprit encore plus que d'habitude : elle a onze petits-enfants et dix-huit arrière-petits-enfants, rassemblés sur une photo format A4, ça en fait des paires de pupilles rieuses. La plus assidue de la bande, c'est Clélia. Elle lui laisse des petits dessins tous les quinze jours dans une pochette en plastique, pour ne pas que la pluie les détruise. Elle doit drôlement bien l'aimer, sa « grand-mamie », parce qu'elle lui écrit des messages qui me tirent les larmes. Elle lui parle aussi, comme moi, elle lui a demandé si elle l'entendait et si elle se sentait moins seule grâce au dessin qu'elle avait glissé dans son cercueil avant la mise en terre.

J'aime bien terminer mes visites par la tombe de *Thomas Paluyd, 1974-2019*, quatrième rangée, deuxième tombe à gauche. C'est débile, mais lorsque je lis les mots de ses trois enfants Anna, Morgane et Bastien, ça me rassure et me rend la foi en l'être humain. Ça veut dire qu'il est possible que des enfants puissent écrire à leur père « Papa, tu m'as donné tellement d'amour qu'il me tient chaud malgré le froid de ton absence. »

Troisième rangée, cinquième tombe à gauche, *David Lavanche, 1988-2015*. Sur la pierre, il y a tous ses trophées de championnats d'escalade. Sa famille les a fait visser dans le marbre. Je les connais par cœur. David, il était guide de haute-montagne à Chamonix et il est mort en portant secours à une famille prise dans une avalanche. C'est mon héros. Lui, au moins, il a fait quelque chose de sa vie. Il ne l'a pas gaspillée, comme moi qui suis bloqué entre mon ordi et mes bouquins, sans savoir à quoi elle ressemble. Pour de vrai, et pas à travers un écran ou les pages d'un roman.

— Salomon !

— Oui ?

— Quoi, « oui » ? T'es perdu dans tes pensées depuis cinq minutes ! On t'attend !

— Tu ne veux plus y aller, chéri ? s'empresse d'ajouter ma mère.

Elle se raccroche à ces sept mots comme si sa vie en dépendait. Hors de question de flancher, cimetière ou pas.

— Si, pourquoi ?

— Je ne sais pas... Tu as l'air si loin de nous... On dirait que...

— Steph' ! crie mon père, coincé entre une mère-poule névrosée et son poussin obsédé par les pierres tombales. J'aimerais bien rentrer à Lyon avant ma réunion de onze heures trente, donc est-ce qu'on peut avancer, putain ?

— Pourquoi tu t'énerves comme ça, Sébastien ?

— Parce que. Je m'énerve si je veux et vous m'emmerdez, tous les deux.

Ça me fera du bien d'avoir la paix pendant deux semaines, finalement.

Allez, Salomon, fais pas le con. C'est ta seule chance. Toute liberté a un prix, ne laisse pas tes pensées morbides lui couper les ailes.

— C'est bon, papa, j'arrive. Maman, ça sera génial ici, complètement génial.

Mes parents se dirigent vers la porte d'un local en bois où est inscrit « Direction ». Sans se regarder.

Dans deux ans à peine, à ma majorité, je suis certain qu'ils se sépareront.

À cause de moi et de tout le stress engendré qu'ils ne gèrent pas du tout. Ou plutôt si, chacun à leur façon. Ma mère à grands coups d'antidépresseurs, mon père en allant voir ailleurs avec tout ce qui lui passe sous le nez, les yeux et les mains. S'il croit que je n'ai rien capté... Mais je n'arrive plus à plaindre ma mère non plus.

J'étouffe.

Ils m'étouffent.

Mon cœur m'étouffe.

Parfois, je me dis que la vie ne m'a pas fait un si beau cadeau, finalement. J'aurais mieux fait d'y rester, avec ce pauvre palpitant de merde reçu à la naissance.

Faut pas bousculer les plans du grand architecte de l'Univers. Je suppose que ça lui fout les nerfs et qu'il se venge.

— Salomon ?

— Oui ?

— Dis bonjour, au moins. Excusez-le, monsieur Berning, il est souvent... Enfin, disons plutôt, toujours dans la lune.

— Appelez-moi Aaron. Enchanté, Salomon, je suis le directeur du centre ados et c'est ici que tu auras la joie de découvrir les merveilles de l'escalade et du canyoning.

— ...

— *Wow*, cache ta joie ! Tu es déjà venu en Ardèche ?

— Non.

— OK. Bon, je te laisse découvrir les lieux par toi-même, je débriefe avec tes parents pour toute la paperasse, puis je te rejoins pour te faire visiter, ça te convient comme ça ?

La honte. On habite à une heure trente de route d'ici et je ne connais pas l'Ardèche. Tous mes potes y ont déjà passé des vacances ou des week-ends, ils ont tous fait du raft, de l'escalade et des randos.

Mais pour une mère comme la mienne, décider de laisser son fils si fragile à cent kilomètres en pleine nature inconnue, c'est plus compliqué que de franchir la porte gardée par Cerbère.

— À tout à l'heure, chéri ?

Je la foudroie du regard. Encore un peu et elle me sortira son : « Sois prudent et ne t'éloigne pas trop. »

J'en peux plus.

J'étouffe.

Ils m'étouffent.

Mon cœur m'étouffe.

C'est pas mon nouveau cœur, c'est la colère ou mes parents qui me tueront un jour.

DEMPSEY

Jab. Croisé. Crocheté. Croisé

Je suis seul dans ma chambre.

Violette m'a prévenu que Livia et elle seraient de retour vers 18h, ça me laisse du temps pour aller explorer le vieil abri de jardin que j'ai repéré. Que faire d'autre, de toute façon, sans réseau ?

Je m'avance vers le cabanon. Les herbes sont sèches et il fait hyper chaud. On dirait qu'une flamme me chauffe le dessus du crâne. D'ailleurs, ça me donne grave des envies de foutre le feu. Un feu bien costaud, là, tout de suite…

T'es con ou quoi, Dempsey ?

J'appuie doucement sur la poignée et miracle, la porte s'ouvre.

Yes !

J'entre à tâtons. Il fait sombre. J'allume la lampe torche de mon portable.

Putain, c'est la caverne d'Ali-Baba ici ! Une moto, une voiture super vintage, je ne connais même pas la marque : « Dauphine ». Elle est trop canon ! Et puis du matériel de ski, d'escalade, de rando, tous rangés dans des caisses ou mis sous housse. On dirait presque un cimetière parce que tout est recouvert d'une fine couche de poussière.

Elle est dingue, Violette ! Pourquoi elle vend pas ces trucs pour se faire du fric ? Et si elle y tient, pourquoi elle ne s'en sert pas ?

Est-ce que cette vieille bagnole lui appartient ? J'aimerais tellement la conduire...

Non, Dempsey, fais pas de conneries, hein.

Ben, personne le saura...

Et si Violette le remarque ?

Je serai déjà rentré.

Sors de cet établi.

Bon, je vais juste m'asseoir au volant. J'en crève d'envie.

Je me glisse à l'intérieur, caresse du doigt les banquettes en cuir rouge, légèrement usées, mais encore en très bon état, touche le volant...

La clé est encore sur le contact ! J'y crois pas !

Je pose mes mains dessus, respire un grand coup. La tourne.

Les soubresauts imprévus de la voiture me donnent le fou rire.

Je glisse un regard en coin vers l'entrée du garage, mais elle reste fermée.

Dempsey, vire-toi de là tout de suite.

Tu rigoles ? Je veux faire vrombir cette petite merveille.

Tu auras des problèmes.

Ferme-la !

C'est chiant, cette voix dans la tête.

Je tourne la clé à nouveau et cette fois, après quelques crachotements, le moteur démarre !

J'appuie timidement sur la pédale d'accélération. La Dauphine vrombit. Ah, ce bruit m'avait tellement manqué ! On s'est tellement marrés avec les potes, quand on empruntait les voitures pour les faire rouler aussi loin qu'on pouvait sans se faire choper avant de les cramer !

J'appuie plus fort. C'est trop bon.

Je sors de la voiture et vais ouvrir les battants fermés du garage.

À moi la liberté, rien qu'une heure, histoire de m'éclater un peu !

Dempsey, si tu sors d'ici, ça finira mal.

Ferme-la. Laisse-moi profiter.

Fais pas le con, j'ai dit.

Je me glisse à nouveau sur le siège avant, desserre le frein à main, débraie et enclenche la première vitesse.

Yoooooh ! Vas-y, Dempsey !

La Dauphine avance par à-coups et franchit la porte.

Je m'évade ! *Yes*, je m'évade !

Je me concentre, guide la voiture entre les arbres et les blocs de roches qui bordent le chemin. C'est ouf cette histoire ! Il faudra que j'envoie la vidéo aux copains.

J'accélère un peu, passe la seconde qui craque horriblement. Merde. Y faudrait quand même pas que je flingue sa voiture.

La Dauphine grimpe la petite côte en tressautant. Ça sent l'essence hyper fort.

Ah, les feux de voiture...

Non, Dempsey, tu ne vas pas faire ça. Même pas en rêve.

J'suis pas fou, quand même.

Mais tu y as pensé.

Et alors quoi ?

Je m'arrête. La tentation est tellement forte, mes mains me démangent. Pourquoi j'ai toujours envie de foutre le feu partout ?

Je freine et regarde autour de moi.

Si je conduisais la voiture plus loin, dans le petit bois là-bas, personne n'en saurait rien. Violette ne semble pas ouvrir la porte de ce garage souvent, donc elle ne s'en rendra pas compte avant un bon moment...

> *T'es pas fou, Dempsey ? Après tout ce qu'elle a fait pour toi ? Tu veux cramer sa voiture ?*

Tais-toi. Je veux m'amuser. Elle s'en fout, de cette bagnole, elle s'en occupe pas, ça se voit.

Je repars sur le chemin. Première, seconde, troisième... Ça roule tellement bien !

Ah, merde, il me faut des allumettes ! Quel con !

Je gare maladroitement la Dauphine sur le bas-côté, coupe le moteur et cours comme un dératé vers le barbecue du jardin.

Et là, j'entends un drôle de raclement bizarre. Une toux. Oui, il y a quelqu'un qui tousse juste là, derrière la haie.

Je m'aplatis derrière les framboisiers. Mon cœur cogne.

Y a un voleur dans le jardin de Violette, putain !

Je tremble. J'attrape un bâton, glisse un œil entre les feuilles et aperçois un mec. Toujours le même, celui de l'autre fois, le Super Saiyan aux tatouages. Il est en train de tirer un énorme sac derrière lui. Qu'est-ce qu'il fout encore ? Il a déjà eu le temps de cambrioler la maison ?

Il s'approche d'une plate-bande et s'accroupit.

Moi, je me prépare à lui bondir dessus, mais je le vois plonger une petite pelle dans le sac, sortir de la terre noire et l'étaler autour des rosiers.

Encore un paumé de la vie, sérieux, quelqu'un que Violette accueille pour tenter de le remettre dans le droit chemin ? Franchement, je sais pas comment elle fait pour laisser entrer tout ce monde chez elle, moi y compris.

C'est presque flippant de savoir qu'elle laisse sa porte ouverte comme ça.

Il a peut-être fait de la prison. Il est peut-être en liberté conditionnelle, comme moi.

J'aime pas les clichés mais il a carrément le profil du repris de justice.

Je l'observe, caché derrière le tronc d'un pin qui me griffe les bras. Il s'occupe du potager de Violette, là-bas dans le fond. Je le vois gratter la terre, couper des tiges, redresser un plan de tomates écrasées, remplir son panier de légumes.

Et là, je l'entends parler. C'est clair, il est cinglé.

— Tu crois que je t'ai pas vu ? T'essaies de te barrer en douce, hein ?

Il attrape une tige et l'enroule autour d'un bâton en bambou planté dans la terre.

— Je serais toi, je me tiendrais tranquille. Pas de bêtises, hein !

Je grimace. Il dialogue vraiment avec les haricots et les tomates, là ?

— Si tu veux pas que je m'occupe de toi, reste-là bien sagement.

Un frisson me parcourt les épaules. Je recule sans bruit, rebrousse chemin en direction de la Dauphine. J'ai l'impression que le crâne rasé de l'inconnu et ses tatouages sont vissés dans mon dos. Putain, le stress !

Je m'engouffre dans la voiture, la redémarre, lui fait faire un demi-tour. Le mec m'a ôté toute envie d'aller faire brûler quoi que ce soit.

Prudemment, je guide la bagnole dans l'abri en marche arrière.

J'ai tellement flippé que mon T-shirt est aussi trempé que si j'étais tombé dans la rivière. Mes mains tremblent. Je sors difficilement, me rue vers les portes grandes ouvertes, referme les battants et repars vers la maison de Violette, les jambes flageolantes.

On dirait que j'ai couru un marathon. Je suis épuisé et grimpe les escaliers à toute vitesse. Je m'approche de la fenêtre de ma chambre, mais pas trop près.

Dans le jardin, le mec continue à marmonner. Je l'observe encore un petit moment couper puis ramasser branches et feuilles, les amasser en tas.

Soudain, il lève la tête et regarde fixement dans ma direction, sans bouger. Je recule. Pas assez vite. Est-ce qu'il m'a vu ?

Il faut bien dix minutes pour que mon cœur arrête de me faire croire qu'il va sauter hors de ma poitrine.

Tu vois, Dempsey, tu as évité le pire !

Fous-moi la paix, toi !

Tu m'écouteras la prochaine fois ?

Ferme-la !

Je m'allonge sur mon lit et guette le moindre mouvement. Le mec a pas intérêt à se pointer dans ma chambre.

Je reste là pendant longtemps, jusqu'à ce que j'entende le bruit de la voiture de Violette. Elle et Livia sont rentrées.

Je regarde en douce. Est-ce qu'il va lui parler ? Est-ce qu'il sait ce que j'ai fait ?

Il a disparu. Violette et Livia entrent dans le jardin. Livia marche lentement, le visage baissé. Elle semble épuisée, Violette aussi. Elles échangent quelques mots, puis disparaissent dans la maison.

Wow, la séance d'équithérapie n'a pas l'air d'avoir bien fonctionné.

Je m'en doutais. Comme si raconter ses problèmes de cœur à des chevaux pouvait résoudre les angoisses.

LIVIA

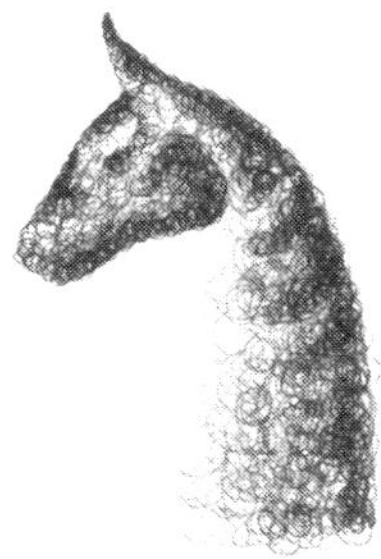

Violette est revenue me chercher et m'a donné à boire. Je ne m'étais pas rendu compte que j'étais si déshydratée. Mes cuisses sont encore pleines de crampes hyper douloureuses.

Chelsea a été sympa avec moi. Elle s'est arrangée pour reporter la séance à demain.

Avec mon cerveau en mode yo-yo, je lui ai d'abord dit merci, mais finalement, je ne suis pas certaine d'avoir envie d'y retourner. Ce soir, en me couchant, malgré la discussion avec Violette, les images des pattes arc-boutées et du regard terrorisé du cheval sont collées au fond de ma rétine et accrochées à mon cœur.

Revenir là-bas me fait flipper.

Je dors mal. Les cauchemars m'assaillent. Je suis renversée sur le dos, les pattes d'un cheval fou au-dessus de mon torse, prêtes à m'écraser. Je me réveille en hurlant. Je tremble.

Pourvu que Dempsey n'aille pas faire son bon Samaritain, du style aller chercher Violette comme la dernière fois. J'ai pas envie de voir quelqu'un. Je veux être seule. Tranquille.

J'allume la lampe et prends mon carnet. Mon imagination vagabonde, emprunte des chemins de traverse et lâche tout ce que mon cerveau a emmagasiné. Gribouiller me permettra de juguler les angoisses qui montent.

J'esquisse un museau, des yeux aux pupilles dilatées, un cou tendu.

Tout se délite sous la mine de mon stylo : le cheval se défigure, devient grotesque. On dirait les traits torturés d'un tableau de Picasso. Une tête déformée de *Guernica*, à l'image de la souffrance de cette bête maltraitée.

Il me fait presque peur, comme si j'avais engendré un monstre de papier qui allait s'extirper d'un seul coup et me sauter dessus.

J'ajoute des mots en lignes brisées. *Effroi. Maltraitance. Violence. Colère. Rage. Impuissance. Prison. Meurtre. Sang. Coups.*

*

— *Lâche-moi, papa, tu m'écrases !*

— *T'avais qu'à pas me foutre en colère.*

— *Pardon, pardon ! Tu... m'é... touffes !*

— *Tu t'en souviendras, la prochaine fois ?*

— *Oui, oui...*

— *J'ai rien entendu. Parle plus fort.*

— *J'ai... dit... oui !*

Sa main droite sur ma gorge serre plus fort. Ses yeux fous me fusillent. Ils sortent de leurs orbites. J'essaie de tousser, je n'y arrive pas. Il va me tuer.

— Bon, je veux bien oublier... pour cette fois.

Sa main claque sur mes fesses.

— C'est bien potelé, tout ça ! Et je t'ai dit d'arrêter de mettre cette robe, on dirait une pute. On en a déjà parlé. Tu veux que les mecs te sautent dessus, c'est ça ?

— Mais non...

Sa main me serre à nouveau. Si brutalement que je lâche un hoquet de terreur.

— Alors si tu ne veux pas qu'on te traite de pute, ne t'habille plus comme ça, c'est compris ?

Je te hais. Je te hais tellement fort.

*

Les larmes ruissellent sur mes joues au rythme de la colère noire qui m'habite.

Soudain, un grattement étrange dans le couloir me fait sursauter. Putain, c'est quoi ce truc ?

La lampe déforme les ombres sur le mur, le cheval abîmé me nargue depuis le carnet et moi, j'ai l'impression que mon cœur s'est décroché.

Le grattement reprend, suivi par un miaulement plaintif.

C'est le foutu chat de Violette !

J'entrouvre la porte le plus discrètement possible. Armstrong s'engouffre dans la pièce aussitôt, saute avec agilité sur mon lit et s'enroule en boule sur mon oreiller.

— Oh non, le chat... Pas tes poils sur mon visage... Allez, file !

J'approche ma main pour le chasser mais l'animal se met à ronronner et je fonds.

— Bon, OK pour cette nuit, mais demain, tu dors ailleurs. Et je demanderai à Violette de laver la taie d'oreiller parce que c'est carrément dégueu.

— Miawwww !

— Si, t'es dégueu, surtout tes pattes. Et tu pues de la bouche, aussi.

— Miawww !

— Désolée, mais je dis toujours la vérité. Enfin, presque toujours. T'en penses quoi, de mon dessin ? Il est raté, pas vrai ?

— Miawouwaaaa.

— Euh, ça veut dire quoi, ça ? Loupé ou pas ?

Armstrong me regarde en clignant ses yeux verts, puis s'allonge de tout son long sur les pages en s'étirant autant qu'il peut.

Eh ben, c'est pas gagné ! Même les chats ne me respectent pas !

*

J'accepte de retourner chez Chelsea. En fait, j'ai surtout envie de revoir le cheval de la dernière fois. Savoir s'il va mieux. M'assurer que Violette dit la vérité quand elle raconte que Chelsea réussit à apaiser les traumas des animaux blessés. Une part de moi a envie que ce soit vrai, l'autre a trop peur d'être déçue.

Sa séance de thérapie, j'y crois pas une seconde. Je suis bien trop cabossée pour qu'un cheval puisse réparer quoi que ce soit, même s'il est hypersensible.

Cette fois, Dempsey accepte de venir avec nous malgré l'heure matinale. Il jette à Violette :

— Là-bas, au moins, y aura du réseau, c'est pas comme ici où c'est pourri !

Elle le regarde sans rien dire et on monte en voiture. Il fait moins chaud que la dernière fois. Je préfère. Je fais des malaises sous la canicule.

Le sourire de Chelsea est toujours aussi grand quand elle nous voit arriver. D'habitude, je déteste les gens qui sourient de cette façon. Ils m'agacent, on dirait du miel qui dégouline. Pas Chelsea. Elle ressemble à Grand-Mère feuillage dans *Pocahontas*. C'était mon Disney préféré avant que je comprenne qu'il faisait l'apologie du colonialisme et de la domination masculine. Mais je continue à aimer Grand-Mère feuillage quand même. Elle n'y est pour rien, la pauvre.

Un jour, tu verras, ton cœur chantera...

Tu parles ! Mon cœur ne chante pas, il fait que chialer, mais bon...

Un jour, tu verras, ton cœur comprendra...

Comprendra quoi ? Que la vie et l'amour, c'est de la merde en boîte ?

Dempsey file loin de nous tout de suite. Il doit avoir hâte de parler à sa bande de potes. Moi, je m'en fous. Des amis, j'en ai pas. J'en ai plus. Une meuf bourrée d'angoisses, ça fait fuir tout le monde. Ça tombe bien, je les fuis aussi.

— J'ai prévu que tu passes un moment avec Yvoire.

— C'est vous qui lui avez donné ce prénom, la pauvre ?

— C'est celui d'un village près du Lac Léman. *I love it sooo much* et il a une grande signification pour moi. Et puis comme elle a une robe *jet black*, comme sa mère, je trouvais ça plutôt amusant.

— *Jet black* ?

— Oui, noire avec des reflets presque bleutés. C'est rare, *you know*.

— Et le cheval de la dernière fois, il est où ?

— Jaïko ? Tu veux le voir ? J'avais prévu de m'en occuper après ta séance.

— J'aurais préféré y aller maintenant.

— Tu t'inquiètes pour lui ? *Are you worried about that*, Livia ? Tu penses que tu ne seras pas *secure* pour passer du temps avec Yvoire tant que tu n'auras pas revu Jaïko ?

— ...

— OK. Alors viens avec moi. *See you soon*, Violette !

— Profitez bien... Moi, j'ai mon bouquin ! répond cette dernière en s'allongeant dans le hamac en toile couleur tournesol.

Je suis Chelsea vers un pâturage situé à une centaine de mètres de la maison. Elle me sourit.

— Ce ne sera pas facile de l'approcher. Il est vraiment effrayé par les humains. *Are you ready, darling* ?

J'en sais rien. Rien du tout.

Chelsea ouvre le portillon en bois et m'invite à entrer avant de le refermer soigneusement derrière elle. Jaïko est loin de nous, on le distingue à peine derrière les arbres, dans le fond.

Il se cache.

On s'approche lentement, très lentement. Jaïko lève la tête, hennit et fait mine de s'élancer au-dessus de la clôture contre laquelle il se cogne violemment plusieurs fois. C'est trop pour moi.

— Tu es certaine que tu veux continuer ? demande doucement Chelsea. *You know*, je poste des vidéos sur les soins que je donne. Si tu veux, je t'enverrai celle des progrès de Jaïko, quand il ira mieux, quand il se sera habitué à ma présence. Je crains que ce que tu voies aujourd'hui ne te fasse plus de mal que de bien. *Sooo... we should leave.*

— Comment vous êtes certaine qu'il ira mieux ?

— C'est ce qui arrive à tous les chevaux qui viennent ici. *All of them, you know.*

— Oui mais si, pour lui, ça ne fonctionnait pas ?

— *Why not* ?

— Parce qu'il a peut-être plus souffert que les autres.

— C'est-à-dire ?

— Qu'il... qu'il a reçu plus de coups... Que personne ne l'a protégé... Qu'il a cru qu'il allait mourir et que maintenant, c'est trop tard.

— *I see.* Eh bien dans ce cas, ce sera plus long, sans doute, mais le résultat sera le même.

— Vous en êtes sûre ?

— *Absolutely*. Allez, viens, je te conduis auprès d'Yvoire.

La jument broute tranquillement, mais lorsque Chelsea pénètre dans son pré, elle s'approche tranquillement et pose sa tête contre son épaule, puis me dévisage avec ses grands yeux bruns. Chelsea caresse longuement son encolure et lui parle. Longtemps.

— Je lui ai expliqué que vous alliez avoir un petit tête-à-tête toutes les deux. Moi, je reste pas loin, OK ?

— Mais je suis censée faire quoi ? Et pourquoi vous lui avez expliqué que j'allais rester avec elle ? Vous croyez vraiment qu'elle vous comprend, sérieux ?

— *Sure. Of course she does.*

Chelsea est aussi dingue que Violette en fait. Je comprends pourquoi elles sont copines.

Je reste seule face à Yvoire. Je l'observe et elle m'observe aussi. Je me concentre sur sa respiration, lente et régulière. Elle renifle, s'ébroue légèrement. Je ferme les yeux et je sens le soleil sur mes bras et mon visage, je respire l'odeur de l'herbe, de la paille, de la jument. Le vent souffle un peu, il est chaud sur ma peau.

Yvoire ne bouge pas. Moi non plus. J'attends.

Tu entendras sa voix
Comme un cri au fond de toi.
Un jour tu verras,
Ton cœur chantera
Voix du vent
Et tu comprendras[33]

Pourquoi ces paroles reviennent dans ma tête maintenant ?

Je devais avoir sept ans quand j'ai regardé ce dessin animé à la con pour la dernière fois, alors pourquoi maintenant ?

33. *Écoute ton cœur*, dans le dessin animé *Pocahontas*, 1995

— Hé Livia, on a fait un classement des meufs de la classe et t'as gagné.

— ...

— T'es la moins bandante de toutes. La plus chiante et la plus moche.

— ...

— On s'est même demandé si tes parents t'avaient pas recueillie dans un zoo, on dirait une guenon.

— ...

— Ce soir, on te chopera à la sortie, parce que tu mérites pas de vivre.

— ...

— Tu vas voir. Tu feras moins ta fière, salope.

Comme un cri au fond de toi...
Comme un cri au fond...
Comme un cri...
Comme un...

C'est moi qui crie ?

C'est moi qui m'accroche à Yvoire, à ses crins noirs et soyeux, qui pleure dans son cou, là, maintenant, avec des soubresauts tellement forts qu'ils me secouent tout entière ?

Je hoquète :

— J'ai mal !

Elle pose ses naseaux dans mes cheveux et souffle dans mon cou.

Comme un baiser. Un baiser doux.

VIOLETTE

Écoute, je te dirai les mots les plus beaux
des mots d'amour que je connais
et que jamais je n'oublierai[34]

Livia et Dempsey n'ouvrent pas la bouche pendant le trajet.

Chelsea m'a confié à demi-mots que la séance avait sans doute été bénéfique et qu'il faudrait que Livia revienne encore, si elle le souhaite.

Alors que les murs de ma maison se dessinent derrière les arbres, je lance :

— Vous êtes en forme ? Cet après-midi on part à la rencontre d'un artiste génial dont j'ai envie de vous montrer le travail. Il vit en Suisse mais il vient tous les ans en août, pas très loin d'ici. Son atelier n'est qu'à une heure de route.

— Fait chier, grogne Dempsey.

— Pourquoi ? Tu préfères faire autre chose ? Quelque chose de plus… dangereux ? D'interdit ?

Je plante mon regard dans le sien. Ah, ces ados qui pensent qu'on ne voit pas leurs bêtises… Il croit quoi, le Dempsey ? Qu'il a réussi à conduire ma voiture incognito ?

34. *Je te dirai les mots*, Melina Mercouri et Vangelis, 1974

Il détourne les yeux aussitôt. Bégaie :

— Non... J'ai envie... de rien, en fait. Avec vous, faut toujours se bouger le cul, on peut jamais se reposer.

— Et la nuit, ça sert à quoi ?

— Votre foutu chat m'empêche de dormir.

— Faux, il était avec moi ! s'exclame Livia un peu trop vite.

— Tais-toi, espèce de conne !

— Con toi-même.

— Dites, vous deux, c'est pas bientôt fini ces noms d'oiseaux ? Ouste, allez mettre la table. J'ai préparé le repas, il ne reste plus qu'à tout apporter. On s'en va à 14 h 30 précises donc rendez-vous à 14 h 20 sur la terrasse.

— C'est c'que j'disais, putain, c'est pire qu'un camp de nazis ici, grommelle Dempsey en se dirigeant vers le placard où je range la vaisselle.

Je tourne le dos pour cacher mon fou rire.

Que je les aime, ces gamins ! Que ce sera difficile de les voir s'en aller dans quelques jours...

Livia s'approche.

— Il y aura du monde, à l'expo ?

— Sans doute, mais c'est à l'extérieur donc on est à l'aise.

— J'ai pas vraiment envie d'y aller.

— Toi qui adores dessiner, je suis certaine que tu aimeras ce moment. Tu me fais confiance, même si on ne se connaît pas assez ?

— J'en sais rien. J'aime pas les surprises. En fait, je les déteste. J'ai besoin de me préparer à l'avance. Quand il y a trop de gens, ça m'angoisse.

— Il n'y aura pas tant de personnes que ça. Je te le promets et c'est même une chance que nous puissions y aller. C'est sur invitation.

Livia soupire et s'éloigne, les épaules baissées. Je sens sa colère et sa peur, mais contrairement à Dempsey, elle garde tout bien enfoui profondément et ça n'explose jamais.

J'espère qu'elle a réussi à déposer quelques grammes de cette rage au creux des oreilles d'Yvoire.

Si seulement.

Le repas est calme. Dempsey montre son agacement en laissant ses *AirPods* dans ses oreilles alors que je lui ai demandé de les enlever.

— Dempsey, s'il te plaît. Dans la voiture, quand on fait du sport ou que tu es seul, oui. Mais pas à table.

— J'écoute ma musique si je veux. De toute façon y'a rien d'intéressant ici.

Le regard inquiet de Livia va de l'un à l'autre. Elle a peur de la discussion. Elle craint que le ton monte.

— Dans ce cas, fais-nous partager ta musique.

— Vous êtes dingue ?

— Pourquoi ?

— Vous partirez en courant.

— Ah bon ?

— Ben... Ouais. C'est un peu... violent, disons.

— Probablement que je ne comprendrai pas la moitié des paroles, donc je pense survivre.

Il lève un sourcil et Livia esquisse un sourire.

— Ouais, c'est clair. C'est pas une musique pour vous, sérieux.

— Alors enlève tes écouteurs et laisse-nous écouter. Sinon tu l'éteins. C'est ma règle de vie quand on est tous ensemble à table, Dempsey. Une simple question de respect.

Il tape du poing. Livia sursaute immédiatement. Je me lève.

— Jeune homme, ça non plus, ce n'est pas autorisé.

— Avec vous, tout est interdit. Franchement, ça craint.

— Je n'interdis pas grand-chose, sauf si tu me manques de respect. Tu veux te battre comme la dernière fois ?

Le regard incrédule de Livia me fixe et j'éclate de rire. Il faut bien détendre l'atmosphère tendue comme un arc. Le cœur de Dempsey ne se laisse pas facilement attendrir, il joue le dur. Deux fois plus depuis que Livia est arrivée. Hors de question pour lui de perdre la face.

— Laissez tomber, franchement, je m'en bats les...

— Dempsey ! Stop. Tes écouteurs, s'il te plaît. Laisse-nous profiter de ta musique.

Il me fixe avec bravade, enlève l'un des *AirPods* qu'il pose lentement sur la table.

— Je garde c'lui-là.

— Accordé. Du moment que tu participes à la conversation.

— Laquelle, franchement ?

— Celle qu'on pourrait avoir si tu ne nous faisais pas perdre du temps avec tes enfantillages.

Il lève la main pour signifier qu'il abandonne la partie. Je reprends :

— Un peu plus de lasagnes ?

— Arrêtez avec ça.

— Avec quoi ?

— Avec vos phrases innocentes.

— Mais elles le sont. Il n'y a aucun double sens. Tu as encore faim ou pas ?

— Ben ouais, et vous le savez très bien. Faites pas genre.

— Genre quoi ?

Exaspéré, Dempsey me tend son assiette, mais je ne la prends pas.

— Je ne suis pas ta mère, Dempsey. Donc je t'autorise à te resservir seul. Livia, tu veux bien aller chercher les fruits ?

Tandis qu'elle s'exécute, je chuchote en direction de l'ado boxeur :

— *Jab*, croisé, crochet, croisé.

Et je me ressers un grand verre d'eau. La boxe mentale, c'est franchement épuisant.

Nous nous mettons en route une heure après dans un silence aussi glacial que l'air est étouffant dehors. Le contraste est saisissant. Dempsey fait mine de dormir à l'arrière, Livia fixe le paysage.

Si j'étais écrivaine, j'inventerais un dialogue hyper agréable où chaque personnage prendrait la parole dans un climat apaisé. Mais on est dans la vraie vie, et dans la vraie vie, mes deux ados boudent. Ou plutôt, sont enfermés dans leur bulle, et ce n'est pas une bulle de savon qui claque au moindre souffle d'air. Non, la leur, elle est en béton armé que mes mots et mes actes ont bien du mal à percer.

Ce n'est pas grave. Je suis têtue, obstinée même.

Et il ne reste plus que huit jours avant leur départ, donc j'essaierai toutes les possibilités, toutes les ressources, toutes les idées, même les plus saugrenues.

La maison de mon ami Silas est construite à flanc de roche, dans un endroit encore plus solitaire que le mien, pas loin d'un vieux pont qui a complètement été rénové depuis deux ans et qui attire des dizaines de touristes et de promeneurs. Ils viennent se faire photographier sur ses planches de bois noirci et ses armatures en fer.

Au début, Silas a été agacé par les files de voitures incessantes et puis il a choisi d'en tirer parti. Il a construit un atelier à côté de son habitation et y expose ses œuvres, alors que d'habitude, cet endroit était sa retraite d'été, celle où il se ressourçait chaque année après ses expos dans le monde entier.

L'être humain s'adapte, c'est bien connu.

En juillet et en août, il ouvre donc son antre au public tous les quinze jours, pour faire une démonstration de sa technique.

Je trépigne comme une petite fille. D'abord parce que je ne me lasse pas de le voir créer. Ensuite parce que ça fait plus de six mois que je ne l'ai pas revu. Et enfin et surtout, parce que j'ai envie qu'il touche le cœur de Livia et de Dempsey.

Mais ça, c'est une autre histoire et je n'ai aucun pouvoir dessus. Même si je le souhaite au plus profond de moi.

Les deux ados désabusés descendent de la voiture sans se presser, mais pas pour les mêmes raisons. Dempsey montre clairement qu'il préfèrerait mille fois être ailleurs, tandis que Livia est sur la défensive.

— C'est par là, vous venez ?

Le site est superbe. Une cascade ruisselle des flancs de la colline, les arbres s'étendent à perte de vue, la roche grise affleure, parsemée d'ajoncs, de genêts, de bruyère. En contrebas, la rivière mugit et roule inlassablement sur les cailloux.

Le bruit caractéristique du marteau de Silas et du verre brisé nous parvient de plus en plus distinctement au fur et à mesure que nous nous approchons de son atelier. Je jubile.

J'ai tellement hâte que Dempsey et Livia soient aussi émerveillés que j'ai pu l'être la première fois où j'ai découvert ses portraits.

Livia me lance sur un ton presque agressif :

— C'est quoi ce boucan ? Je vais pas supporter ça longtemps, je vous préviens.

— Sois patiente deux minutes, tu veux bien ? Attends de voir.

Dempsey n'entend rien. Ses écouteurs n'ont plus bougé de ses oreilles et il joue à l'ado indifférent, voire moqueur.

Peu importe. Je n'ai pas dit mon dernier mot, ce serait mal me connaître. J'irai jusqu'au bout de ma démarche, même si ça doit finir de vider mon carburant émotionnel de la journée.

Nous pénétrons dans la cour pavée. L'atelier de Silas est au fond, derrière de grandes arcades en verre aux armatures en aluminium noir.

Sur les vitres, deux portraits se font face, encadrant une porte en bois massif. Ils sont dessinés à partir d'une multitude d'éclats, de bris de vitre, de fissures, à même le verre.

Dempsey sort de sa réserve le premier.

— Putain, c'est quoi ce truc de ouf ?

Livia écarquille les yeux. S'approche timidement des visages sculptés. Fascinée, elle tend la main et son doigt suit doucement les courbes brisées.

— Attention, ne te coupe pas ! lance une voix que je reconnaîtrais entre mille. C'est du verre brut.

— Hey, Silas ! Je suis tellement heureuse de te voir !

— Violette !

On se serre dans les bras.

— Comment va David ?

— Super *busy*, comme d'hab. Je l'ai menacé de divorcer mais il s'en contrefout. Il ne me croit pas, je pense. Il est aux States pour son expo, et quand il rentrera en Suisse, moi je serai reparti au Japon. J'te jure !

On éclate de rire.

Je fais un signe en direction de mes deux protégés qui nous dévisagent comme si on était fous. On l'est peut-être un peu, d'ailleurs.

— Je te présente Dempsey et Livia.

— Enchanté, je suis Silas.

Les ados bredouillent un vague « salut ». Moi, je suis ravie de mon petit effet. Leur curiosité est piquée au vif et ils sont encore loin d'avoir tout vu.

— Venez par-là, je me suis installé dans l'autre cour pour éviter que les visiteurs ne marchent sur du verre pilé en arrivant. Il y a déjà pas mal de monde, c'est sympa.

Effectivement, une cinquantaine de personnes sont déjà rassemblées autour d'une gigantesque plaque de fer encadrée dans un châssis posé à même le sol.

— Prenez une boisson, propose Silas. Je reprends la démo dans cinq minutes.

Dempsey choisit un coca et Livia, un thé glacé. Les derniers invités arrivent et prennent place.

Silas attrape un marteau et un ciseau à bois, sourit à l'auditoire.

— Je suis très heureux de vous accueillir ici. Pour ceux qui ne me connaissent pas, je m'appelle Silas Roger et je viens de Suisse. Je réalise des portraits en verre brisé à partir de ces deux outils. On me passe commande dans le monde entier, que ce soit des particuliers, des boutiques privées, des mairies ou autres. En général, on me donne un modèle, une photo, que je reproduis sur le verre. Parfois, je laisse libre cours à mon imagination si j'ai un visage en tête. Lorsque j'improvise, je ne me fie qu'à mes émotions pour les retranscrire au mieux dans mes portraits.

Livia boit ses paroles. On dirait une plante asséchée qui se gorge d'eau et reprend vie. Même ses épaules se sont redressées et ses yeux pétillent. Elle est tellement solaire à cet instant précis. Plus rien à voir avec l'ado recroquevillée sur elle-même. J'aimerais immortaliser ce regard d'espoir, graver cet instant, le lui offrir.

Silas a-t-il lu dans mes pensées ? Il regarde le public et lance :

— Aujourd'hui, un visage me touche particulièrement dans l'auditoire. Donc, avec ta permission, Livia, tu seras mon modèle. Tu es d'accord ?

Livia devient plus rouge que ses cheveux.

— J'suis jaloux, grogne Dempsey pour la forme.

Les gens applaudissent. L'ado réservée n'a plus vraiment le choix. Elle qui craignait la foule, la voici au centre de l'attention mais, curieusement, elle ne semble pas angoissée. Perplexe, peut-être. Intriguée sans doute. Et cette curiosité l'emporte sur la peur.

— Tu veux bien que je te prenne en photo avec mon polaroïd ? J'en aurai besoin pour le placer à côté de la plaque de verre. Je te rendrai le cliché après, ne t'en fais pas.

— OK, murmure timidement Livia.

— Pourquoi des portraits uniquement ? questionne une femme dans le public.

— Parce que les expressions des personnes me fascinent, répond simplement Silas, déjà accroupi à côté de sa plaque en verre. Ah oui, j'oubliais : je travaille toujours en musique. Une chanson inspirée par le modèle. Pour toi, Livia, ce sera *Je te dirai les mots.*

Il pianote sur son ordinateur portable et les paroles envahissent l'espace, couvrant le chant des cigales.

Silas dessine d'abord les contours en délimitant les zones qu'il ne veut pas casser, puis attrape son marteau et commence à briser le verre avec de petits coups secs et précis. Personne ne bouge.

Écoute, je te dirai les mots les plus beaux
des mots d'amour que je connais...

L'instant est suspendu aux gestes de l'artiste. Silas se déplace avec aisance sur la plaque, tapote sur des lignes imaginaires qu'il est le seul à percevoir. Nous, pour l'instant, ne voyons que des éclats qui jaillissent un peu partout, sans réelle cohérence.

Et que jamais je n'oublierai.
Des mots qui t'emmèneront comme un bateau jusqu'à la terre,
la terre qui les a inventés...

Les paroles de Melina Mercouri sont parfaitement adaptées à Livia. J'en ai la chair de poule. Silas est un magicien, un chamane. Il lit l'âme des gens rien qu'en les observant une fraction de seconde.

Il attrape son ciseau à bois et commence à sculpter les détails du visage, d'un visage qu'il est pour l'instant le seul à voir. Je tourne discrètement les yeux vers Dempsey. Il a retiré ses écouteurs. Deuxième miracle de l'après-midi.

Silas, mon cœur te remercie mille fois.

Pendant presque une heure, nous restons tous accrochés aux mains de mon ami qui vont et viennent sur la plaque. Comme nous sommes assez loin pour éviter d'être blessés par les projections de verre, nous ne distinguons encore rien.

Enfin, Silas se relève, attrape un balai et nettoie soigneusement la surface de la vitre. Il se recule, comme en transe, et peaufine les derniers détails avec intensité, comme si sa vie entière en dépendait.

Écoute, je t'appellerai par les noms les plus tendres
et ces noms, je les connais.

Enfin, il annonce :

— Des volontaires pour m'aider à redresser la plaque ?

Et pendant que le visage de Livia apparaît, plus vrai que nature, dans le soleil de la fin de l'après-midi, chantent encore dans ma tête les mots qui apaisent.

Écoute, je te dirai... mes yeux, mon rêve, mon souffle, mon amour...

C'est tellement Livia. Ses cheveux entourant artistiquement son visage. La délicatesse de ses yeux et de ses pommettes fines. L'expression intense, le regard à la fois perdu et présent. Sa bouche parfaitement dessinée.

Silas, le visionnaire de verre.

Les applaudissements s'élèvent, tout en discrétion pour ne pas rompre la magie du moment.

Livia est immobile face à son portrait. Elle tremble. Si fort.

Je n'ose pas aller vers elle, pourtant j'aimerais la serrer dans mes bras.

— Ben putain, meuf, t'as drôlement de la chance ! balance Dempsey. J'suis jaloux.

Tout le monde éclate de rire.

Merci Dempsey. Mon cœur allait exploser.

Je viens de comprendre pourquoi Livia m'émeut autant. Silas a saisi dans l'intensité de son regard lumineux ce que j'avais perçu de façon inconsciente. C'est le même que celui d'Erin.

— Des questions ? lance Silas.

Sa phrase est inutile : le public se presse déjà autour du portrait. Les félicitations pleuvent, les téléphones portables et les appareils photos immortalisent l'œuvre. On demande à Livia de poser à côté, elle refuse et finit par s'éloigner, sans doute remplie d'une émotion qu'elle parvient à peine à contrôler.

Comme je la comprends. Parfois, notre cœur semble trop petit pour absorber ce que la vie nous offre.

*

Dix ans plus tôt.

La jument ne bouge pas lorsque j'entre dans sa pâture. Elle continue à brouter paisiblement même si l'inclinaison de ses oreilles me montre qu'elle a tout à fait conscience de ma présence.

Je ne sais pas comment réagir. Je suis envahie par un tourbillon d'émotions contradictoires, entre envie de fuir, de hurler, de pleurer, de rire. Suis-je en train de perdre le peu de raison qu'il me reste ?

Soudain, Nonna fait quelques pas, s'approche de moi puis s'allonge sur le côté et m'offre son ventre rond. Interdite, je regarde Chelsea qui me fait signe que tout est OK.

La jument pose sa tête sur l'herbe et m'observe sans rien dire. Ses doux naseaux frémissent et son poitrail se soulève régulièrement.

Sans comprendre mon geste, je me dirige vers elle, m'accroupis et pose ma joue contre son ventre tiède. Elle tressaille légèrement mais ne bouge pas. Je passe ma main sur la bosse tendre et des larmes incontrôlables glissent sur mon visage. Nonna hennit doucement et dans mon chagrin immense, il me semble entendre :

« Pleure plus, maman. Je ne suis pas si loin de toi, tu sais. »

LIVIA

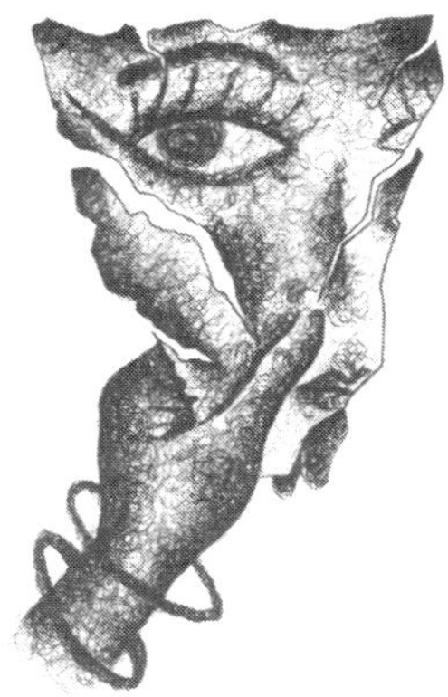

Il a dessiné mon portrait.

Il m'a dessinée.

Fracturée, brisée, mais vivante. Je me suis sentie presque belle sous ses mains et dans ses yeux.

Dans les yeux de ceux qui regardaient, qui voulaient des photos.

Ma tête est immortalisée sur une vitre où tout le monde pourra la contempler. L'admirer. Scruter chacun de mes traits.

Je ne sais pas si je dois rire ou pleurer.

Je ne sais pas si je dois ordonner à Silas de détruire cette œuvre ou si elle doit rester là pour toujours.

Je ne sais pas.

Par contre, ce que je sais, c'est que lorsque Violette et Dempsey m'ont dévisagée, leur regard sur moi avait changé.

Dans mon cœur, ça virevolte dans tous les sens. Je scrute le polaroïd.

Je suis Livia. Celle que Silas a trouvée belle alors que mon père m'appelait « tête de pute ».

Est-ce que les autres ont le pouvoir de définir qui nous sommes à l'intérieur ?

Je suis qui, en fait ?

*

— *Nous deux, c'est fini.*

— *Comment ça, fini ?*

— *Ben ouais. Tu me saoules grave, en fait.*

— *Tom, tu peux pas faire ça ! S'il te plaît, me laisse pas. Je t'aime.*

— *Pas moi. Et pour tout te dire, j'ai couché avec Jen. Plusieurs fois, même.*

— *Tu as... Quoi ? T'es dégueulasse. T'es un monstre.*

— *Et toi, t'es rien. T'as jamais été quelqu'un pour moi. Je voulais juste rendre Jen jalouse.*

— What *?*

— *En même temps, tu t'es vue ? Tu as vraiment cru que j'avais envie de sortir avec toi, sérieux ?*

Tout a explosé à l'intérieur de moi, comme une étoile filante qui traverse l'atmosphère, puis s'efface aussi vite, sans que personne ne se souvienne de son existence.

*

Ce soir, j'aurai de quoi dessiner dans mon carnet. Une Livia en morceaux mais toujours debout.

SALOMON

Un cœur fragmenté a perdu toute sa valeur[35].

Je suis partagé. Comme d'habitude. Lorsque mes parents s'en vont, je ressens à la fois un immense soulagement et une impression de solitude énorme. Je n'ai jamais été séparé d'eux plus de vingt-quatre heures. Difficile à croire pour un mec de seize ans. Je ne me suis jamais retrouvé seul non plus, en compagnie d'autres ados de mon âge, presque livré à moi-même.

Personne ne viendra me dire de courir moins vite ou de sauter moins fort.

Et si ma mère avait raison, pour une fois ? Si elle était la seule à savoir ce qui est bon pour moi, la seule à pouvoir me protéger ?

Et si mon palpitant décidait de lâcher, juste pendant ces quinze jours, histoire de me punir d'avoir voulu être libre, d'avoir décidé que j'étais assez mature pour m'assumer ? D'un seul coup, les montagnes toutes proches m'oppressent, m'écrasent. Mon rythme cardiaque fait le yo-yo et je passe machinalement la main sur cette foutue cicatrice, là, sous mon T-shirt.

35. Augusta Amiel-Lapeyre, *Pensées sauvages*, éd. La Chambre d'Échos, 1909.

Celle qui me rappelle que je porte le cœur d'un autre et que je n'ai peut-être pas le droit de vivre pleinement, parce que je vis ma vie à sa place.

On en a tellement discuté, avec Houria. Des centaines de fois. Rien à faire. Une fois qu'une idée est plantée dans mon crâne, plus moyen de la faire sortir. Elle s'accroche comme un crabe tenace sur son rocher balayé par la tempête.

— *Salomon, enfin, écoute-moi. Cet enfant, il est mort. Que tu sois là ou pas, il serait mort. Tu comprends ça ?*

— *Mais s'il était mort pour que je vive, moi, et que ma vie ne soit pas à la hauteur de ce qu'il veut ? S'il était mort pour rien ?*

— *Tu prends le problème à l'envers. Tu n'es responsable de rien.*

— *Mais son cœur aurait pu sauver la vie d'un autre enfant ! D'un enfant meilleur que moi...*

— *Que signifie « être meilleur », Salomon ?*

— *Ben... J'en sais rien, moi. Quelqu'un de chouette, avec plein d'idées, de projets. Quelqu'un de courageux, de joyeux. Pas quelqu'un comme moi qui ne parle qu'avec les morts et qui ne vois jamais personne. Je sers à rien, et cette greffe, là, elle m'a été offerte pour rien.*

Je ressasse ces phrases tout en installant mes affaires dans le placard de la chambre où sont disposés quatre lits superposés. Manquait plus que ça : je suis en haut. Pas le choix, je suis arrivé le dernier, à cause de ma mère qui trouve toujours quelque chose à terminer pour retarder le départ. Et maintenant, voilà. Dernier arrivé, dernier servi. Les autres ont déjà choisi leur place. J'aime pas la mienne, tout près de la fenêtre. J'ai bêtement envie de rentrer chez moi.

Quel con !

Je grimpe sur la couchette, dispose mes médicaments sur l'oreiller. Ils sont soigneusement étiquetés par ma mère. Toujours elle. D'habitude, elle est sur mon dos, en train de surveiller si je les prends en temps et en heure. Désormais, je suis responsable de moi-même et ça, c'est drôlement flippant.

On frappe à la porte. C'est le directeur. Je ne me souviens déjà plus de son prénom ni de son nom, ça commence bien.

— Tu es installé, Salomon ? Ça te plaît ?

— Nickel.

En plus d'être con, je suis mytho. Vraiment, je ne le mérite pas, ce cœur.

— Demain, on démarre par une activité que tu vas adorer, je pense, mais qui donne des sensations assez fortes. J'ai beaucoup discuté avec tes parents, ta mère me semble très...

— Inquiète ?

— C'est ça. Et toi, comment tu envisages ce camp de sport à la rencontre des arbres de l'Ardèche ?

— J'en sais rien.

Le directeur continue :

— Salomon, je voudrais que tu passes les quinze jours les plus merveilleux de ta vie. Des minutes dont tu te souviendras lorsque tu douteras de toi et de qui tu es. Cet endroit est fait pour ça. Tu n'es pas le seul ado qui manque de confiance en lui, mais dans ton cas, c'est particulier. À cause de ta transplantation cardiaque. Je me trompe ?

Je secoue la tête. Les mots ne sortent pas.

— Tu te demandes si tu mérites le cœur qui t'a été donné ?

Les larmes envahissent mes yeux en trois secondes chrono.

— Et si, au lieu de te poser cette question, tu essayais de vivre deux fois plus fort, au contraire ? Après tout, tu as presque vécu deux naissances, tu ne crois pas ?

Je hausse les épaules en soupirant. Le directeur reprend avec un grand sourire :

— Eh bien, je souhaite que ces quelques jours ici te fassent changer d'avis. Demain, on s'en va chatouiller les branches des arbres.

— Vous voulez dire qu'on va grimper ?

— Ouaip. Et tu vas adorer, tu verras.

Silence. Mon cœur cogne fort, beaucoup trop fort. Je flippe, en fait. Et s'il ne tenait pas le coup ? Et si je faisais un malaise, quand je serai perché là-haut ?

Le directeur me sourit.

— Ton palpitant va adorer aussi.

Qu'est-ce qu'il en sait, lui ?

*

Je n'arrive pas à dormir. Bon, ça change pas vraiment de d'habitude, mais au lieu d'avoir des pensées morbides, là je dois m'adapter à la communauté et c'est presque pire. Dans le lit du dessous, Benjamin ronfle comme une voiture au pot d'échappement percé. Atroce. En face de moi, Thibault envoie des snaps pornos à sa copine avec tous les bruits qui vont avec. Quant à Luka, il joue sur son portable et les « bipbipbip » me hérissent les poils.

Solitude, bienvenue solitude, où es-tu ? Je préfèrerais dormir dans un cimetière, sérieux. Les morts sont beaucoup plus calmes.

J'ose pas demander à Thibault et Luka de la fermer, alors je remets mes écouteurs. Il est deux heures trente du matin, on va être au top pour aller batifoler dans les arbres demain, ça promet.

Je ne sais pas à quelle heure je parviens à fermer les yeux, mais quand je les ouvre, je ne suis pas au mieux. Je suis clairement en manque de sommeil abyssal, et ça, c'est pas bon pour mon cœur. Il commence bien, ce foutu camp.

— Hé, la marmotte, il te reste plus que vingt minutes pour prendre ton petit déj' ! plaisante Ben-le-pot-troué.

Forcément, le ronfleur de compét' est en forme et déjà prêt. Je lui lance un regard meurtrier qu'il n'a pas l'air d'interpréter correctement.

— *Wow*, mon pote, t'es à la masse ou quoi ?

Toi, ferme-la sinon je t'étouffe avec ton oreiller la nuit prochaine.

— J'ai mal dormi.

— Sérieux ? Pourtant c'est hyper calme, ici ! Bon, à tout' !

Alors lui, il est vraiment con ou il le fait exprès ?

Somnolent, je me dirige vers la douche que j'expédie en cinq minutes si je veux avoir la chance de grignoter un morceau avant de partir à l'assaut des arbres.

Journée et nuit de merde. Ça commence mal, vraiment mal.

— Rassemblement dans dix minutes devant l'entrée ! crie l'un des animateurs.

Il s'appelle Thomas, je crois. Il a l'air sympa mais je me sens tellement ridicule à côté de lui. Ses avant-bras doivent faire deux fois le diamètre des miens. Il est tatoué de la tête aux pieds, on dirait un Viking avec son bandeau rouge dans ses cheveux blonds qui tombent sur ses épaules. Moi, je ressemble plutôt à un héron gringalet.

Ce camp, ça craint.

Grimper dans les arbres, ça craint.

Merde ! Mes médicaments ! Je dois les prendre toutes les douze heures et là ça en fait... Quatorze ? Quinze ?

Affolé, je cours vers le directeur qui vient d'entrer dans le hall.

— Monsieur...

— Appelle-moi Aaron, Salomon ! Il y a un problème ?

— J'ai oublié de prendre mon traitement ce matin, j'ai dépassé de deux heures...

— Ah. Tu veux qu'on demande conseil à tes parents ?

Je secoue la tête.

— Ton médecin traitant, alors ? Ton cardiologue ? Tu connais son nom ?

— Oui, le Dr Zan Hien, au CHU de Lyon.

— Viens avec moi, on va l'appeler depuis mon bureau.

Et voilà. Pas foutu de se débrouiller seul, le petit con de Salomon. Ma mère avait raison. J'ai envie de pleurer.

— Tu sais, ça arrive tout le temps, ce genre d'histoire. C'est pour ça que ça vous fait du bien de partir en camp seuls. Ça vous apprend l'autonomie. Ne t'en fais pas. Au pire, nous avons tous notre brevet de secouriste. Thomas et moi avons fait partie du PGHM de Chamonix donc on assure au niveau sécurité, tu vois ?

— C'est quoi, le PGHM ?

— Le Peloton de Gendarmerie en Haute Montagne.

— Ceux qui vont chercher les blessés en hélico et tout ça ?

— Exactement. Donc, pas de panique, OK ?

Je m'assieds en face de lui tandis qu'il compose le numéro de la cardiologue que ma mère a noté et souligné en rouge dans mon dossier d'inscription. J'ai honte.

Pendant qu'Aaron s'entretient avec la secrétaire, je rumine et m'évade en pensée dans mon cimetière préféré.

Flore, je te rejoindrai peut-être dans quelques jours, tu sais. Sans mes médocs et avec les pirouettes dans les arbres, mon cœur risque bien de lâcher, cette fois.

— Tout est OK !

Je tourne la tête vers le directeur.

— C'est nickel. La cardiologue a demandé à ce que tu prennes ton médicament tout de suite. Je la rappellerai ce soir pour lui dire comment tu te sens, mais à son avis, il n'y aura aucun souci. Si tu es OK, Salomon, on va mettre une alarme tous les deux et je m'assurerai simplement que tu n'oublies plus, mais je suis certain que ça va le faire. Tu verras. Question d'habitude. Et quand tu rentreras chez toi, tu te géreras seul, sans ta mère. C'est pas beau, la vie ?

— Euh...

— Allez mon gars, va faire le nécessaire, je t'attends dans le hall. Les autres sont déjà partis, et nous, on va y aller en voiture.

Je me sens nul. Pire que ça. Débile.

Une colère monstrueuse m'envahit. Contre la vie qui m'a donné un cœur de merde, contre ma mère qui me couve trop, contre les autres ados qui n'ont pas à gérer un gros souci de santé, contre mon père qui n'est jamais là pour moi, contre les trois relou de cette nuit qui m'ont empêché de dormir et mis la tête à l'envers... Contre l'univers entier, quoi.

En ruminant, je file dans ma chambre, avale les comprimés et me dépêche de rejoindre Aaron.

— J'suis pas certain de me sentir assez bien pour faire l'activité.

— Ne t'en fais pas. Il y a plusieurs groupes en fonction de vos souhaits.

— Génial, je vais me retrouver dans celui des pas dégourdis.

— Pas forcément. Déjà, il n'y a pas de honte à avoir. Certains d'entre vous ne sont pas hyper sportifs, d'autres le sont mais ont le vertige... Tu verras, ne te mets pas de barrières à l'avance. Et puis, au cours de la journée, si tu te sens à l'aise, tu pourras tenter des activités plus compliquées.

— Genre quoi ?

— La moulinette. Ou la corde voyageuse. Le pont de singe. La *slack line*. La tyrolienne catapulte. Et le *must du must* en fin de camp : le saut pendulaire.

— C'est quoi tout ça ?

— Les premiers bonds vers ta nouvelle vie.

DEMPSEY

Roundhouse kick[36]

Depuis que je me suis embrouillé avec Violette, je suis grave énervé. Grave frustré aussi. Mes potes me manquent, les voitures, l'adrénaline, le feu. Le pyromane qui sommeille en moi vient de se réveiller. Je fume de l'intérieur. J'ai besoin de voir des flammes lécher les carrosseries, de sentir l'odeur âcre de la tôle qui brûle, de voir péter les vitres, d'entendre les cris d'alerte des voisins et le gyrophare des sirènes de pompier.

Ça commence sérieusement à me faire chier, cette chaleur à crever, ces portraits de verre, ces randos à la con, ce chat, cet ennui, ces chevaux à la guimauve et ces cigales de merde.

*

— T'es qu'un bâtard, t'as pas de père.

— Retire ça sinon je te crève.

— Bâtard. Fils de bâtard à la con.

J'empoigne Terence par le col de son polo et je le secoue tellement fort que ses dents claquent. Petit merdeux qui

36. Coup de pied circulaire.

pense que parce son père est patron, il a le droit d'insulter le mien.

— Je vais te cramer.

— Diallo ! hurle une voix derrière moi.

C'est Ahmed, le surveillant, mais je m'en fous. Je balance un coup de pied dans le ventre de Terence qui s'écroule par terre, plié en deux.

Ahmed m'attrape par le bras.

— Tu joues à quoi, Diallo ?

— Je vais le buter !

— Pour l'instant, tu viens avec moi chez le CPE. Dépêche-toi.

— Je te cramerai, Terence, tu verras.

C'est pas Terence que j'ai envie de cramer. Ni même les bagnoles.

C'est ce père qui m'a abandonné.

Qui a fracturé ma vie et celle de ma mère en milliers de morceaux éparpillés.

J'ai tellement la haine que je pourrais mettre le feu à la planète entière.

*

Quand on repart en voiture, Livia semble sur son petit nuage avec son polaroïd dans les mains, sa tête de malade mentale et ses yeux qui regardent une dernière fois son portrait en verre brisé. Elle est flippante, elle aussi. Imprévisible. Toujours les larmes au coin des yeux et son air de *je-suis-une-madone-fous-moi-la-paix-arrête-de-me-regarder-putain.*

Je lui flanquerais bien quelques *roundhouse kicks*, moi, histoire de la réveiller un peu. En plus, sans blague, je suis en train de perdre toute ma technique puisque j'ai plus de partenaire pour m'entraîner. Quinze jours sans boxer, ça craint. J'ai beau faire mes pompes dans ma chambre tout seul comme un imbécile, c'est pas pareil que l'entraînement quatre fois par semaine. Y a même pas de sac de frappe ici, histoire que je puisse me défouler contre un adversaire en cuir à défaut de frapper dans un corps.

J'ai franchement les nerfs. Je veux pas me l'avouer, mais je suis jaloux. Jaloux de Livia et de son portrait. D'habitude, au lycée, c'est moi qu'on regarde. Moi et mon corps d'athlète trop stylé. Pas les meufs renfermées en mode Vampirella.

Soudain, Violette nous annonce :

— Ce soir, repos. Demain, on rend visite à des êtres très importants pour moi.

J'y crois pas. Elle recommence, avec ses plans tordus. Pas question que j'y aille. J'ai besoin de rester seul. J'ai envie de faire cramer un truc. N'importe quoi, mais que ça flambe grave. Je grogne :

— Pas question d'aller encore à la rencontre de gens chelou. J'en ai ma claque.

— Qui t'a dit que c'était des personnes ?

C'est reparti, elle nous la joue en mode mystique. Je m'énerve.

— Ben, « des êtres »... C'est quoi ? Des licornes à paillettes violettes, comme votre mèche de cheveux ?

— Laisse mes cheveux tranquilles. Je te parle de ta coiffure, moi ? Non. Tu sais ce que j'en pense ? Non plus. Alors tais-toi.

Je m'enfonce dans le siège. J'ai la haine, sérieux.

— Des êtres, vous voulez dire des elfes de la forêt et des trucs du genre... des trucs de sorcière ? lance Livia.

Ouf, elle semble se moquer de Violette, elle aussi. Manquerait plus qu'elle entre dans son jeu.

— C'est parce qu'Armstrong est noir que vous m'associez à une sorcière ? *Wow*, je vois que les ados d'aujourd'hui ont la même mentalité que ceux du Moyen Âge. C'est *cringe*, comme dirait Arthur.

Un silence gêné s'installe. C'est elle qui est *cringe*. Violette reprend :

— Regardez autour de vous, enfin ! Des êtres vivants, il y en a plein la montagne !

— Des arbres ? articule Livia, incrédule, pendant que la foldingue gare la voiture à l'ombre.

— Exactement ! J'ai réservé une séance très spéciale pour vous deux. Aaron et son équipe seront là pour vous encadrer. Et cette fois, Livia, tu participeras aussi. Il y aura différents niveaux d'ateliers, donc pas de chichi et pas d'excuses.

Oh non, c'est reparti. J'en peux plus. Dire qu'il reste une semaine... Je vais pas tenir le coup. C'est sa maison que je vais faire flamber si elle me lâche pas un peu.

Trois, deux, un, je suis sûr qu'elle va me demander de mettre la table, de dépendre une lessive ou d'aller cueillir une salade dans son potager à la con. M'en fous, j'irai pas.

— Dempsey, tu viens ?

Et voilà. C'était prévisible.

— Non, j'suis crevé.

— Dommage. Je voulais te montrer un trésor.

— C'est ça. J'ai pas quatre ans, non plus. Arrêtez de nous parler comme si on était des gamins.

— Seulement si tu arrêtes de te comporter comme tel.

— Sérieux, vous faites quoi, là ?

— Tu as emprunté ma Dauphine adorée. Tu aurais pu me demander la permission, au moins. J'allais te proposer de la conduire sur un chemin tranquille, mais si tu es crevé... Tant pis.

Ma colère retombe. Livia glousse un peu, puis s'éclipse dans sa chambre à toute vitesse. Mes joues chauffent comme si on les avait posées sur un grill.

— Comment vous avez su ?

— J'ai installé des caméras de surveillance partout.

Elle éclate de rire.

— Ferme la bouche sinon tu vas gober des moustiques. Mais non, enfin ! J'ai l'odorat hyper développé et ma Dauphine a une odeur d'essence très particulière quand on l'utilise. Je l'ai sentie dès que je suis rentrée avec Livia, alors je suis allée vérifier... Et tu ne l'avais pas garée exactement de la même façon que moi.

Ses yeux bleus me fixent direct. Je n'ai pas d'autre choix que de marmonner :

— Désolé.

— Arrête de faire cette tête d'enfant battu, Dempsey ! Et range ton foutu orgueil là où je pense ! Alors, tu veux la conduire ou pas, cette voiture ?

— Ben...

— Bon, je suis sympa, je t'évite la supplication à genoux. Suis-moi. Mais je te préviens, j'y tiens vraiment à ma Dauphine, sentimentalement parlant, donc pas de bêtises, hein ?

— Promis.

— Si tu l'abîmes, je balance ton survêt de marque dans le ruisseau.

Elle est folle, Violette. Une vraie psychopathe. J'y tiens de ouf, à celui-là.

Elle pouffe de rire.

— Tu verrais ta tête ! Mais enfin, Dempsey ! Rohlàlà, ces jeunes ! Aucun sens de l'humour !

— C'est pas marrant, en fait. Y a que vous qui ricanez, sérieux.

— Tu as raison. Allez, ouvre le portail au lieu de montrer les dents.

Violette, j'arrive pas à la cerner. J'ai l'impression qu'elle me flanque des coups à chaque fois. Ça fait pas vraiment mal mais elle me met K-O et c'est vraiment saoulant. Pour l'égo surtout.

— Elle était à mon père.

— Qui ?

— Ben... La voiture ! Houhou, Dempsey, tu es connecté ou quoi ?

— Et je suppose que vous adoriez votre père et que cette voiture, c'est votre lien avec lui parce qu'il n'est plus là.

— Non. Au contraire.

Et *paf*.

— Mon père et moi, on s'est jamais vraiment compris.

— Il vous frappait ?

— Non. C'était un père absent, plus préoccupé par son jardin et sa voiture que par sa fille.

— Alors je vois pas pourquoi vous y tenez tant, à cette bagnole.

— Parce que les êtres humains sont plein de contradictions. Tu ne t'en étais pas encore rendu compte ?

— Si, mais à ce point-là, ça craint.

— En fait, j'adore cette voiture et au moins, maintenant qu'il n'est plus là, c'est moi qui la conduis quand je veux et où je veux.

— Vous êtes dingue.

— Ouaip. Et j'aime bien. Je vais conduire jusqu'au petit chemin dont je te parlais et ensuite, tu prends le volant. Je n'ai pas envie de me faire arrêter parce que je fais conduire un ado sans permis, non plus. Je suis peut-être un peu dingue, comme tu dis, mais pas complètement.

Elle démarre la voiture en deux temps, trois mouvements. Rien à dire, elle maîtrise. En quelques minutes, on arrive sur son fameux chemin paumé.

— C'est à toi.

Encore incrédule, je passe la première et la voiture avance avec de petits à-coups. Violette fait la moue.

— Tu n'as pas encore la main mais ça va venir. Quelques petites heures d'entraînement si tu le souhaites et ça devrait le faire.

— Vous êtes sérieuse ou vous vous foutez de moi ?

— Je sais pas... à toi de me dire ? En attendant, regarde la route. Le fossé au milieu des genêts, très peu pour moi.

— Ou des châtaigniers.

— Bien vu.

*

Moi, je dis que Livia a quand même raison. Violette et Armstrong, c'est des sorciers ou un truc du genre. Son chat s'étale en étoile sur mon torse tous les soirs jusqu'à minuit pile et ensuite, il miaule comme un forcené pour que je lui ouvre la porte et il s'en va gratter à celle de Livia.

En tout cas, ma rage est tombée. Violette m'a bien eu avec son petit tour en Dauphine. J'avoue, j'ai kiffé la conduire même si j'ai calé un nombre incalculable de fois, et du coup, je lui ai dit que j'étais d'accord pour la séance avec les arbres demain.

Elle a fait un effort, je lui dois bien ça en retour.

*

On se lève encore plus tôt que le jour où elle m'a emmené au rafting. Comme je râle, Violette m'explique qu'un orage est prévu avant dix-sept heures. D'après elle, quand on s'approche du mois de septembre, c'est fréquent. Donc l'activité est programmée en tout début de matinée pour ne pas prendre de risques. En tout cas, rien ne montre qu'il va pleuvoir. Le ciel est d'un bleu pétant. Je me demande si elle ne me raconte pas un énorme mensonge pour me faire sortir du lit. On verra bien ce soir.

On ne roule pas très longtemps, à peine vingt minutes. J'espère que ce sera cool, parce que partir aux aurores, c'est pas mon truc, franchement, vu que je dors le matin à cause de mes insomnies.

— C'est ici ! annonce Violette en se garant contre un talus, à côté de deux mini-vans.

Sur la droite, un panneau en bois indique « Les chatouilleurs branchés ». C'est quoi encore ce bordel ?

Au loin, on entend des éclats de voix. Je ne parviens pas à distinguer si ce sont des cris de peur ou de kiff. Un peu des deux, peut-être. J'ai mal au ventre et je ne peux pas m'empêcher de regarder en direction de Livia. Sa bouche est pincée. Elle s'est fait un *make-up* noir et vert avec plein de fausses taches de rousseur sur le nez et les joues. Elle est stylée, d'accord, mais c'est *too much* pour moi. Elle ne semble pas hyper convaincue par l'activité, elle non plus.

— Bon, on ne va pas prendre racine ici ? plaisante Violette. Allez, un peu de courage !

Ah ah ah, trop marrante. Est-ce qu'elle fait exprès de choisir des activités où je dois vaincre mon foutu vertige ?

On avance en direction des bruits et on découvre des ados accrochés dans les branches des arbres. Certains sont tout près du sol mais d'autres sont presque à la cime. Des toiles colorées, des filets, des poulies et des cordes tressées s'étalent un peu partout.

La colère me reprend. En plus de devoir vaincre mon appréhension du vide, il faudra que j'affronte le regard des autres ! La galère, putain !

Je lance un regard noir à Violette.

— J'y vais pas !

Elle ne me répond pas et s'approche d'Aaron, que je reconnais tout de suite. Il est avec un grand géant style super-héros. Ils nous sourient et nous font signe de la main. Comme si on était leurs potes, franchement !

Livia me regarde. Elle semble complètement paniquée et pour une fois, je suis d'accord avec elle. On n'a pas du tout envie d'aller se balancer dans les arbres comme des ouistitis. Je chuchote :

— On se barre ?

Trop tard. Violette et ses deux complices s'approchent de nous.

— On vous explique ?

Je m'entends répondre « ouais » alors que je voudrais dire « non ». Les insulter. Foutre le feu à leurs arbres. Pourtant, face à leurs sourires, je suis désarmé, encore une fois.

— J'ai créé l'association « Les chatouilleurs branchés », il y a huit ans, explique le géant blond qui se prénomme Thomas. Aaron m'a rejoint l'an dernier. On est une équipe de six personnes et on reçoit des gens toute l'année pour leur faire découvrir des sensations dans les arbres. En plus, on anime différents camps de jeunes, dont un en ce moment, pour faire des activités en pleine nature.

— Quand Violette nous a appris que tu venais, Dempsey, on s'est dit que ce serait chouette de t'intégrer à notre groupe, ajoute Aaron. Et lorsque Livia est arrivée, même chose : on a pensé que ça vous ferait plaisir de rencontrer d'autres jeunes.

Je me sens piégé.

Livia recule.

— Non, hors de question.

— L'atelier numéro un s'appelle « Arbres sensibles », poursuit Aaron sans se laisser démonter par son refus catégorique. Il est animé par Erin, que tu as déjà rencontrée le jour du raft, Dempsey. Livia, je te propose de rejoindre les trois autres participants. Je pense que ça te plaira. Pas de grimpe, pas de mise en danger. Simplement une balade à la rencontre des arbres. Je t'y conduis ? Si tu ne te sens pas à l'aise dans le groupe, je te promets que tu pourras partir. Ce n'est pas une prison, simplement une invitation.

— J'y vais pas si ce sont des mecs.

— Il y a deux filles et un gars plutôt cool, tu verras.

Livia lève les yeux au ciel lorsqu'il prononce le mot « cool », puis jette un bref coup d'œil à Violette, qui l'encourage d'un signe de tête.

Après un temps d'hésitation, Livia finit par le suivre en direction d'un arbre immense.

Lâcheuse ! Je me retrouve encadré par Aaron et Violette.

— Dempsey, sachant que tu as le vertige, je te propose un atelier qui s'appelle « Arbr'autonomie ». Tu apprendras les gestes de base, la sécurité, et tu évolueras à quelques mètres à peine au-dessus du sol. Ça te convient ?

— Vous me mettez avec les débiles, c'est ça ?

— Euh... non, simplement avec ceux et celles qui ont encore de l'appréhension. Si tu te sens bien et à l'aise, tu pourras rejoindre l'activité suivante avec plein de trucs trop sympas. À toi de décider.

Pendant que je rumine, Aaron s'exclame :

— Léana et Malik, vous m'attendez pour la tyrolienne, OK ? J'arrive ! Violette, je te laisse emmener Dempsey au Point 2 ? C'est Joy qui l'anime ce matin.

— Impec'. Tu viens ?

Encore une fois, j'ai envie de refuser, mais les cris enthousiastes et le matériel coloré qui se déploie dans les arbres ont raison de ma mauvaise humeur.

Je cède. Foutue Violette. J'en ai marre d'être mis K-O.

Elle me crie de loin :

— J'ai deux ou trois courses à faire, je vous laisse entre de bonnes mains ! Je reviens en milieu d'aprèm'... *Sayonara* !

Merdonara, oui !

LIVIA

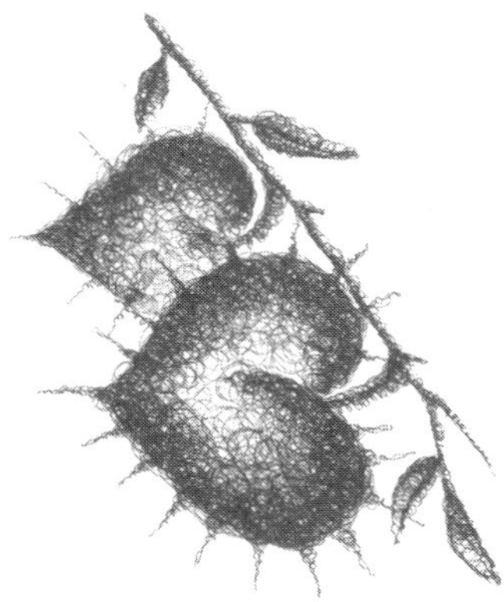

Je me sens piégée et j'ai horreur de ça. *Vraiment* horreur.

Je trouvais que Violette était plutôt cool pour une adulte, mais là, elle a dépassé les bornes. J'ai pas envie de grimper dans les arbres ni de les toucher, et encore moins de me retrouver avec d'autres ados. Supporter Dempsey me suffit déjà largement.

Je n'aime pas être déçue par quelqu'un. J'ai l'impression de perdre pied à chaque fois que ça m'arrive. Je m'étais promis de ne plus jamais faire confiance, mais Violette était différente, alors j'y ai cru, et voilà. Je n'aurais jamais dû.

— Salut Livia, moi, c'est Erin. J'anime l'atelier sur la découverte sensorielle des arbres.

Génial. *Découverte sensorielle*... Moi qui déteste me connecter à mon corps, ça promet. J'espère qu'elle ne va pas nous demander de grattouiller la terre ou de sentir la mousse. Très peu pour moi.

— Vous êtes peu nombreux à cet atelier, c'est super. Ça va nous permettre de le faire à fond. Je vous laisse vous présenter ? Livia, tu commences ?

— Pourquoi moi ?

— Parce que tu viens d'arriver, tout simplement. Mais si tu n'as pas envie, ce n'est pas grave. Qui veut parler ?

— Ben, moi je veux bien, répond une fille avec une chignon blond.

On dirait qu'elle sort d'un magazine.

— Je m'appelle Jade, j'ai quinze ans. Je voudrais m'engager pour la planète et l'écologie. C'est super important, je trouve.

Beurk. Son discours sent l'intello-bourge-opportuniste, ça me donne envie de vomir.

— Suivante ? continue Erin sans faire de commentaire.

— Moi c'est Edmée, j'ai seize ans, mes parents m'ont inscrite ici contre mon gré parce que je passe trop de temps devant les écrans, selon eux. Je déteste la nature, le sport... J'aime que les mangas et les jeux vidéo.

— Alors j'espère que cette petite séance en compagnie des arbres te fera changer d'avis, sourit Erin.

— Ça m'étonnerait.

— Suivant ?

— Je m'appelle Salomon et j'ai seize ans, répond un mec au visage plus pâle que moi quand j'ai pas de *make-up.*

Franchement, je ne pensais pas que ce soit possible d'avoir les joues aussi creuses et autant de cernes. Ses yeux ont une couleur vraiment particulière que je ne parviens pas à définir, entre le bleu glacier et le vert sauge. Ils lui mangent carrément le visage. Et pour un mec, il a de super longs cils et des cheveux qui bouclent dans son cou.

Il continue :

— Comme Edmée, je fais très peu de sport, mais ce n'est pas pour les mêmes raisons. Moi, c'est médical.

Il s'arrête là, baisse la tête.

— OK, eh bien ce moment en forêt ne pourra que te faire du bien, j'en suis certaine. Livia, tu veux dire quelque chose ?

— Non.

— Alors je vous propose de regarder autour de vous. De prendre le temps. De lever les yeux vers les cimes des arbres, d'observer leurs racines au sol et tout ce qui les entoure, puis de vous diriger vers celui qui vous attire le plus. Sans réfléchir, juste à l'instinct.

C'est pas possible, là ! On est où ? Au pays des fleurs de lotus et des papillons arc-en-ciel ?

Sans se soucier de nos mines contrariées, Erin enchaîne avec enthousiasme :

— Laissez votre corps et vos sens parler ! On les oublie beaucoup trop, de nos jours ! Il n'y a plus que le cerveau qui compte et c'est bien dommage...

OMG. Je suis tombée dans une secte écolo *new age*, c'est trop flippant.

Salomon, Edmée et Jade obéissent. Moi, je reste plantée au sol comme si mes pieds s'étaient enracinés. C'est le cas de le dire. Vissés. Collés, à la glu super forte, même.

Je me traîne vers un arbre, pas pour l'arbre en lui-même, plutôt pour les boules remplies de piquants accrochées à ses branches. Genre, des grappes d'oursins. Je trouve qu'elles représentent tout à fait mon cœur en ce moment. Un truc bien pointu qui ne laisse personne approcher de lui.

— Regardez comme la vie est bien faite ! s'exclame Erin. Jade et Edmée, vous avez toutes les deux choisi des chênes. Livia et Salomon, des châtaigniers. Donc, Jade, je t'invite à rejoindre Edmée près de son arbre, et Salomon, tu veux bien aller près de Livia s'il te plaît ? Nous allons mettre nos sens en avant.

Me voilà en duo avec le gars aux cernes de hibou. Génial. Enfin, je préfère que ce soit lui plutôt que la blonde, je ne l'aurais pas supportée deux minutes de plus.

— Posez vos mains à plat contre l'écorce de l'arbre et décrivez à celui ou celle qui est en face de vous ce que vous ressentez. Tout ce qui vous passe par la tête, OK ? C'est parti ! Je vous laisse, je reviens dans quelques minutes.

Je ne dirai rien. Certainement pas à ce mec que je ne connais pas et à qui je n'ai absolument pas envie de raconter ce qui se passe en moi.

Je n'ai pas besoin de réfléchir davantage, parce qu'il se met à parler :

— Cet arbre, c'est tout ce que je ne suis pas, en fait. Grand, fort, puissant, vivant.

— Pourquoi, « vivant » ? Tu es mort, peut-être ?

Merde. Je m'étais promis de ne pas intervenir.

— En quelque sorte, oui. Je suis entre les deux. Un mort-vivant. Je vis avec le cœur d'un enfant mort.

— Qu'est-ce que tu racontes ? T'es dingue ?

— Non, regarde.

Il soulève son T-shirt. Qu'est-ce qu'il fout, putain ?

Une cicatrice traverse son torse.

— T'as eu une transplantation cardiaque ?

— Oui. C'est ça, le cœur de l'enfant mort.

— Ça ne fait pas de toi quelqu'un de *dead*.

— Ben si... Je prends la place de quelqu'un qui devrait vivre.

Wow. Il est trop flippant. Il ajoute plus bas :

— En fait, je ne suis pas à l'aise ici, avec tous ces vivants. Je préfère les cimetières. C'est peut-être là où je devrais vivre.

Dire que je pensais qu'on me prendrait pour une folle... Entre Violette, Dempsey et Salomon, je ne me trouve plus si à l'ouest, finalement. Il reprend :

— Tu aimes les cimetières ?

Je me sens vraiment mal à l'aise mais en même temps, il me fait de la peine. On voit bien qu'il a plein d'angoisses et ça, je connais. Trop bien, même.

— Je ne m'y intéresse pas vraiment, pour tout te dire. Au contraire, je trouve que c'est limite...

— Dérangeant ?

— C'est ça.

— Il n'y en a pas près du camp. Je ne sais pas comment je vais tenir pendant quinze jours.

— Qu'est-ce que tu veux dire ?

— D'habitude, j'y passe plusieurs heures par jour.

— Tu fais quoi là-bas ?

— Je parle aux morts.

— Tu...

Erin s'approche.

— Je vois que ça discute bien ici, bravo ! Alors, les arbres vous inspirent ?

Je hausse les épaules. Salomon baisse les yeux. Il semble gêné alors je bredouille :

— Un peu, oui.

— Génial !

Tandis qu'elle s'éloigne, je chuchote :

— Ton obsession pour les tombes, elle dure depuis longtemps ?

— Oui. Depuis tout petit. J'ai l'impression que je prends la place de quelqu'un et je n'arrive pas à me sentir vivant. Vraiment vivant, je veux dire. J'ai l'impression d'être à côté de ma vie.

— Ça, je connais.

— C'est vrai ?

Il me fait vraiment pitié. Ce qu'il me raconte me rappelle une histoire que j'avais lue en CM2, *Le Jardin secret*[37]. Un roman où l'héroïne, Mary, une orpheline plutôt insupportable, débarque chez son oncle et fait la rencontre de son cousin Colin, un gamin complètement hypocondriaque qui n'ose pas sortir de sa chambre parce qu'il pense qu'une bosse est en train de pousser dans son dos, et qu'il va crever s'il met le pied dehors.

— Ouais, mais pas pour les mêmes raisons que toi.

— Ah bon, et toi, c'est quoi ?

— J'ai pas envie d'en parler, surtout pas maintenant.

---

37. Frances Hodgson Burnett, éd. Delachaux et Niestlé, 1911.

Raconter comment c'est de vivre avec un père qui ne supporte pas les enfants, mais genre, pas du tout. Qui ne sait même pas ce que c'est qu'un gosse. Qui pense qu'on naît adulte et qu'on sait déjà tout faire, comme Meruem, le chef des fourmis chimères dans *Hunter x Hunter*. Genre, le mec il sait déjà tout quand il vient au monde. Il ne se trompe jamais, lui. Il ne fait pas de bêtises donc on ne lui cogne pas dessus.

Raconter l'acharnement de certains gars quand on leur résiste, la façon dont ils vous traitent ensuite, comme une moins-que-rien. Parce qu'ils sentent à quel point vous êtes sans protection. Depuis toute petite.

— OK. Je comprends.

Non, il ne comprend rien du tout. Il ferme les yeux, respire fort et chuchote :

— Si cet arbre avait un pouvoir magique, tu lui demanderais quoi ?

— Et toi ?

— C'est moi qui ai posé la question en premier.

— Et alors ? J'ai pas forcément envie de répondre.

Il soupire.

— Que l'enfant dont j'ai pris le cœur me dise qu'il est fier de moi. De me l'avoir donné parce que je réussis ma vie.

— Mais enfin, t'es con ou quoi ? Tu ne lui as rien pris, au gamin ! Il allait mourir et on t'a donné son cœur pour qu'il ne soit pas mort pour rien !

Il secoue la tête.

— Tu es à côté, Livia. Comme tout le monde, d'ailleurs. Et si ce n'était pas moi qui aurais dû hériter de ce cœur, mais quelqu'un d'autre ? Quelqu'un de meilleur ?

Bon. Là aussi, on se rejoint. Je me déteste donc je comprends ce qu'il veut dire. Et si en plus il se rajoute la culpabilité de s'être fait transplanter un cœur, bonjour les dégâts. Je comprends mieux ses cernes. Je suis sûre qu'il dort encore moins que moi.

— Pas très loin de la maison de Violette, il y a un cimetière. Plutôt petit, mais il y a des tombes, quoi.

— C'est qui, Violette ?

— La meuf qui m'héberge pendant quinze jours.

— Ah... Et c'est loin d'ici ?

— Non... Vingt minutes en voiture.

— Tu es allée t'y promener ?

— Ça va pas ou quoi ? T'es dingue ?

Son regard s'assombrit aussi vite qu'un ciel d'orage. Merde ! Pourquoi j'ai pas réfléchi un peu plus avant de répondre ? Il est super blessé, ça se voit. J'ai honte.

Il laisse passer quelques minutes, puis reprend :

— Tu n'as pas répondu.

— À quoi ?

— Tu demanderais quoi à cet arbre, toi ?

— De retourner dans le passé changer des choses pour ne pas qu'elles se produisent.

On se regarde. Deux dépressifs qui parlent à un châtaignier, c'est pitoyable.

— On a l'air con, non ?

Il lève un sourcil.

— Ça ne change pas de ce que je pense de moi tout le temps.

— Pourquoi tu me racontes ta vie alors qu'on ne s'est jamais vus ?

— J'ai cru que je pouvais. Que tu...

Il s'arrête et détourne le regard.

J'ai l'impression que je vais exploser. Il faut que je m'éloigne.

— Je reviens. J'ai besoin d'être seule. Il faut que je me repose. Je vais m'allonger au calme, derrière les cabanes. J'ai super mal dormi cette nuit et j'ai mal à la tête. Tu préviendras Erin ?

— OK.

Cette conversation m'a donné envie de pleurer. Et comme à chaque fois que je stresse, il faut que j'aille pisser.

Je ressors des toilettes sèches la boule au ventre. Je n'ai absolument pas envie de retourner à l'atelier. Non, clairement pas.

Je préfère dégager d'ici sinon je vais faire une crise d'angoisse. Je regarde autour de moi : Aaron me tourne le dos. Il encourage les ados accrochés aux branches.

Le grand mec blond, Thomas, est carrément à la cime d'un arbre immense. Lui, il ne risque pas de me surveiller, il a bien trop à faire avec les ados qui s'envolent sur une espèce de tyrolienne de la mort.

Un autre gars dont je ne connais pas le prénom est occupé à vérifier les mousquetons et les accessoires d'un autre groupe, celui dont Dempsey fait partie.

Erin est invisible et Violette nous a dit qu'elle ne reviendrait pas avant le milieu de l'après-midi.

La voie est libre. *Fonce, Livia !*

Je m'éclipse en jetant de petits coups d'œil rapides derrière moi, histoire de voir si personne ne me voit prendre la tangente.

Rien. Tant mieux, je les laisse tous ensemble, entre dingues et écolos illuminés. À moi la liberté.

Violette sera furieuse contre moi ce soir, c'est sûr. Elle va hurler, me punir, s'énerver. Pas grave, j'ai l'habitude. Au moins, cette fois, je saurai pourquoi. Ce sera ma faute. J'aurai mérité ses engueulades.

*

— Ne me regarde pas avec cet air-là. Baisse les yeux.

— Mais je...

Son poing atteint mon estomac.

— Tu te tais, je te dis. Je t'avais demandé d'être à l'heure. Pourquoi les autres filles y arrivent et pas toi ? Tu le fais exprès, c'est ça ? Moi, je me grouille, je sors du boulot et je traverse la ville pour te récupérer à ton cours de merde, et toi tu me fais poireauter ?

— Je suis allée aussi vite que j'ai pu, je t'assure.

— Grosse molle. Ouais, ça non plus je ne voulais pas te le dire, mais t'es grosse. Tellement moche que personne ne voudra de toi.

Sa main pince mes cuisses. Je me raidis.

J'ai envie d'ouvrir la portière de la voiture et de me sauver, mais je ne bouge pas.

C'est lui qui me pousse dehors, après vingt minutes de trajet silencieux vers notre maison.

— Quand on a des kilos à perdre, on rentre à pied.

— Mais papa... Il reste au moins trois kilomètres et c'est la nuit...

— Sors de cette bagnole. Quand je te vois, tu m'écœures.

*

Escapade. Fuite. Échappée. Fugue. Évasion.

Les mots chantent délicieusement dans ma tête. Je me sens invincible. Je suis super forte en course d'orientation, donc retrouver la maison de Violette ne devrait pas être trop difficile. En voiture, c'était hyper court, je dois en avoir pour une heure trente à pied, à tout casser.

J'emprunte la route goudronnée, puis décide de couper à travers la forêt. J'ai beau ne pas être la copine des arbres, c'est quand même beaucoup plus sympa. Mes pieds foulent un sentier de sable mêlé à de la terre et à des aiguilles de pin. C'est hyper agréable, finalement, plus que ce que je ne pensais. Il y a des tas de plantes inconnues que je n'ai jamais vues et qui sentent trop bon. Les feuilles des arbres sont encore vertes, mais certaines commencent à prendre une teinte légèrement jaune. Je reconnais les fameux châtaigniers avec leurs « bogues » et les feuilles ondulées des chênes.

Par contre, il fait super chaud, je crève de soif. Heureusement que j'ai emporté ma gourde.

Je regarde les bogues plus attentivement. Tout à l'heure, je n'ai pas osé avouer à Salomon que je me sens exactement comme elles. C'est ça qui m'a attirée. Hyper piquantes à l'extérieur pour se protéger, mais douces et lisses au toucher à l'intérieur.

Je m'allonge un peu, étends les bras, respire à fond. Ça fait tellement du bien d'être au calme, seule, sans personne.

Je ne me suis jamais sentie aussi libre, aussi seule et contente de l'être. Je sors mon carnet. Une colonie de fourmis défile sous mes pieds, ça me donne envie de dessiner Meruem, tiens. Un pied de nez à mon père.

Une heure plus tard, je décide de repartir. Mes jambes sont ankylosées, je n'aurais pas dû m'asseoir par terre aussi longtemps.

J'arrive à un carrefour et sans trop réfléchir, je prends à droite. Ça me paraît le plus évident. Je continue à marcher. Le chemin commence à monter, à devenir plus rocailleux. Je me retrouve un peu serrée entre des arbustes aux longues tiges qui me griffent les bras et d'un coup, je me sens moins à l'aise.

Un petit doute s'insinue dans mon cerveau en ébullition. Et si ce n'était pas la bonne direction ? Je décide de rebrousser chemin. J'ai vraiment de plus en plus soif. Merde, je n'ai presque plus d'eau ! Déjà ?

Le soleil cogne fort depuis tout à l'heure, j'ai mal à la tête et j'ai des étoiles dans les yeux. Je suis obligée de m'asseoir quelques minutes à l'ombre. Je transpire beaucoup. Mon portable indique 13 h 50. Quoi ? Ça fait déjà deux heures que je suis partie ?

Je reprends ma marche en me disant que je vais bien finir par retrouver le carrefour où j'ai décidé de bifurquer, mais pas moyen. J'ai dû le louper. Le paysage est encore plus sec, plus escarpé.

Je tourne à gauche, puis à droite, marche encore trente bonnes minutes et retrouve un peu de fraîcheur à l'ombre des arbres.

Il me semble aussi entendre un bruit d'eau : gagné ! Il y a bien un ruisseau en contrebas qui roule sur des rochers gris et plats. Si je ne commençais pas à paniquer, je trouverais le paysage magnifique.

Je cours. Mon cœur bat un peu trop vite. Je n'ai pas l'habitude de marcher en forêt, encore moins de me perdre. Je trempe mes mains tremblantes dans l'eau glacée, me déchausse et plonge mes pieds tuméfiés dans le remous. Waouh, ça réveille !

Je me passe de l'eau sur le visage, le cou, les mains, les jambes. J'ai presque envie de plonger dedans toute entière, mais c'est un peu trop froid à mon goût. Je reste là un moment, essayant de m'apaiser un peu. « L'eau c'est la vie », comme dirait ma prof de SVT.

Je décide de me reposer. Je me sens vraiment épuisée, mon ventre grogne. Incroyable ! J'ai faim, moi ?

Je ferme les yeux quelques minutes.

Lorsque je les rouvre, un peu vaseuse, le temps a légèrement changé et j'ai presque froid. Mon T-shirt trempé de sueur colle à ma peau, c'est dégueu.

J'ai dormi presque deux heures ! Il est pratiquement 16 h 30 ! Mais qu'est-ce qui m'a pris ? *Livia, tu fais vraiment n'importe quoi !*

Sonnée et inquiète, je reprends ma route complètement au hasard. Je me rassure en me répétant que la forêt n'est pas si grande et que je vais bien finir par rejoindre le bon chemin. Et cette fois, plus question de couper à travers les bois, je resterai sur cette foutue route.

Je longe le ruisseau. En toute logique, il devrait bien finir par m'emmener quelque part. Le sous-bois est plus frais, je glisse plusieurs fois sur la terre mouillée. Au loin, je distingue de vieilles pierres et m'approche, fascinée.

Des maisons à l'abandon ! J'y crois pas ! On dirait que je suis dans un film...

Les toits sont écroulés, les fenêtres sans vitres ni barreaux. Un gros tronc d'arbre soutient une ancienne porte en forme d'arche. La végétation a complètement envahi l'intérieur des murs, mais c'est pas glauque du tout. Plutôt intrigant. Je me sens presque l'âme d'une aventurière. Sur le côté, un pont en fer enjambe le ruisseau. J'hésite à le traverser, puis y renonce. Je préfère continuer à suivre le cours d'eau qui glougloute. J'aime bien ce bruit, je le trouve apaisant.

Le chemin monte encore, bifurque encore une fois. Je ne reconnais rien du tout. Je m'essouffle et essaie de garder mon calme.

Allez, Livia, tu as surmonté bien pire que ça dans ta vie. C'est pas quelques arbres de merde qui vont te faire flipper, quand même ?

Ben si.

J'entends du bruit derrière moi et me retourne. Est-ce qu'on me suit ? Il ne manquerait plus que ça ! J'ai vraiment peur et je me mets à courir. Un oiseau s'envole à travers les branches et je crie bêtement. Quelle conne !

Je regarde mon téléphone. Il y a quatre appels en absence de Violette... et 6 % de batterie. 6 % ? Comment c'est possible, ça ?

Mes doigts tremblent. J'oublie ma fierté, ma colère mal placée, mon envie de liberté et je rappelle le numéro.

Réseau non disponible, votre appel ne peut aboutir.

Quoi ?

Je stresse pour de bon, cette fois, et je sens une grosse larme s'écraser sur ma cuisse. Non, c'est pas une larme.

C'est une goutte de pluie, suivie d'une autre, puis d'une autre encore.

Merde ! L'orage !

Violette en avait parlé ce matin... C'est pas vrai...

Je repars en courant et me casse la figure sur des racines. Mon genou saigne, je n'ai rien pour l'essuyer. Tant pis.

Oublie ta phobie du sang, Livia, ne regarde pas la trace qui dégouline et fonce, fonce !

Cette fois, je pleure pour de bon. Je suis complètement et définitivement perdue dans un endroit paumé.

Et si personne ne me retrouvait jamais ?

Ou si un psychopathe me retrouvait avant tout le monde ?

Je hurle :

— Au secours ! Aidez-moi, il y a quelqu'un ?

Les gouttes de pluie se font plus violentes et couvrent le son de ma voix.

Je pars dans un sens, puis dans l'autre. Tous les chemins se ressemblent, je repasse plusieurs fois devant le même tas de pierres, les mêmes arbres qui semblent s'embrasser, le même trou dans la roche.

Je tourne en rond et je m'épuise pour rien...

Réfléchis, Livia, putain ! Réfléchis !

Les pompiers. Je dois appeler les pompiers. Non, pas les pompiers, pas comme la dernière fois, j'ai pas envie...

Si, Livia, tu n'as pas le choix. Dépêche-toi.

Mes doigts tremblent et composent le 15. Quelle débile, c'est le SAMU. Je raccroche. Vite, le 18... Heureusement, c'est un appel d'urgence et le réseau ne bloque pas l'appel.

— Sapeurs-pompiers, j'écoute ?

Je fonds en larmes.

— Je suis perdue !

— Mademoiselle, calmez-vous. Vous êtes où, dans quelle commune ?

— Je ne sais pas. Dans une forêt, pas loin d'un endroit où on grimpe dans les arbres.

— Il y en a plusieurs par ici, soyez un peu plus précise, s'il vous plaît.

Je sanglote :

— Je n'ai plus que 4 % de batterie.

— Raison de plus pour être efficace. Comment vous appelez-vous et quel âge avez-vous ? Décrivez-moi comment vous êtes habillée. Êtes-vous blessée ?

Je réponds tant bien que mal et bredouille : « Livia, quinze ans, short blanc, Violette, famille d'accueil, Aaron, *Chatouilleurs branchés*, camp d'ados en vacances, ruisseau, maison en ruine, pont en fer, soif, froid, genou qui saigne... »

Tout sort pêle-mêle et en vrac. J'entends le pompier parler à quelqu'un derrière lui et répéter les mots que je viens de lui dire. Une autre personne lui répond mais je ne comprends rien, il pleut trop fort.

— Livia, on t'a envoyé un SMS, tu le vois ?

Je renifle.

— Oui.

— Clique sur le lien, on va te géolocaliser.

Mes doigts tremblent et je pleure de plus belle :

— Il n'y a pas de réseau, ça marche pas...

— Livia, retourne près du pont et de la maison en ruines dont tu nous as parlé. Ne bouge plus. Économise le peu de batterie qui te reste et surtout, ne te mets pas sous les arbres. C'est trop dangereux avec l'orage. On se met en route, on va te trouver, d'accord ?

Je claque des dents.

— Comment... comment vous en êtes sûr ?

— C'est notre métier. À tout à l'heure, Livia. Reste calme. On arrive. C'est promis.

— Et si vous n'y arrivez pas ?

— On va y arriver. Bien sûr que si.

Je pleure et bredouille :

— Je suis désolée, je suis désolée...

Le pompier a déjà raccroché.

Je suis seule dans la forêt.

Seule avec moi-même et ça ne changera jamais.

La solitude s'accroche comme une seconde peau froide et visqueuse.

SALOMON

Je découvre l'étrange mécanique de son cœur. Elle fonctionne avec un système de coquille auto-protectrice liée à l'abyssal manque de confiance qui l'habite. Une absence d'estime de soi se bagarrant avec une détermination hors du commun[38].

Comment j'ai pu être aussi con, franchement ?

Comment j'ai pu dévoiler mon intimité à une fille aux cheveux rouges que je n'ai jamais vue de ma vie ?

Comment j'ai pu lui parler de mon obsession pour les morts et les cimetières ?

J'ai bien vu qu'elle flippait, qu'elle se renfermait encore plus dans sa coquille alors pourquoi j'ai pas fermé ma gueule de débile ?

Pourquoi ?

Parce que je suis tombé raide dingue amoureux d'elle dès que je l'ai vue.

Parce que dès que son regard pailleté de vert a croisé le mien, j'ai cru que mon cœur allait à la fois s'arrêter de battre et battre trois fois plus fort que d'habitude.

38. *La Mécanique du cœur*, Mathias Malzieu, Flammarion, 2007.

Parce que pour la première fois de ma vie, j'ai compris ce que voulait dire l'expression « tomber amoureux ». C'est chuter d'une falaise. C'est comme quand on rêve qu'on dégringole dans le vide pendant qu'on dort et qu'on se réveille en sursaut.

Il paraît que c'est à cause des apnées du sommeil. Je n'en sais rien, mais en tout cas, depuis que Livia est partie, je suis en apnée d'elle.

Je ne respire plus, je n'attends qu'une seule chose, c'est qu'elle revienne. Ça ne fait que vingt-quatre minutes exactement qu'elle a disparu derrière les arbres et moi, je suis déjà en manque. Qu'est-ce qui me prend ? Je ne *dois pas* tomber amoureux. Il ne *faut pas*. Ça va me briser le cœur. Me le dérégler. C'est juste impossible.

Et pourtant si. Mon palpitant fait des bonds désordonnés comme un chamois sur son rocher et je n'arrive plus à me concentrer sur rien.

Erin s'approche :

— Où est Livia ?

Je bredouille :

— Partie se reposer un peu, je crois. Je l'ai vue se diriger vers les toilettes. Elle voulait s'allonger quelques minutes, elle avait mal à la tête. Apparemment, elle ne dort pas très bien.

— OK. Vous avez réussi à bien échanger, je crois, non ?

— Ouais, c'était cool.

« C'était cool », tu parles ! Je l'ai juste fait fuir en courant avec mes histoires de tombes et de cœur d'enfant mort. Je pensais qu'elle comprendrait parce qu'elle avait l'air différente des autres, mais personne ne peut entrer dans ma tête de dingue.

Livia ne reviendra jamais vers moi, c'est sûr.

Et pourtant, comme Jack, « *j'aurais voulu lui donner la clé de mon cœur pour qu'elle en fasse ce qu'elle veut si elle le voulait* »[39].

Je me sens ridicule de penser ça d'une inconnue, mais je m'en fous. Je veux bien être ridicule toute ma vie, du moment qu'elle me regarde avec ces yeux-là, du moment que je peux étudier la courbe de son cou, la délicatesse de ses pommettes, le contour de sa bouche, la précision de son maquillage autour de ses paupières et sur le haut de ses joues, ses épaules sur lesquelles j'ai envie de poser ma tête, sa poitrine aux formes parfaites...

C'est la première fois qu'une fille me fait cet effet alors pourquoi, comme un imbécile, lui ai-je dit que je préférais la compagnie des morts à celle des vivants ?

Pourquoi je n'ai pas précisé : « *d'habitude* je préfère la compagnie des morts à celle des vivants, *sauf aujourd'hui parce que je suis avec toi et que ça change tout* » ?

Elle m'aurait pris pour un taré de toute façon. Que ce soit avec une formule ou avec une autre. On ne se connaît pas, alors oui, je dois être fou. Je sens bien que quelque chose ne tourne pas rond chez moi.

Après une balade de trois quarts d'heure dans la forêt où Erin nous montre des tas de petits détails qui me fascineraient en temps normal, elle nous demande si on veut tenter l'expérience de nous serrer contre le tronc de l'arbre qu'on a choisi. J'obéis en fermant les yeux et en m'imaginant que c'est le corps de Livia que je tiens dans mes bras.

Je ressens une secousse tellement violente, tellement électrique, que j'en tombe presque à la renverse.

---

39. *La Mécanique du cœur*, Mathias Malzieu, Flammarion, 2007.

— Tout va bien ? Tu es tout pâle, s'inquiète Erin.

— Oui, je... je crois que j'ai faim.

— C'est vrai qu'il est déjà midi passé. Pause pour tout le monde, OK ?

Les ados et les adultes arrivent petit à petit et s'installent à même le sol, sur des bancs en bois ou dans des hamacs accrochés entre les troncs. C'est joyeux, ça piaille, ça rigole, ça se raconte les expériences de *ooootuuuuffff* vécues ce matin. J'ai l'impression que ma tête va exploser. Sans Livia et son silence dans lequel je me reconnais si bien, je me sens perdu dans ce tintamarre.

Qu'est-ce qui me prend de penser à elle tout le temps, comme ça ? Est-ce que je suis comme le héros de *You*, le fou psychopathe obsessionnel ?

Je dois me changer les idées. Absolument.

Je m'approche d'Aaron.

— J'aimerais bien tenter l'atelier numéro deux cet après-midi.

— C'est vrai ? Génial ! Tu verras, tu vas adorer.

Il ne mentionne pas Livia. Tant mieux.

Un garçon noir se lève et vient dans ma direction, une pomme à la main. Il est super bien foutu, avec un corps de sportif que je n'aurai jamais.

— T'étais pas avec Livia, toi, ce matin ?

— Si, pourquoi ? Tu la connais ?

— Un peu. Elle est où ?

Son ton agressif me surprend. Merde, peut-être que c'est son *crush* et qu'il va me casser la gueule parce qu'il m'a vu discuter avec elle tout à l'heure...

Je reprends, l'air de rien :

— J'sais pas, moi. Elle est partie se reposer... elle était crevée.

— Dans quelle direction ?

Je hausse les épaules et je m'éloigne. J'ai pas vraiment envie de me confronter à monsieur Muscles. Lui, si, apparemment : il me rattrape et me saisit par le bras.

— Tu me réponds quand je te parle, OK ?

— Lâche-moi !

— Qu'est-ce qu'il se passe ? intervient aussitôt Thomas en se dirigeant vers nous.

— Rien... rougit le gars en me tapotant sur l'épaule.

— Dempsey t'a agressé ? m'interroge l'animateur alors que le fameux en question s'éloigne en roulant des épaules.

— Euh... Non, ça va.

— Tu en es sûr ? Parce que tu es vraiment pâle. Assieds-toi un peu.

J'en ai plein le cul qu'on me materne tout le temps. Ma mère est entrée dans ma tête, c'est pas possible ! À force de me surprotéger, elle m'a fragilisé et voilà le résultat.

Personne ne semble se soucier que Livia ne réapparaisse pas. Moi, je me dirige vers les cabanes, mine de rien, mais elle n'est pas là. Et comme je n'ai pas envie de lui causer d'ennuis, je ne dis rien, en priant quand même tous les totems de la forêt qu'elle soit juste en train de faire une sieste dans l'herbe.

N'empêche, je n'ai pas un bon pressentiment.

Heureusement, la suite de la journée m'empêche de me creuser le cerveau à la petite cuillère. Je suis emporté par un tourbillon de sensations physiques auxquelles je ne m'attendais pas.

D'abord, Aaron nous montre comment nous sécuriser à l'aide de mousquetons, de harnais, de cordes et j'en passe. J'aime sa façon de parler. Il est calme, rassurant.

Il passe derrière nous pour vérifier qu'on applique ses consignes à la lettre.

Puis, il annonce :

— Maintenant, c'est parti pour une petite balade en apesanteur, chacun sa hauteur et chacun son rythme. Ce n'est pas une course ni un défi, on se fiche complètement de savoir qui ira le plus haut. Ce qui compte, c'est le kiff. Rien que le kiff. Vous pouvez tenter toutes les positions, vous retourner, lâcher les mains, vous mettre la tête en bas... Profitez à fond, sentez votre corps qui bouge autrement, entraînez-vous à lâcher prise, c'est le but de cet atelier. Vous êtes assurés comme des pros, il ne peut rien vous arriver. Je grimpe avec vous. Vous m'appelez au moindre problème, au moindre sentiment de stress. Pas de gêne, OK ? Je répète : rien que du kiff !

Sans crier gare, il s'élance sur le tronc de l'arbre – presque comme s'il courait sur un tronc à l'horizontale.

C'est grave impressionnant. Il grimpe à la cime en moins de deux, comme s'il traversait simplement la rue, puis nous lâche calmement :

— Je vous attends !

Les plus hardis essaient de faire comme lui, mais on comprend vite que ce n'est pas aussi simple que ça en a l'air. On patine dans tous les sens comme de misérables araignées pendues à leur fil. Franchement, heureusement qu'on en est tous au même point parce que c'est la honte.

— Gardez contact avec le tronc ! nous conseille Aaron en redescendant vers nous à la vitesse de l'éclair. Et souvenez-vous, la corde n'est là que pour assurer votre sécurité, rien de plus !

Je me demande, l'espace d'une seconde, s'il n'est pas la réincarnation d'un écureuil ou d'un truc du genre.

Il ajoute :

— Posez vos pieds sur l'arbre, servez-vous de lui comme un appui.

On a tous l'air débiles, en train de flotter comme des pantins désarticulés, mais au bout de quelques minutes, je finis par comprendre le truc. J'accentue le balancement de mon corps, mes jambes entourent le tronc, je lâche la corde à laquelle je m'accrochais désespérément pour aller chercher les premières branches.

Elles sont là, rugueuses, sous ma main. Je m'y cramponne et je commence à me hisser à la force des bras. C'est hyper physique ! Soudain, sans que je m'y attende, mon corps fait un *looping*. Je me retrouve pendu à l'envers, avec le sentiment d'être parti dans les étoiles. *Wow* ! Je plane littéralement, bras et jambes écartés, à cinq mètres au-dessus du sol !

— Ça va ? me demande une voix sous mes pieds – enfin, je veux dire, au-dessus de mes pieds qui sont, eux, au-dessus de ma tête.

— Oui, je gère !

— Nickel ! Accroche-toi à la corde pour te remettre à l'endroit et si ça ne va pas, tu m'appelles, OK ?

Pour Aaron, se déplacer entre les branches et se « remettre à l'endroit », c'est un jeu d'enfant. Pas pour moi. Je gigote dans tous les sens, essaie de retrouver un peu de dignité, mais ma corde s'est entortillée dans une branche.

— Tu veux de l'aide ? m'interpelle une voix féminine.

— Euh...

— Attends, j'arrive !

Une fille du groupe, en short rose et *crop top* blanc, se dirige tant bien que mal vers moi et essaie de détacher ma corde. En vain. C'est beaucoup trop lourd pour elle et on se retrouve là, en train de piquer un fou rire, complètement entortillés.

— Je m'appelle Julia, et toi c'est Salomon, c'est ça ?

— Oui, comment tu le sais ?

— Ben... Je le sais, c'est tout !

Mon cœur fait encore plus de loopings que mon corps et ce n'est pas peu dire. Les autres ont tous au moins dix mètres d'avance sur nous. Je m'en fiche. Je flotte et c'est délicieux.

Au bout d'un bon moment, Julia et moi parvenons à nous remettre d'aplomb et à gagner quelques mètres.

Elle me lance :

— On tente de sauter ensemble en se tenant la main pour voir l'impression que ça fait ?

— Euh...

— Allez... S'te plaît ! On est attachés, on risque rien !

Elle me drague ou je rêve ?

— OK !

Sa main glisse dans la mienne et on s'élance en hurlant comme des fous.

J'ai l'impression que mon cœur va se décrocher mais non, il tient aussi bien que la corde solidement fixée à mon baudrier. C'est grisant. J'adore. Je voudrais que ça ne se termine jamais. J'ai même oublié Livia, sauf que...

Erin s'approche de l'arbre, accompagnée par une femme avec une mèche violette dans les cheveux. Elle marque un temps d'arrêt, nous regarde bizarrement en fronçant légèrement les sourcils. C'est qui ?

— Tu la connais ? chuchote Julia en pouffant.

Moi, je n'ai plus envie de rire. Plus du tout. On dirait qu'une main glacée me serre le cœur. Fort.

La femme me crie :

— C'est toi, Salomon ? Tu as vu où est partie Livia ?

La culpabilité m'inonde de la tête aux pieds. Erin ajoute :

— Salomon, tu dois nous répéter de façon précise ce que t'a dit Livia. On la cherche partout, elle a disparu depuis un moment apparemment. Tout s'est bien passé avec elle quand vous étiez ensemble à l'atelier ?

Je rougis. Malgré moi. Depuis que le regard de la femme à la mèche violette m'a transpercé, je me sens forcé de dire la vérité. J'articule :

— Je... Je pense que je lui ai fait un peu peur. Enfin... Peut-être... Je ne sais pas...

— Descends, s'il te plaît, je n'entends pas bien.

— Aïe, fait Julia, ce qui ne me rassure pas.

Maladroitement, je m'accroche aux branches et tente d'atteindre le sol le plus vite possible. Erin reprend tandis que l'autre femme me dévisage de plus belle :

— « Un peu peur » ? Qu'est-ce que ça signifie ?

— Ben... On discutait et je crois que... Qu'elle n'a pas trop aimé le sujet de discussion.

— De quoi avez-vous parlé ? demande un peu abruptement la copine d'Erin.

Dans une sorte de flou, je vois Dempsey débouler comme un fou furieux. Il hurle :

— Qu'est-ce que tu lui as dit, putain, qu'est-ce que tu lui as dit, espèce de con ? Pourquoi elle s'est barrée comme ça ?

Ces cris, cette violence, c'est trop pour mon cœur et pour moi. Je savais bien que je n'étais pas un mec qui mérite de vivre. Je fais flipper les gens, personne ne veut être mon pote et à cause de moi, Livia a disparu. Je bafouille :

— Je suis désolé...

Et je m'écroule dans l'herbe sur les bogues de châtaignier, tout emberlificoté dans ma corde.

Quand on fait un malaise, on a l'impression que ça dure des heures et on a le temps de faire des rêves abracadabrants. Moi, je vois Livia en train de se débattre dans le courant, elle crie, elle appelle à l'aide, elle hurle, elle disparaît dans l'écume, quelqu'un lui attrape la main et essaie de la hisser sur un rocher mais elle plonge à nouveau et je vois ses cheveux rouges qui flottent, comme une mare de sang.

J'ai tellement mal à la tête, on dirait qu'une perceuse me dévisse le crâne, je grogne, je me débats et j'essaie d'ouvrir les yeux mais je n'y arrive pas. L'éléphant que je connais trop bien s'est à nouveau assis sur mon torse et je ne parviens plus à reprendre ma respiration. C'est moi ou c'est Livia qui est en train de se noyer ? Peut-être qu'on se noie tous les deux, là, en ce moment ? J'essaie de respirer, j'étouffe, j'aspire l'air mais rien ne rentre.

— Livia !

— Salomon ? Salomon, ça va ?

Je suis couché en PLS dans un endroit que je ne reconnais pas. Mon bras me fait mal, on m'a posé une perfusion. Thomas, le grand mec blond, me sourit mais ses yeux sont inquiets.

— Hey, mon pote, tu nous as fait peur !

— Qu'est-ce qui s'est passé ?

— Tu as fait un petit malaise cardiaque. Tout est OK mais le SAMU arrive. Vu tes antécédents, c'est plus prudent.

— Où est Livia ?

— Pour l'instant, on la cherche. Ne t'en fais pas, on va la retrouver.

— Elle s'est noyée.

Thomas fronce les sourcils, s'approche plus près.

— Pourquoi tu dis ça, Salomon ? Elle t'a parlé de quelque chose quand elle est partie ?

— Non, désolé... Je... J'ai rêvé, c'est tout.

— Ah, un cauchemar... je préfère ça. C'est le stress. Détends-toi, OK ?

Est-ce que c'est le moment où je leur dis que parfois, je fais des rêves qui se réalisent ensuite ? Que lorsque ma grand-mère est décédée, je l'ai su parce qu'elle était venue me le dire dans la nuit ? Qu'il m'arrive de penser à quelqu'un de façon fulgurante, comme si on me montrait une photo très précise, et que je SAIS ce qui est en train de se passer pour cette personne ?

Non. Définitivement non. Parce que ce n'est pas le SAMU qu'ils appelleraient, c'est un psychiatre qui me ferait définitivement enfermer en HP.

Alors, lorsque les médecins arrivent pour m'examiner une demi-heure après, je ne parle de rien. De rien du tout. Je leur explique juste que j'ai eu trop chaud, là, sous les arbres, et qu'à cause de ma transplantation cardiaque, j'ai parfois des petites crises d'angoisse mais que ça passe très vite, en général.

Je parle d'un ton calme alors qu'à l'intérieur de moi, c'est un véritable tremblement de terre et que les images de Livia en train de se noyer me submergent complètement.

— L'examen clinique est rassurant, pour nous c'est OK, fait la médecin du SAMU après avoir pris mes constantes et tout noté sur un papier. Il faudrait qu'il mange un peu, sa glycémie est basse, mais à part ça, il peut se lever.

Aaron et Thomas échangent un regard.

— Il va d'abord se reposer et on verra ensuite ?

Cette expression dans leurs yeux, je la connais, je l'ai déjà vue trop de fois. Elle signifie : « Bon, toi, t'es "fragile" donc on va quand même te surveiller de près, désormais. »

Et voilà. Ma mère avait raison. Je suis complètement inadapté aux groupes sociaux, aux gens normaux. Aux vivants, quoi.

Livia, t'es où ?

Je suis en danger de mort ? Peut-être, mais je suis en danger de vie si je ne la revois pas, et, à mon âge, je trouve ça encore plus grave[40].

---

40. *La Mécanique du cœur*, Mathias Malzieu, Flammarion, 2007.

VIOLETTE

All I want is nothing more
To hear you knocking at my door
'Cause if I could see your face once more
I could die as a happy man I'm sure [...]
Why did you leave me ?[41]

Pourquoi la vie fait-elle des boucles et se retrouve-t-on sans cesse confronté aux situations qu'on cherche le plus à fuir ?

La disparition de Livia me renvoie brusquement dix ans en arrière. Une fois encore, je n'aurais pas dû la laisser, comme je n'aurais pas dû laisser partir Erin ce jour-là. Je suis responsable. Et si j'avais été là pour Louis, mon amour lui aurait peut-être permis de s'en sortir aussi.

C'est la même chose pour Livia. Si j'étais restée, je ne l'aurais pas lâchée une seconde. Je ne peux pas en vouloir aux autres, ils avaient des tas d'ados à gérer. Moi, je n'avais que Dempsey et Livia à surveiller.

---

41. Tout ce que je veux n'est rien de plus
Que de t'entendre frapper à ma porte
Parce que si je pouvais voir ton visage une dernière fois
Je pourrais mourir en homme heureux [...]
Pourquoi m'as-tu quitté ?
All I Want, Kodaline, album « *In a Perfect World* », 2013.

Je compose son numéro. Encore. Et je tombe à nouveau sur sa messagerie.

« *Hey, les chieurs et les chieuses, vous pouvez laisser un message mais je vous rappellerai seulement si j'en ai envie.* »

Tout remonte dans mon ventre puis dans ma gorge. Les mêmes sentiments, presque exacerbés.

L'effort de se dire que tout ira bien, un effort un brin naïf, optimiste, pour se rassurer.

L'inquiétude ensuite qui arrive crescendo comme une vague qui emporte raison et cohérence.

Les images du corps sans vie d'Erin qui submergent tout.

Non.

NON, je n'ai pas du tout envie de revivre ça. Livia, tu as intérêt à t'accrocher.

Pas question que tu disparaisses, toi aussi.

On va te retrouver, c'est compris ? Tu ne lâches rien. On est là.

L'orage claque pour de bon. J'essuie mes yeux noyés de gouttes de pluie tandis que Dempsey me rejoint. Son survêtement est trempé et son regard en dit long.

Il explose :

— Pourquoi les adultes ne font jamais leur taf comme il faut, sérieux ? Putain, elle a disparu pendant tout l'après-midi et personne n'a rien vu ! Et après, on nous punit, nous, les ados, pour des bêtises ? Faites chier grave, vous tous !

Je comprends tellement sa colère. Elle est légitime.

— Tu as raison.

Il essuie ses joues. Je tente :

— On va la trouver, OK ?

— Vous avez prévenu la police ?

— Oui, ils arrivent.

Aaron arrive en courant, portable à la main.

— Je viens d'avoir un appel des pompiers à l'instant ! Livia les a contactés, ils essaient de la géolocaliser et sont partis à sa recherche. Elle s'est perdue dans la forêt mais elle a mentionné ton prénom, le groupe d'ados et le nom de l'asso. Ils m'ont demandé où tu habitais et ils vont fouiller dans ce périmètre, entre ici et chez toi. Apparemment, elle a parlé d'un pont en fer, d'un ruisseau... Tu vois où ça peut être ?

— Complètement ! C'est à deux kilomètres de la maison environ.

Aaron me tend le téléphone.

— Tiens, ils sont en ligne, explique-leur où ça se situe.

Je lève le pouce vers Dempsey. J'espère que ça le réconfortera.

Il me tend son majeur droit en guise de réponse, puis s'éloigne en courant pour se mettre à l'abri dans la voiture.

*

On se met en route sous la pluie battante. Je grelotte malgré le chauffage, Dempsey aussi. Il serre la mâchoire et regarde obstinément les gouttes s'écraser sur la vitre.

Moi qui pensais que cette journée dans les arbres ferait un bien fou à tout le monde... Quel gâchis. Je suis fatiguée. Je me suis crue trop forte.

Pouvoir gérer deux ados en colère en même temps... Quelle idiote !

Au moment où je gare la voiture devant la maison, mon téléphone sonne.

— Violette Averland ?

— Oui.

— On a retrouvé Livia près du pont. Elle va bien, on lui fait quelques soins de base et on la ramène chez vous, à l'adresse que vous nous avez indiquée tout à l'heure.

— Oh génial... Merci !

Je me tourne vers Dempsey.

— Tout va bien pour Livia !

Il sort de la voiture et claque violemment la portière en crachant :

— Si vous le dites.

Je reste un moment enfoncée dans mon siège, sans bouger.

Livia est saine et sauve.

Il ne lui est rien arrivé. Merci la vie.

Je m'extirpe péniblement de la voiture. Tout mon corps me fait mal, comme si j'avais reçu des coups. Je me dirige lentement vers la porte d'entrée. Dempsey m'attend devant en frissonnant. Mince, j'avais oublié qu'il n'avait pas les clés.

Il file à l'étage sans demander son reste et moi, je cours dans ma chambre enlever mes vêtements trempés et en enfiler des chauds. La température vient de chuter de quinze degrés au moins. Je prendrai ma douche après pour me réchauffer, je veux accueillir Livia correctement.

Je redoute sa colère. La mienne a vite fondu. Quand j'ai appris sa fugue, c'est l'inquiétude et la culpabilité qui ont pris le dessus.

Par la fenêtre de la cuisine, j'aperçois les gyrophares de la voiture des pompiers.

Je descends les marches de pierre en courant, puis ralentis.

Livia sort de l'estafette, enveloppée dans une couverture de survie. Elle a un bandage au genou droit et son *make-up* dilué forme des auréoles noires et vertes sur son visage.

L'un des pompiers s'avance.

— Et voilà la demoiselle !

— Livia... Je suis tellement désolée !

Elle me regarde, désemparée, puis articule :

— Désolée de quoi ?

— Mais... De ne pas être restée là-bas avec toi ! De ne pas avoir compris que tu ne voulais pas faire cette activité avec les autres... Je te présente mes excuses.

Elle fond en larmes et s'enfuit vers la maison.

Le pompier hausse les épaules.

— J'ai trois ados à la maison... Certains jours, je préfère être en mission plutôt que de les gérer ! Ma femme s'en sort bien mieux que moi !

Je secoue la tête. Si je parle, je m'effondre.

Il me regarde avec gentillesse.

— Vous avez eu les bons mots, madame. C'était bien, ce que vous lui avez dit. Allez vous reposer, vous aussi, vous êtes toute pâle. Bonne soirée.

— Merci encore.

— Je vous en prie.

La voiture repart et je fixe les lumières bleues et jaunes qui s'éloignent dans la grisaille. J'ai l'impression d'avoir vieilli de dix ans.

Je remonte l'allée, entre dans le salon et m'effondre dans le canapé. Armstrong me saute dessus aussitôt et je lui murmure à l'oreille :

— Je crois que je vais laisser tomber l'accueil des ados, tu sais.

Il me lèche la joue et ronronne.

— Si, je t'assure. Ça a failli être le drame.

— Miawwww... Miaaaawww !

— T'as raison, il faut que je dorme. Les neurones de mon cerveau sont désactivés.

*

Dix ans plus tôt.

— *Alors, cette séance avec Nonna ?*

J'essuie mes yeux.

— *Je n'ai pas les mots.*

— *Est-ce que tu sais pourquoi un cheval s'allonge et montre son ventre ?*

— *Je suppose qu'il veut des câlins, mais là, je transpose à mon chat.*

— Indeed. No, darling, *quand un cheval s'allonge, c'est qu'il te donne sa confiance. Une confiance absolue. C'est vraiment rare,* you know. *Je n'ai jamais vu Nonna agir de la sorte. Tu peux essayer de trouver pourquoi elle a eu cette réaction ?*

— *Ah, parce que c'est à moi d'interpréter ?*

— Of course. And YOU know why.

Je secoue la tête.

— *Je n'en ai aucune idée.*

— I think you know.

— *Je t'assure que non.*

— *Pourquoi tu t'es allongée sur son ventre ?*

— *Parce que...*

Ma gorge se serre.

— Erin was here, wasn't she ? Next to you and Nonna ?

Je ne parviens pas à articuler un mot.

— So you have your answer, dear Violet. *Tu n'as pas à douter de la confiance qu'Erin te faisait. Tu n'es pas responsable de l'accident. Et cela n'aurait rien changé si tu avais été présente avec eux ce jour-là,* except one thing, you know. *Tu ne serais pas ici avec moi pour en parler.*

*

J'ouvre les yeux. Dempsey est penché sur moi et ses yeux me regardent avec inquiétude.

— Putain, c'est la journée des frayeurs, ici ! Vous m'avez foutu la trouille, sérieux ! Je vous ai jamais vue dormir comme ça en pleine journée ! Enfin... c'est bientôt le soir, mais bon, je veux dire...

— Je suis désolée, j'ai eu un coup de barre. Je vais préparer le repas.

— Ben non, laissez... On a cru que vous étiez partie et comme on crevait la dalle avec Livia, on a préparé des pâtes. C'est le seul truc qu'on sait cuisiner.

— Excellent. Vous avez bien fait.

— Vous en voulez ? On vous a gardé une part.

Il me tend une assiette sur laquelle s'étale un monticule de pâtes agglutinées les unes aux autres.

— Merci infiniment, jeune homme.

— Faites pas genre, je sais bien que c'est dégueu. Si vous n'en voulez pas, je fous tout ça à la poubelle. Alors, vous décidez quoi ?

— Miaaaawwww, répond Armstrong à ma place en se frottant aux jambes de Dempsey.

DEMPSEY

Uppercut

La journée était genre montagnes russes.

Bouderie / Super moment dans les arbres / Colère / Trêve.

Ce soir, je suis épuisé. Vidé. Comme si on m'avait aspiré l'énergie de l'intérieur. Et puis cette bouillie de pâtes, là... Elle me pèse sur l'estomac. À moins que ce soit les remords d'avoir craché ma colère sur Violette qui, c'est vrai, n'y est pour rien dans tout ça.

Mais c'est tout moi : désigner un coupable quand je sens la rage qui monte.

J'ai pas encore trouvé comment faire autrement pour désamorcer la bombe qui me vrille les tripes quand je flippe. Et si je suis vraiment honnête, ça m'a carrément mis les nerfs quand j'ai vu Livia discuter avec ce pauvre mec alors qu'elle ne m'adresse jamais plus de deux mots.

Qu'est-ce que je lui ai fait ? Pourquoi elle lui parle, à lui ? La seule chose qu'il a réussi à faire, ce con, c'est la faire déguerpir et se paumer dans la forêt !

Oh et puis merde, à la fin !

Je donne des coups dans mon oreiller plusieurs fois jusqu'à ce que ma colère se tasse un peu.

*

— Qu'est-ce qu'il y a, Cheryl ?

— Les enfants... à l'école...

— Ils t'ont emmerdée ?

— Oui, parce que j'ai pas de papa, moi ! Pourquoi on n'a pas de papa, Dempsey ?

Parce que c'est un gros connard, voilà pourquoi. Mais t'as que sept ans, alors je peux pas te le dire de cette façon.

— Parce que... parce qu'il a préféré partir.

— Juliette, Anaïs et Maéva, elles ont fait la ronde autour de moi en rigolant, parce que j'ai... pas... de... pa... pa...

Elle s'effondre dans mes bras. Moi, j'ai envie de pulvériser l'école de ma petite sœur. De balancer des cailloux dans les vitres. D'aller frapper ces gamines.

Ce soir, Cheryl s'est endormie d'épuisement à force d'avoir pleuré. Et moi, à neuf ans, j'ai déjà la haine contre cette société qui marche sur la tête.

*

Je me demande quel plan foireux nous aura encore concocté Violette pour demain. Je veux rentrer chez moi, je ne veux plus retourner à l'EPM. Je m'inquiète pour Cheryl. Mes potes me manquent. Mon environnement, mon quartier, là où je maîtrise les choses. Je suis déstabilisé, bousculé. J'aime pas me sentir fragile comme ça.

Je sens mes joues devenir humides. C'est pas vrai, je chiale maintenant ? Encore ?

Et cet orage à la con, il va s'arrêter un jour ou quoi ? Je crève de froid !

Lorsque j'ouvre les yeux, le soleil est revenu, comme si rien ne s'était passé la veille. L'odeur du café chaud fait gargouiller mon ventre. Ouf, Violette aussi est là, comme avant.

Je descends et elle m'accueille en souriant :

— Tiens, voilà monsieur Fusilli !

— Monsieur quoi ?

— Je plaisante. C'est le nom des pâtes que tu as cuisinées hier soir.

— Vous vous foutez encore de ma gueule ?

— Mais non. J'ai tout mangé.

— Vous mentez.

— Oui.

Je secoue la tête. Violette, c'est comme cette foutue paroi d'escalade. Trop lisse pour l'accrocher, trop impressionnante pour la faire tomber.

J'y arriverai pas et ça m'énerve. Je grogne :

— Alors aujourd'hui, le super programme c'est quoi ?

— Ben rien, répond la paroi d'escalade tranquillement.

— Comment ça, rien ?

— Tu m'as reproché que je vous trimballais à droite et à gauche. Que ça te faisait suer et que tu préférais te reposer. Donc j'ai annulé la séance d'escalade avec Aaron.

— C'est ce qui était prévu ?

— Yep. Dans un coin superbe avec des sources pour se baigner ensuite. Du coup, j'irai seule après avoir déposé Livia à sa séance d'équithérapie, sauf si elle décide de l'annuler aussi. Ça me fera du bien de grimper un peu, je n'ai jamais le temps.

— Qu'est-ce que je voudrais annuler ? demande Livia derrière nous.

Elle est habillée tout en blanc et s'est dessiné des motifs ethniques blancs et or sur les paupières et le haut des pommettes. Ça me gave qu'elle me fasse cet effet à chaque fois, parce que je la trouve flippante, mais attirante en même temps. Et c'est grave chiant.

— Ta séance d'équithérapie. Est-ce que tu veux y aller quand même ?

— J'sais pas.

Quelle faux-cul ! Elle s'est barrée dans la forêt, elle nous a tous fait flipper et là, elle joue encore sa pourrie-gâtée, comme si de rien n'était. J'ai envie de la plaquer au sol.

— Alors, Dempsey, que décides-tu ? De rester ici ?

— Aaron sera pas content que j'annule à la dernière minute.

— C'est certain mais, que veux-tu, on ne force pas un âne à boire s'il n'a pas soif.

— C'est quoi cette comparaison à la con ? L'âne, c'est moi ?

— Pas du tout.

Livia glousse dans son coin, comme d'habitude quand Violette me fait une *punchline.*

Putain qu'elle me saoule.

— Si, vous faites une métaphore, là.

— *Wow* ! Monsieur est littéraire, en plus ! Tu as bien suivi tes cours de français, bravo !

— Arrêtez de vous foutre de moi.

— Mais non, je suis sincère. Je ne m'attendais pas à un tel mot de ta part. Alors, je lui dis quoi, à Aaron ?

— J'aime pas les faux plans, donc on n'annule rien. J'ai mon honneur.

— Si tu le dis.

Je grommelle en débarrassant la table. Pourquoi cette femme arrive toujours à ses fins ?

— Ce matin, repos ! On partira après le repas, à 14 h précises. On déjeune à 12 h 30 et je compte sur toi, Dempsey, pour allumer le barbecue comme la dernière fois.

Cette sorcière, c'est le diable. Elle joue carrément avec le feu. Elle ferait bien de faire gaffe, parce qu'à force, je vais l'allumer, cet incendie. Et elle continue, en plus :

— Livia, tu prépareras la salade de tomates, je les ai posées sur la table. Dempsey, tu gères le barbecue, démarre-le à 11 h 30, ce sera bien.

— Pourquoi ? Vous allez où, vous ?

— Faire les courses. Tu veux venir ? Je pense que non, je me trompe ?

Je hausse les épaules. Les bêtises de Livia ne lui ont pas servi de leçon, hier ? Elle recommence à nous laisser seuls, avec un couteau dans les mains de Livia et des allumettes dans les miennes ?

— À tout à l'heure !

On ne lui répond pas. Livia hausse les sourcils, incrédule. Et encore, elle ignore que je suis un pyromane. Si elle savait...

Je murmure :

— Là, ça craint, non ?

— Non, rétorque miss-madone-ne-me-regarde-pas-sinon-je-te-crève-les-yeux-avec-mon-couteau.

Et elle grimpe l'escalier à toute vitesse pour aller s'enfermer dans sa chambre.

Dépité, je regarde Armstrong qui baille à s'en décrocher la mâchoire.

— T'es d'accord avec moi, au moins, toi ? Les meufs, ça craint, non ?

Le matou me tourne le dos, s'enroule sur lui-même et s'endort en ronronnant.

— Merci pour le soutien, frère.

— Miaaaawwww.

Vers onze heures, je sors dans le jardin. J'ai trop hâte de démarrer mon feu de joie. Je commence à ramasser des branches sèches et je découpe les cartons que Violette a déposés près du barbecue. Je devrais presque prendre un selfie et l'envoyer à Rémi. Il en ferait une attaque, c'est sûr. Et Violette perdrait son statut de famille d'accueil, ce serait bien fait pour elle, non ?

Mais je ne le ferai pas. Je suis trop content d'allumer un feu, sérieux.

Pendant que les premières petites flammes lèchent le bois, je repense aux ateliers dans les arbres. J'ai eu tort de râler sur Violette mais ça, je ne le lui avouerai jamais. C'était vraiment fou. J'ai flippé, mais j'ai adoré.

Me balancer dans le vide, sentir l'air s'engouffrer dans mes poumons à plus de vingt mètres du sol, respirer à fond, voir le monde de haut... C'était trop bien. Et puis, dans l'après-midi, Thomas m'a proposé de tester le saut pendulaire. Et ça, j'aurais jamais cru le faire, mais devant les autres, j'ai pas osé refuser.

J'ai failli me pisser dessus de trouille, mais j'ai pas reculé.

Et c'était juste géant. OK, c'était pas à cent mètres au-dessus d'un pont, mais quand même. J'ai senti mon cœur s'envoler et redescendre dans mes pieds, un truc de ouf. J'ai jamais autant hurlé de ma vie, je crois.

Lorsque l'élastique m'a enfin ramené au sol, Thomas m'a tapé sur l'épaule.

— Eh bien, Dempsey, si tu finis pas champion de boxe, tu termineras baryton à l'Opéra !

Tout le monde a rigolé et moi, pour une fois, ça m'a pas mis en colère. Au contraire.

*

Le public scande nos noms. Je fixe Hugo Vannant. Ses poings, son corps tendu, ses yeux de tueur. On s'est déjà affrontés plusieurs fois sur de nombreux combats et aucun de nous deux n'a vraiment l'avantage sur l'autre. Sauf que cette demi-finale-là, je veux la gagner. Pour me permettre de passer en National. C'est ma vie qui est en jeu. Mon honneur aussi. Ma dignité. Pour prouver à ma mère que je suis pas un raté, comme mon salaud de père.

Hugo attaque avec un droit, je riposte avec un hook punch. *Il esquive et son poing gauche s'écrase sur ma mâchoire. Je vacille légèrement.*

J'entends une voix qui résonne, fort.

— *Vas-y mon fils ! Massacre-le !*

C'est le père d'Hugo. Et moi, le mien, il est où ? Pourquoi il n'est pas là, lui aussi, en train de m'encourager ?

Le pied d'Hugo m'atteint de plein fouet dans le mollet. Je tombe. Je me relève, mais il m'achève avec un crescent-kick[42] *qui me foudroie de douleur.*

— *Un, deux...*

Lève-toi, Dempsey, lève-toi, putain !

T'es où, papa ?

— *Trois, quatre...*

Pourquoi t'es pas là, j'ai mal. Tu devrais être à côté de moi.

— *Et le vainqueur est... Vannant !*

Applaudissements. Cris. Hugo bombe le torse, salue. Lève le bras droit en signe de victoire, sans me regarder.

La rage m'envahit, si forte, si puissante, que je me relève, cours vers Hugo et lui mets un coup de tête par l'arrière. Monumental. Il s'écroule.

Le public hurle, scandalisé par mon geste.

Moi je vois des étoiles partout. Une pluie d'étoiles, mais toujours pas de père.

Le jour même, j'ai été viré du Club et la Fédération n'a plus voulu de moi.

Alors je suis parti en vrille.

*

Je repense à tout ça en déposant les morceaux de bois sur les braises chaudes.

42. Coup bas en boxe, le « balancé oblique ».

Comment on peut faire basculer sa vie comme ça, avec un geste malheureux.

Sur un coup de tête, au propre comme au figuré.

Le feu prend bien. C'est mon truc. J'étais peut-être pompier ou volcanologue dans une autre vie, qui sait.

Bella, une copine de ma mère complètement frappée du cerveau, nous a expliqué qu'on avait tous sept vies, comme les chats. Qu'on démarrait la première avec un karma horrible, et qu'on se réincarnait jusqu'à avoir une existence douce et parfaite. Et elle y croyait ferme, en plus. Elle avait même réussi à convaincre ma mère.

— C'est pour ça que, parfois, on a l'impression d'avoir déjà rencontré quelqu'un, mais qu'on ne s'en souvient pas de façon exacte. Et si on était un bourreau, eh bien dans une vie ultérieure, on essaiera de rattraper nos erreurs passées, donc on sauvera des gens. Par contre, si on a souffert, on en porte longtemps les traces et on fait des cauchemars, parce qu'on revit nos tortures.

Je l'avais trouvée tellement débile que je lui avais sorti un truc du genre :

— Moi, dans ma première vie, j'étais Jack l'éventreur. C'est peut-être pour ça que quand je te vois, j'ai envie de te découper en morceaux.

Ma mère m'avait foutu une baffe monumentale et privé de console pendant trois jours. Ça m'avait fait chier, mais voir la tête de Bella se décomposer valait bien la punition.

Bref, mes pensées se sont encore égarées, comme d'habitude.

Un bruit derrière moi me fait sursauter. Je me retourne. Il est encore là. Le gars de la dernière fois. En train de marmonner ses incantations aux légumes du jardin. Qu'est-ce qu'il croit ? Qu'ils vont pousser plus vite ?

Je suis sûr qu'il profite de l'absence de Violette pour venir fouiner dans son jardin.

Je lui lance mon regard de tueur. En vain, il ne m'adresse pas un seul coup d'œil.

Le feu crépite. Bravo, Dempsey, t'as pas perdu la main, c'est déjà ça.

Cette fois, le regard du géant aux légumes se pose sur moi.

Il est jaloux ou quoi ? Ben ouais, c'est à moi que Violette a demandé de préparer le barbecue, frérot, pas à toi, même si t'en crèves d'envie. C'est à moi qu'elle fait confiance.

Lorsque Violette revient, mes braises sont nickel pour faire cuire la viande qu'elle a rapportée. Livia n'en mange pas, Violette lui a acheté du saumon. La madone fait sa loi, ici, encore une fois...

Le repas est super bon, ça change de la bouillie de pâtes d'hier.

Avant que Violette me le demande, je me lève pour débarrasser la table. Et voilà, je l'ai prise par surprise, elle ne s'y attendait pas, cette fois !

Elle m'offre un énorme sourire.

— Dempsey, tu m'as l'air en pleine forme, aujourd'hui ! Du coup, je te propose de tester la formule « débarrassage ET vaisselle ». N'oublie pas, l'eau doit être bien chaude. Les gants de ménage sont sous l'évier. Merci, mon grand.

Elle est vraiment chiante ! Je marmonne :

— Dire que l'esclavagisme est soi-disant aboli… Tu parles ! Je vais vous dénoncer, vous verrez.

— Tu m'as déjà menacée mais tu n'as rien fait.

— Ne me tentez pas trop.

— Le numéro pour enfance maltraitée c'est le 119.

— Très drôle.

— Merci.

Elle m'énerve. Et la vaisselle aussi… Je polémique :

— Pourquoi c'est pas Livia qui s'en occupe ?

— Tu as quel âge, Dempsey ? se moque Violette. On se croirait à la maternelle, là.

— Ben non, sérieux, c'est pas juste. C'est parce que je suis un mec, c'est ça ? Vous me punissez ?

— Je ne vois pas le rapport, mais si ça t'amuse d'en trouver un…

— Je vais la faire, ta vaisselle de merde, m'interrompt brusquement Livia.

— Non, toi tu m'aideras pour autre chose, intervient Violette d'une voix que je n'ai jamais entendue auparavant.

Je file. Elle n'a pas l'air contente. Elle me suit dans la cuisine. Je sens que je vais avoir droit au petit discours de morale et ça me gonfle à l'avance… Mais pas du tout. Elle attrape deux mugs, la bouilloire et des cookies maison, puis ressort sur la terrasse.

Putain ! Elle va boire un thé avec Livia et elle me laisse bosser ?

Je rumine. Je comprends pas pourquoi elle agit de cette façon.

Lorsque je termine de laver les assiettes, vingt minutes après, je croise Livia qui remonte à toute vitesse, sans me regarder. Elle a les yeux rouges.

Ah, je comprends mieux pourquoi Violette m'a envoyé faire la vaisselle : elle en a profité pour passer un savon à Livia pour sa fugue d'hier. Bien fait pour la madone au *make-up* !

Je la rejoins sur la terrasse, elle se retourne et hoche la tête avec satisfaction.

— Mission accomplie ? Merci, Dempsey.

Le trajet en voiture jusqu'au site d'escalade se fait sans un mot. J'ai beau avoir compris pourquoi Violette m'a éloigné, je suis encore grave énervé.

Violette s'engage sur le chemin, se gare sur le parking où nous attend Aaron. Elle s'avance vers lui et lance :

— Il est prêt !

— Bien comme il faut ?

— Ah ça, oui !

Mais de quoi ils parlent, tous les deux ?

La portière de la voiture d'Aaron s'ouvre côté passager et je vois descendre un gars. J'y crois pas... C'est l'autre, celui avec qui Livia a discuté hier et que j'ai failli frapper... Salomon ! Qu'est-ce qu'il fait là ?

Ma colère remonte encore d'un cran. Les plans foireux, ça me gave.

— Je devais être seul avec Aaron.

— Ça a changé.

— Vous faites chier.

— Reste poli, Dempsey.

— Pourquoi il est là, ce naze ?

— Dempsey, je t'ai demandé quelque chose, reprend Violette fermement. Pas d'insultes.

— C'est pas une insulte, c'est un constat.

— Bon, Dempsey, tu viens m'aider à porter les cordes et toi, Salomon, tu te charges du sac avec le reste du matériel, nous interrompt Aaron en attrapant les baudriers. Violette, dans trois heures c'est OK pour toi ?

— Parfait !

Elle m'adresse un petit signe de la main. Pour me narguer, j'en suis sûr.

Je balance rageusement les cordes sur la roche plate et croise les bras.

— On va s'entraîner à assurer un coéquipier, annonce Aaron. Enfilez vos baudriers pendant que j'installe les cordes.

Salomon et moi échangeons un regard qui en dit long, mais le discours muet n'est pas le même. Le sien serait plutôt du genre : « qu'est-ce que je fous ici, j'ai la trouille » et le mien « j'ai envie d'éclater ta sale tête sur la paroi ».

Je répète rageusement :

— Pourquoi il est là ?

Aaron, occupé à installer les voies, ne tourne pas la tête et répond :

— Il a de la colère à évacuer parce que Violette lui a demandé de faire la vaisselle.

— Hé, c'est Dempsey qui vous parle ! C'est moi qui vous demande pourquoi Salomon est avec nous alors qu'on était censés faire une séance d'escalade à deux ! Et je suis pas en colère à cause de cette foutue vaisselle, mais parce que...

Je m'arrête net.

Ils avaient prévu le coup ensemble, les cons. Pour bien me chauffer. Pourquoi ? Pour voir ce dont je suis capable ?

Aaron nous tourne toujours le dos. Il demande calmement :

— Passe-moi la corde rouge, s'il te plaît. Et pendant que je termine, tu expliqueras à Salomon ce que je t'ai appris la dernière fois.

— Pourquoi vous faites ça, avec Violette ?

— Ça quoi, Dempsey ?

— Me foutre les nerfs à cran.

— Tu le fais tout seul, mon pote. Avec toi, c'est tellement facile. Un jeu d'enfant. On appuie sur un bouton, on dit un mot, et tu déballes tes feux d'artifice. C'est assez marrant en fait.

— Vous êtes des psychopathes.

— Arrête de jacasser pour rien. La colère n'est utile que pour défendre des causes justes, pour se révolter sainement. Toi, Dempsey, c'est ton moyen d'expression mais il prend toute ta bonne énergie. Donc fais pas le Don Quichotte, tu n'as rien à prouver, tu t'épuises. OK ? Et si tu veux tout savoir, ta réaction envers Salomon hier était disproportionnée, voire injuste. Il n'est pas responsable de la fugue de Livia et même s'il l'était, ce n'était pas à toi de le lui dire.

— Faites-moi la morale, je dirais rien !

— Ce n'est pas de la morale, c'est du respect. Ne joue pas à la victime, ça ne marche pas, ni avec Violette, ni avec moi.

Il disparaît derrière la paroi rocheuse pour aller accrocher ses bloqueurs et sa corde de merde. Salomon me regarde, avec ses lunettes et son air d'extra-terrestre tombé d'une autre planète. Sérieux, d'où il vient, ce mec ?

Je lui lance un baudrier qu'il récupère maladroitement, puis un des mousquetons qui retombe à ses pieds. Même pas doué de ses mains, en plus !

— Dempsey, joue pas au con, tu veux ? lance une voix au-dessus de ma tête.

C'est pas vrai ! Comment il a fait pour me voir ? Ce sont des sorciers avec un sixième sens et des yeux cachés derrière le crâne ou quoi ?

Je réponds :

— J'ai pas fait exprès.

— N'en rajoute pas. Bon, je redescends dans quelques minutes, alors tu fais le *check* et tu t'équipes. Tu seras le *climber*, Salomon le *belayer*.

— C'est une blague ?

— Non. Donc tu as intérêt à bien lui expliquer les choses.

Salomon me regarde avec un air impuissant. Je suis certain qu'il jubile de voir Aaron m'humilier. Je tente :

— Je ne me souviens plus de rien. Soit je grimpe pas, soit c'est pas lui qui m'assure.

— Négatif. Tu grimpes et il t'assure.

Et voilà. Je suis obligé de déballer le mode d'emploi au pauvre abruti en face de moi : tu dois faire un nœud au bout de la corde – tu ne dois jamais la lâcher – il faut qu'on se mette d'accord sur les mots – qu'on vérifie que je suis bien encordé et que la corde est mise dans le bon sens dans l'appareil, ça s'appelle le *partner check* – quand j'aurai besoin de mou je te le dirai – tu dois me parer jusqu'au premier point d'ancrage – ensuite tu dois te replacer en position avec les jambes bien ancrées – si jamais tu dois lâcher la corde tu dois faire une clé de blocage, comme ça – pour donner du mou ta main côté frein doit pousser la corde vers le grigri en formant une boucle et ton autre main doit tirer la corde à travers le grigri – tu ne dois jamais me lâcher du regard – tu...

— Excellent ! s'écrie Aaron dans mon dos.

Ce gars est plus rapide que Spiderman. Il est déjà redescendu et il ajoute :

— Je suis épaté, franchement. Je ne pensais pas que tu avais autant de mémoire. C'est nickel.

Ben oui, qu'est-ce qu'il croit ? Le pas-doué tiendra ma vie entre ses mains dans cinq minutes, alors je suis bien obligé de me creuser les neurones pour ne rien oublier !

— Aaron... Tu pourras quand même vérifier que tout est nickel ?

Il me tape sur l'épaule :

— Pour qui tu me prends, Dempsey ?

Je souffle intérieurement, soulagé. Il me fait un clin d'œil.

Je me suis encore fait avoir.

— Allez, c'est parti, Dempsey. Montre-nous ce que tu sais faire.

Mon égo est tellement piqué au vif que je ne sais pas comment je vais réagir si je reste stupidement bloqué sur la roche comme la dernière fois, ou si je me casse la gueule devant Salomon. Hors de question. Je vais tout donner et *fuck* le vertige.

Je pose un pied, me hisse, attrape la première prise, puis continue en essayant de ne penser ni au vide, ni à ma colère.

En dessous, j'entends la voix rassurante d'Aaron qui guide Salomon. Je me maudis intérieurement. Aaron n'a jamais eu l'intention de le laisser m'assurer seul. Comment j'ai pu le croire ? Il a bien dû se foutre de moi en m'entendant déballer mon discours en mode « je flippe grave alors écoute-moi, OK ? »

Me voilà à l'endroit stratégique de la dernière fois. Là où je suis resté pendant un temps infini entre ciel et terre pendant que la petite Maya grimpait comme une flèche.

Allez, Dempsey, cette fois, tu réussis et tu le mets K-O, ce foutu passage.

Je pose le pied gauche, m'étire, vais chercher la prise avec la main, et hop, en deux temps trois mouvements, j'y suis. Je crie :

— Donne du mou !

La corde se relâche et je continue l'ascension avec la rage au cœur, mais positive cette fois. Je suis fier, doublement fier. D'avoir réussi mon challenge et de ne pas me ridiculiser devant Salomon.

J'entends la petite voix de Maya résonner dans ma tête :

« *Allez, bravo, tu y es presque* ! »

Et c'est vrai, je suis en haut !

— Nickel ! crie Aaron. Tu te reposes ou tu attaques la descente tout de suite ?

— Je descends.

— Ça marche. Vas-y.

Aaron guide Salomon et je redescends sans encombre, en tapant mes pieds contre la paroi, comme Maya me l'avait montré.

Yes ! I did it !

Ma fierté est saine et sauve, mon corps aussi. Je me laisse tomber sur la roche, mais Aaron ne me laisse aucun répit.

— Hey, mec, lorsque le *belayer* a fait un bon boulot, on le remercie. C'est comme sur un ring, tu sais. On salue son adversaire.

— Merci.

— Non, c'est Salomon que tu dois remercier.

— Vous savez très bien que c'est faux.

— On s'en fiche. Je souhaite que tu le remercies à défaut de lui avoir présenté tes excuses pour hier. Et je compte sur toi pour l'assurer correctement, maintenant.

— Vous êtes vraiment chiant, vous, pire que Violette !

— Ouaip.

Je tends la main à Salomon.

— Merci d'avoir assuré.

Il acquiesce sans rien dire. Je crois qu'il a peur de moi. D'habitude, ça me ferait kiffer. Pour la première fois de ma vie, ça me gêne, au contraire.

— Allez, on échange les rôles, fait Aaron sans nous laisser le temps. Salomon, tu vas t'équiper et Dempsey, tu vas assurer.

Je lis de la détresse dans le regard de Salomon. Je lui lance, d'un ton légèrement supérieur :

— T'inquiète, je gère.

Et j'ajoute, mi-ange, mi-démon :

— Je fais aussi de la boxe, je suis assez doué. Si tu veux, je te montrerai quelques prises.

Histoire de l'impressionner encore plus, comme si je ne voyais pas déjà dans ses yeux qu'il est mort de trouille.

LIVIA

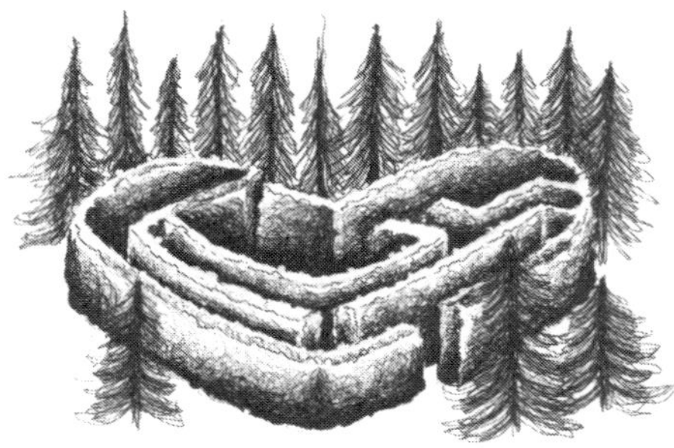

Hier soir, après ma douche, je me suis installée sur mon lit et j'ai dessiné. Pour Violette. Un dessin pour m'excuser de ma fugue. D'avoir fait flipper tout le monde. De l'avoir effrayée. Ça m'a fait de la peine quand je l'ai vue s'écrouler de fatigue dans le canapé. Je me suis souvenue qu'elle n'était pas obligée de m'accueillir. Elle ne devait s'occuper que de Dempsey. Et depuis que je suis arrivée, elle n'a pas arrêté d'essayer d'être sympa, même si elle force un peu les choses, j'avoue.

J'ai laissé mes émotions courir sur le papier. Il y en avait tellement, ça débordait de partout.

J'aurais pu faire franchement mieux mais avec la fatigue, c'est tout ce qui m'est venu à l'esprit.

Je me suis levée de mon lit pour aller glisser le papier sous sa porte mais au moment de le faire, je n'ai pas pu.

J'ai eu peur de sa réaction, d'être allée trop loin dans l'intime.

Alors je suis repartie dans ma chambre, j'ai rangé le dessin, arraché une feuille de mon carnet et j'ai simplement écrit « Je suis désolée pour tout à l'heure, Livia » et j'ai laissé la feuille sur la table de la cuisine.

J'ai encore moins bien dormi que d'habitude. Je n'arrêtais pas de me réveiller en sursaut avec des cauchemars où tout se mélangeait : mon père, ma fugue, les pompiers, un vieux cimetière désaffecté – foutu Salomon ! – et même Jaïko, le cheval traumatisé, que je retrouvais en train d'agoniser dans la forêt. Horrible.

Dempsey et Violette me hurlaient dessus en me disant que c'était ma faute s'il était mort, parce qu'il m'avait suivi et qu'il était tombé dans un ravin.

Je me réveille avec un mal de crâne épouvantable et il me faut une énergie folle pour réussir à me lever, puis à me préparer. Je mets trois fois plus de temps pour faire mon *make-up* et choisir ma tenue. Et surtout, j'ai une boule dans le ventre qui grandit de minute en minute à l'idée d'affronter Violette.

Alors, quand elle nous annonce qu'elle nous laisse seuls avec Dempsey et qu'elle part faire des courses, je ressens à la fois du soulagement et de l'angoisse. Est-ce qu'elle agit sur le même mode opératoire que mon père ? Me laisser stresser, stresser, jusqu'à ce qu'elle me tombe dessus sans crier gare ? Pourtant, elle a bien dû lire mon message, puisque le papier n'est plus sur la table de la cuisine.

Je fuis dans ma chambre. Je guette son retour par la fenêtre et je n'arrive à rien faire d'autre.

Pendant le repas de midi, alors que Dempsey fait son cirque en mode « je cherche des excuses pour me foutre en colère », j'essaie de croiser le regard de Violette, mais elle évite le mien.

Elle attend que Dempsey parte dans la cuisine faire la vaisselle en râlant pour se tourner vers moi. Elle me sourit :

— Très sympa ton petit message, Livia. Je te remercie.

Je me prépare à subir sa colère, ses reproches en mode culpabilisation « tu m'as fait peur – après tout ce que j'ai fait pour toi ces derniers jours – tu sais que je n'étais pas obligée de te prendre en vacances ici – tu es une ingrate – à partir d'aujourd'hui, plus de sorties c'est fini », mais rien ne vient. Calme plat.

Elle sirote son thé, les paupières fermées et le visage offert au soleil, sans bouger. Les minutes passent en silence.

Je me racle la gorge et elle ouvre les yeux.

— Tu te sens prête pour une séance d'équithérapie ou tu préfères te reposer ?

— Je pensais que vous ne voudriez plus rien faire avec moi.

— Pourquoi ?

— À cause d'hier.

— Ah !

— Vous...

Je m'arrête. Les mots ne passent pas.

— Si c'était le cas, je te l'aurais dit franchement, répond simplement Violette. Pour l'instant, la séance n'est pas annulée, Chelsea nous attend, donc dis-moi si tu en as envie.

— Je crois que oui.

— Parfait !

Sa colère n'est pas sortie. Pire, je n'ai même pas l'impression qu'elle en a. Je ne comprends pas. J'hésite, puis je me lance :

— Pourquoi vous ne me punissez pas pour ce que j'ai fait ?

— Mais tu as déjà été punie, Livia.

— Quand ?

— Hier. Quand tu as mis ta vie en danger. J'imagine que tu as dû avoir très peur. Tu trouves que ce n'est pas suffisant ? Se faire du mal à soi-même, c'est grave. Je ne vais pas en rajouter, non plus.

Les larmes me submergent et je m'enfuis en courant. Dempsey me regarde passer avec son air grognon. Je m'en fous. Il est tellement con que ce qu'il pense de moi ne m'importe pas.

*

Chelsea nous accueille, toujours avec son sourire si particulier à la Grand-Mère feuillage.

Accueil, c'est vraiment le mot qui me vient en tête quand elle s'approche vers nous. J'ai encore une fois une impression de déjà-vu que je ne parviens pas à expliquer.

— *Hi, darling* ! Que préfères-tu faire en premier ? Aller rendre une petite visite à Jaïko ou aller tout de suite dans l'enclos d'Yvoire ?

Je n'ai pas l'habitude que les adultes prennent soin de mes émotions. D'habitude, on m'envoie balader avec mes « caprices d'hypersensible ».

— J'aimerais bien voir Jaïko avant.

— OK. Tu me suis ?

— Et Aram, le cheval blanc, celui qui a reçu des coups de barre sur les jambes... Il va bien ?

— De mieux en mieux. *You wanna say hello to him* ?

Je hoche la tête en guise d'approbation. Je n'ai pas eu le temps de regarder le lien vidéo que Violette m'a envoyé, celui qui explique comment s'y prend Chelsea pour s'occuper des chevaux traumatisés. La journée d'hier a été un peu trop intense.

— *Hi, Aram, here's Livia*, murmure Chelsea.

Le cheval blanc s'approche de moi.

— Petit gourmand, ce n'est pas l'heure des *carrots !* rit Chelsea.

Elle le caresse tout en m'expliquant :

— Il est très, très fan de *carrots*. Il pensait que je lui en apportais. Maintenant, il va bouder, *look* !

En effet, Aram s'éloigne, l'air offusqué.

— Vous les connaissez par cœur ?

— Presque. Allez, viens, assurons-nous que Jaïko va bien.

Le cheval est au milieu d'un pâturage, avec deux ou trois poneys trapus à la crinière blanche. On dirait des animaux en peluche. Chelsea répond à ma question muette comme si elle avait lu dans mes pensées :

— Ce sont des shetlands.

— Pourquoi ils sont si petits ? Ce sont des adultes ?

— C'est une race qui vient du nord de l'Écosse. À l'origine, ils vivent dans une région où le climat n'est pas très *cosy, you know* ? Alors ils se sont adaptés. Mais ce n'est pas parce qu'ils sont de petite taille qu'ils ne sont pas vigoureux ni courageux. Ils étaient employés pour transporter du charbon à l'époque...

— Pourquoi vous avez placé Jaïko avec eux ?

— Parce qu'ils sont *so sweet*, jamais agressifs avec les autres chevaux, même avec les nouveaux. Et Jaïko a besoin de se recréer une famille de cœur, tu ne crois pas ?

Je ne réponds rien. J'observe le cheval qui garde ses distances avec les trois shetlands. Lorsque l'un d'eux s'approche un peu de lui, il ne fuit pas. Il attend. On sent qu'il est sur ses gardes mais il ne semble pas effrayé.

— Comment les shetlands savent qu'ils ne doivent pas venir trop près ?

— Parce que ce sont des êtres hypersensibles et que je suppose qu'il le leur a fait comprendre.

— Comment ?

— Par son langage corporel et peut-être même en communiquant avec eux par des hennissements ou d'autres moyens que les humains ne sont pas encore capables de comprendre.

— Lorsque vous parlez des chevaux, on a presque l'impression que vous les trouvez plus intelligents que nous.

— *Of course, that's what I think.*

— Pourquoi ?

Chelsea me fixe longuement, puis murmure :

— As-tu déjà vu ces chevaux en liberté maltraiter l'un des leurs ? Le mettre à part d'un groupe ? As-tu déjà observé un groupe de chevaux attaquer le territoire d'un autre groupe ?

Est-ce que les chevaux empêchent l'un d'entre eux de brouter l'herbe parce qu'elle est délicieuse à cet endroit-là ?

— Je n'en sais rien mais à vous écouter, je suppose que non.

— Eh bien tu vois, pour moi, ils sont donc plus évolués que les hommes qui passent leur temps à se faire la guerre, la compétition, à se mentir ou à prendre le bien d'autrui. Je ne dis pas que tous les humains font ça, et heureusement. Mais à l'inverse, aucun cheval libre ne se comportera de cette façon. *You see what I mean ?*

Je hoche la tête. Jaïko nous regarde avec suspicion. Je ne suis pas étonnée. Comment faire confiance lorsqu'on a été maltraité ?

Pourtant, on voit clairement qu'il est moins affolé qu'il y a deux jours.

— Moi, ça me fait du bien de le voir plus apaisé... Plus propre aussi. Vous l'avez nettoyé ?

— Non, je ne l'ai pas encore touché. C'est encore trop tôt. Il faut lui laisser du temps.

— Alors comment il a fait ? Il était couvert de boue...

— Il a vu ses copains se rouler dans l'herbe et il a fait pareil. Hier soir et ce matin.

— Sa robe est très belle, on dirait qu'elle a des reflets rouges.

— *Exactly*. On appelle ça « bai cerise ». Tu observes beaucoup, Livia. Et tout ce que tu dis est juste.

— C'est parce que je dessine.

— Que veux-tu dire ?

— J'imprime tout dans ma mémoire pour reproduire chaque détail ensuite.

— *Oh, won-der-ful ! Would you show me ?*

— C'est... secret.

— Je comprends. En tout cas, bravo. C'est ta passion depuis longtemps ?

— Il paraît que oui, mais je ne me souviens pas du moment où ça a commencé.

Je mens. Ça a commencé le jour où mon père m'a prise dans ses bras devant ses amis pour dire que j'étais sa « fille chérie » et qu'après leur départ, il est monté dans ma chambre.

— Tu me fais honte en public.

— Pourquoi tu dis ça ?

— Pour rien. Tu me fais juste honte. Je ne sais même pas comment c'est possible d'avoir une fille comme toi.

Ce soir-là, je me suis dessinée fracturée en deux.

J'aimerais rester là pour toujours, à observer Jaïko. Je me demande bien ce qu'il ressent, dans son nouvel environnement. Est-ce qu'il fait des cauchemars ? D'ailleurs, est-ce que les chevaux rêvent ?

Chelsea interrompt mes pensées :

— Yvoire t'attend là-bas, près du bosquet de châtaigniers, tu vois ? Violette m'a dit que tu aimais particulièrement ces arbres-là. Je te laisse y aller seule, OK ? Elle te connaît maintenant. Je ne serai pas loin, je reste à proximité.

Je m'avance vers la jument. Violette a raison, sa robe a une couleur d'encre magnifique. Elle lève la tête et me laisse m'approcher.

Je pose ma main sur son cou, ferme, lisse et doux. Je sens sous mes mains son sang pulser. Régulier, comme une berceuse. *Toudoumdoum, doum. Toudoumdoum, doum.*

Je murmure :

— J'ai honte de moi, je me déteste. Ça t'arrive aussi, à toi, de ressentir ça ?

Elle renâcle. Penche sa tête un peu plus vers moi.

— Ouais, toi, forcément, tu ne fais pas de conneries, personne ne t'en veut. Moi, si. Je fais toujours tout foirer, tu comprends ?

Yvoire secoue la tête et ses oreilles pour chasser les mouches qui lui tournent autour.

— Si, je t'assure, je fais tout foirer. Tout le temps. Mon père me dit que je suis une emmerdeuse de première. Toi, tu ne le penses pas parce que tu ne me connais pas, mais si tu vivais tous les jours avec moi, tu en aurais marre, toi aussi.

Yvoire approche sa tête encore plus près. Son cou touche mon front. J'enfouis ma tête dans sa crinière et je lui souffle :

— Merci de ne pas me juger. Si seulement tu étais une vraie personne, peut-être qu'on s'entendrait bien ? Qu'on serait amies ?

Yvoire se recule brusquement et hennit. Elle fait encore quelques pas en arrière.

Mon cœur se serre. Je fais fuir même les juments les plus patientes.

Elle me dévisage un long moment. Ses cils bruns battent, son flanc se soulève doucement. Elle hennit à nouveau, puis se rapproche et pose sa tête sur mon épaule.

Et là, j'entends une voix murmurer à l'intérieur de moi. Une voix presque indignée, mais bienveillante quand même :

— Pourquoi tu dis que je ne peux pas être ton amie parce que je suis une jument, Livia ? Tu rigoles ou quoi ?

Je me retourne avec l'impression d'être observée.

Chelsea est tout près de la barrière et je lis dans ses yeux la même intensité que dans ceux d'Yvoire.

SALOMON

Si tu as peur de te faire mal, tu augmentes les chances, justement, de te faire mal. Regarde les funambules, tu crois qu'ils pensent au fait qu'ils vont peut-être tomber lorsqu'ils marchent sur la corde raide ? Non, ils acceptent ce risque, et goûtent le plaisir que braver le danger leur procure. Si tu passes ta vie à faire attention de ne rien te casser, tu vas terriblement t'ennuyer, tu sais...[43]

Lorsque Dempsey me fixe comme ça, avec son air de conquérant, j'ai l'impression qu'il va me pulvériser sur place. Franchement, ce mec est un pervers. Il jouit de voir ma peur et moi, je me sens encore plus nul.

C'est à mon tour d'escalader la paroi. J'imagine ma mère en train de flipper grave si elle savait ce que je m'apprête à faire, là, tout de suite. Déjà qu'elle a failli venir me chercher après mon malaise cardiaque de la veille... Aaron a eu du mal à la convaincre que j'étais en pleine forme.

J'entends même ses mots. Je les imagine.

Tu n'as jamais grimpé une paroi, Salomon. C'est beaucoup trop dangereux ! Imagine que tu paniques quand tu seras à quinze mètres du sol, que ton cœur s'emballe et que tu fasses un

43. *La Mécanique du cœur*, Mathias Malzieu, Flammarion, 2007.

malaise cardiaque comme la dernière fois ? Ou pire, un ARRÊT cardiaque, hein ? Ce serait bien plus raisonnable de décliner ce projet. C'est trop prématuré.

Ben, écoute, maman. Si je dois crever aujourd'hui, ce sera fait.

J'irai rejoindre mes gentils potes au cimetière et j'aurai enfin la paix.

Quoique... Les morts n'arrêtent pas de parler entre eux. Peut-être qu'ils se plaignent, eux aussi ? Qu'ils ressassent leurs regrets, leurs remords ? Qu'ils se lamentent de ne pas avoir accompli tout ce qu'ils auraient voulu dans leur vie ? Qu'ils jettent des sorts à ceux qui les ont envoyés six pieds sous terre ? Qu'ils se baladent partout et nous observent en se fichant de nous ?

Qui sait ce que font les gens dont le cœur s'est soi-disant arrêté de battre ? Hein ? Qui peut le dire ?

Peut-être que l'enfant dont j'ai pris le cœur me surveille, de là où il est. Qu'il se lamente, même, en se demandant pourquoi il est mort afin que je vive, parce que je ne fais rien d'extraordinaire et que je suis quelconque, voire pitoyable parfois.

Tout ça pour ça, franchement...

— Eh oh, Salomon, tu es avec nous ou pas ?

Je sursaute. Mes pensées m'ont emmené tellement loin qu'encore une fois, j'ai décroché du réel. Aaron pose sa main sur mon bras :

— Alors, tu l'enfiles, ce baudrier ? Dempsey t'a montré comment faire, n'est-ce-pas ?

L'intéressé me dévisage avec un air de tueur à gage. J'ai intérêt à répondre avec diplomatie.

— Oui, il m'a tout expliqué mais je veux bien que vous me montriez encore. C'est la première fois, donc...

— Pas de problème. Dempsey, tu réexpliques à nouveau, s'il te plaît ?

Il s'exécute sous le regard vigilant d'Aaron. Lorsque je suis prêt, je voudrais qu'il se passe n'importe quoi. Qu'un orage éclate, comme hier. Qu'un troupeau de cochons sauvages débarque et nous fasse fuir... Ça vit ici, les cochons sauvages ? Je n'en sais rien, mais peu importe. Qu'une grenade explose, là-bas, derrière l'amas de roches grises et qu'Aaron décide de nous rapatrier en vitesse.

Ouais, Salomon, tu déraillles grave.

Non, je ne déraille pas. Mon cerveau tétanisé cherche juste à fuir la situation, au moins en pensée.

— Bon, tu es prêt ?

Certainement pas.

— Oui.

— Alors pose ton pied sur la première prise, celle que tu vois à gauche. Et maintenant je laisse Dempsey te guider.

Certainement pas.

— OK.

— Dempsey, tu pares ?

Tu pares ? Tu pares quoi ?

— Ouaip.

— Eh bien, Salomon, *let's go* !

Je ne peux pas m'empêcher de jeter un coup d'œil rapide vers le bas. Erreur. Dempsey en profite pour me hurler :

— Non ! En haut, le regard ! Tu veux te taper une crise de vertige ou quoi ?

Ferme-la, toi.

— Je ne suis pas certain que tu vas rassurer Salomon en prenant ce ton-là, le reprend Aaron.

— Mais je lui ai dit qu'il fallait pas faire ça, putain ! Il écoute rien ! Il faut tout lui répéter deux fois, à ce débile !

— Dempsey !

Je sens une secousse assez violente, mon pied dérape et je me sens dégringoler en arrière sans pouvoir me raccrocher. La corde se tend brusquement et je me retrouve pendu comme un vulgaire sac de patates, en train de flotter à deux mètres au-dessus du sol. Heureusement que je n'ai pas fait cette chute dix mètres plus haut.

Penaud, je dévisage Aaron. C'est lui qui tient la corde. Dempsey est sur le côté, à quelques mètres, tête baissée, jambes écartées. Je comprends qu'il m'a lâché et qu'Aaron a dû rattraper le coup de justesse.

Mon cœur s'emballe. Ce mec est fou, il veut ma mort depuis que j'ai parlé à sa copine Livia ou quoi ?

— Salomon, ça va ?

La voix d'Aaron est inquiète.

Non, clairement pas. Je dois être à 180 de fréquence cardiaque, là.

— Ouais, ouais, c'est bon.

— Tu veux bien réessayer ?

En fait, j'ai encore l'intention de rester en vie. Donc on va s'arrêter là.

— D'accord.

— Bon, laisse-toi faire alors, je te redescends au sol et on va tout reprendre. Repousse la paroi avec tes pieds si tu peux, par à-coups.

Je tente un désespéré :

— Oui oui, Dempsey m'a expliqué ça aussi, je m'en souviens.

Aaron ne répond rien.

Lorsque mes chaussures touchent les cailloux, j'avoue que je me sens soudain beaucoup mieux mais ce n'est pas encore la grande forme.

— Repose-toi deux minutes, je dois parler à Dempsey.

Aaron s'éloigne. Je fais mine de réajuster mon harnais, de vérifier mon mousqueton, ma corde, mais la voix d'Aaron porte loin et j'entends ses mots.

— Tu as quelque chose à me dire ?

Dempsey grommelle un truc inaudible. Aaron continue à parler. Dempsey hausse les épaules en me regardant et ça n'a pas vraiment l'air de plaire au directeur.

Moi aussi, j'en ai marre. Je ne suis pas venu ici pour me faire maltraiter.

J'enlève tout l'attirail, leur tourne le dos et m'éloigne. Loin, pour réfléchir tranquillement. Je ne peux plus voir la tête de Dempsey. C'est trop.

Je sens une présence derrière moi et tourne la tête. C'est pas vrai. Le psychopathe est là.

— Aaron veut que je m'excuse.

— T'embête pas avec ça. Je déteste l'hypocrisie. Je préfère que tu ne parles pas, en fait.

— J'ai pas été cool.

— Pourquoi ?

— Pourquoi quoi ?

— Pourquoi tu m'en veux ? Livia, c'est ta copine ?

Dempsey éclate d'un énorme rire qui me fait sursauter, puis qui me gagne aussi. Il est hyper contagieux, son rire.

— Ma copine ? T'es sérieux, mec ? Elle est carrément barrée, cette meuf !

— Je trouve pas, moi.

— Tu rigoles ?

— Ben non.

Il secoue la tête et repart avec son gros rire. Je ne sais pas ce que je préfère en fait : sa colère ou sa moquerie. Il me tape sur l'épaule.

— Bon, frérot, un conseil : éloigne-toi d'elle. Elle apporte que des merdes.

— Moi aussi.

— Quoi, toi aussi ?

— Il m'arrive que des merdes. Alors une de plus ou de moins...

— Genre quoi ?

Sa question m'interpelle. Je réalise que je n'ai pas de réponse.

Aaron nous rejoint :

— Bon, la hache de guerre est enterrée, les gars ?

J'en sais rien, moi.

— Ouais, c'est bon. Salomon et moi, on est potes et je vais l'assurer comme il faut. Promis.

C'est pas vrai... Il va falloir que je remonte sur cette foutue paroi.

— C'est OK pour toi, Salomon ?

Non, pas du tout.

— Oui.

Depuis le début de l'après-midi, je n'ai pas arrêté de dire à haute voix le contraire de ce que je pense tout bas. Pourquoi ?

Parce que tu flippes, Salomon. Parce que t'as jamais su t'affirmer. Parce qu'on t'a jamais laissé le faire.

Moi aussi, je sens la colère m'envahir.

Je fonce vers la paroi, enfile le baudrier et tout ce foutu bazar, puis je fais mine de commencer à grimper sans attendre personne.

Dempsey arrive derrière moi en courant.

— Hey, mec, fais pas le con ! Si je t'assure pas correctement, c'est moi que Livia défoncera ce soir... Et franchement, j'ai pas envie qu'elle me jette un sort !

Je hausse les épaules.

— C'est pas ma petite amie.

— Ouais, ben je sais pas de quoi vous avez parlé tous les deux, mais vous aviez l'air vachement connectés. Elle te mangeait des yeux, donc si tu veux mon avis, elle...

— Bon, c'est pas bientôt fini ? nous interrompt Aaron. Ce serait quand même cool pour Salomon qu'il réussisse à grimper, non ?

Pour une fois, ma tête et mon corps sont d'accord avec ses mots.

Enfin.

Est-ce que la phrase de Dempsey « elle te mangeait des yeux » vient de me donner un électrochoc qui me propulse vers le sommet ? C'est possible.

Est-ce que de savoir qu'il ne risque pas de fracasser mon crâne sur les rochers m'apaise un peu ? Sans doute.

En tout cas, on dirait qu'une autre personne se tient devant moi, ou plutôt, en dessous de moi. Il me parle calmement et me donne de super conseils.

Je me retrouve à mi-hauteur en quelques minutes. D'en bas, Aaron m'encourage :

— Franchement, c'est top. Bravo.

La paroi s'incline un peu et je panique légèrement. La prise suivante me semble trop loin et je ne vois pas comment l'atteindre. La voix de Dempsey me parvient :

— Y a une prise à la hauteur de ton épaule droite, frère. Si tu tends le bras, c'est nickel. Après, tu te décales et tu places ton pied gauche dans le trou à hauteur de ton genou. Pousse sur tes jambes. Je te donne du mou, OK ?

Ses explications sont claires. Je répète mentalement les actions dans l'ordre et, miracle, ça fonctionne ! J'y suis !

Mes jambes tremblent, mes bras aussi, mais j'ai réussi !

Les mots d'Aaron, qu'il prononce à mi-voix, me parviennent :

— Quand tu veux, tu es un excellent professeur. Tu ne trouves pas que pour un mec pas sportif et peu sûr de lui, Salomon s'en sort plutôt bien grâce à tes conseils ?

— J'avoue.

— Et j'ignorais que tu avais une si grande mémoire.

— Qu'est-ce que vous voulez dire ?

— Tu as répété quasi mot pour mot ce que je t'ai expliqué quand tu t'es retrouvé coincé au même endroit que lui.

Non mais je rêve ? Dempsey aussi a eu peur de grimper et il m'a fait croire l'inverse ? Qu'il maîtrisait grave et que je n'étais pas doué ? C'est une blague ou quoi ?

Je ne sais pas ce qui me prend, mais je crie :

— Donne-moi du mou, allez, grouille !

Et je termine l'escalade de la paroi en quelques minutes, mû par une double envie : celle de prouver à Dempsey que je ne suis pas si con que ça, et celle de faire taire la voix de ma mère qui m'a toujours fait croire que mon cœur lâcherait à la moindre émotion.

Parce que là, je suis servi, à vingt mètres, niveau sensations !

Quant à ce que j'éprouve pour Livia, ça me donne carrément des ailes. Je me fais une promesse : on ira tous les deux visiter le cimetière dont elle m'a parlé. J'ai envie de partager ça avec elle, et rien que d'y penser, j'ai l'impression de m'envoler.

Et mon foutu cœur ne lâche pas.

Pas du tout.

Au contraire, même.

Je crois qu'il ne s'est jamais senti aussi bien de toute sa vie.

VIOLETTE

The cold fact that life is just a long migration
Towards the sun I guess, towards the sun, I guess
Far, in distance, there is hope
Or at least another round
We're not dead, just out of tune[44]

Je me réveille avec une appréhension au creux du ventre. J'ai accepté de relever le défi personnel que m'a lancé Aaron. Accompagner Livia, Dempsey et le groupe d'ados d'Erin et de Terry pour une sortie en canoé dans un endroit que je connais malheureusement trop bien.

Les gorges où Louis et Erin ont perdu la vie.

Ce lieu, c'est celui où une partie de mon cœur a gelé pour toujours, même si l'autre partie continue de vivre et de respirer, bien vivante.

Hier, la phrase d'Aaron a touché sa cible en plein cœur :

— Tu veux aider les ados à affronter leur passé, mais toi, Violette, tu t'y mesureras quand ?

---

44. Le fait est que la vie est une longue migration
Vers le soleil, j'imagine, vers le soleil, j'imagine
Loin, très loin, il y a de l'espoir
Ou au moins un tour de plus
Nous ne sommes pas morts, juste désaccordés
Onassis, Aaron, album « *Waves from the road* », 2011.

— C'est déjà fait depuis longtemps.

— Permets-moi d'en douter.

— Je ne savais pas que tu étais Dieu... Tu lis dans mes pensées ?

— Tu n'as jamais remis les pieds là-bas. Je me trompe ?

J'ai haussé les épaules. Je n'ai plus envie d'être assaillie par des *flash-backs* mortifères. Je préfère me concentrer sur les deux ados dont j'ai la responsabilité et qui doivent prendre leur vie en main.

— On ne sera pas trop de quatre pour gérer ce petit groupe, hein ?

— Je ne te promets pas de grimper dans ce fichu canoé, Aaron.

Je cogite pendant une bonne partie de la nuit. Dans tous les cas, que je fasse la descente en canoé ou pas, je dois accompagner Dempsey et Livia au lieu de rendez-vous. On verra bien ce que je déciderai à la dernière minute. J'ai l'habitude de suivre mon instinct.

Lorsque nous arrivons au pied des colossales falaises grises, l'eau est d'un bleu turquoise absolument somptueux, le soleil brille à nous en brûler la peau et pourtant, je frissonne. Livia m'observe sans rien dire. A-t-elle compris mon malaise ?

Aaron est en retard, cela ne lui ressemble pas. J'en viens presque à espérer que la séance en canoé soit annulée et que je puisse m'échapper d'ici.

J'offre mon plus beau sourire de circonstance à Erin et Terry. Leur groupe, Arthur, Océane et Ali en tête, nous accueille avec de grands gestes. Arthur se précipite vers Dempsey et le serre dans ses bras sans le lâcher.

— Mon pote, mon pote ! Tu m'as manqué, tu sais !

— À moi aussi, répond gentiment Dempsey.

La voix douce et l'empathie dont il fait preuve envers Arthur me confortent dans mon idée. Sa colère, son addiction au feu et aux bêtises ne sont que des bouées de sauvetage qui l'ont empêché de sombrer dans sa vie malmenée et sans repères.

Océane lui tend timidement une feuille.

— Je t'ai fait un dessin parce que je t'aime.

— Merci beaucoup. Il est... il est vraiment cool.

Dempsey plie maladroitement le papier et le range dans la poche de son short.

Livia observe la scène, à la fois incrédule et bouleversée. Je le vois à la façon dont elle scrute les visages. Sans doute mettra-t-elle ses émotions en dessin, ce soir, à l'abri dans sa chambre.

Océane s'approche d'elle.

— Je ne savais pas que tu serais là, sinon je t'en aurais offert un. Comment tu t'appelles ?

— Livia et toi ?

— Océane avec un O.

— Aaron n'est pas là ? s'étonne Erin.

— Non, c'est bizarre... Peut-être qu'il a eu un problème. Si c'est le cas, on...

Trop tard ! Le pick-up d'Aaron apparaît entre les arbres et lorsque les portières arrière s'ouvrent simultanément, je comprends tout de suite : ses deux enfants sont avec lui, ce qui explique son arrivée tardive.

— Astrid a eu un souci, elle a dû partir ce matin en urgence, explique-t-il en retenant Eléana par la main alors qu'elle court maladroitement vers les gorges.

— Tu veux qu'on reporte la sortie ?

Il m'envoie un clin d'œil taquin.

— Bien essayé mais non. Eh, oh, Léopold, reste à côté de moi, s'il te plaît !

— Je t'assure, ça risque d'être compliqué.

— Pour qui ?

— Ben... Pour toi ! Gérer tes enfants, les deux ados et le groupe...

— Tu es là, je te rappelle. Erin et Terry aussi. Chacun son travail.

— Je n'aime pas le canoé et tu le sais. Je ne saurai pas donner les consignes convenablement.

— Arrête de te raconter des histoires, Violette.

Il se retourne et soulève ses enfants dans ses bras pour les conduire près d'un canoé.

Eléana et Léopold ont sept ans et sont tous les deux atteints d'une maladie congénitale, la myopathie mitochondriale. Depuis qu'ils sont petits, ils ont des convulsions fébriles et un retard psychomoteur qui s'aggrave progressivement. Ils marchent difficilement, ont un retard mental important et des troubles visuels et auditifs. Ils sont très bien suivis au CHU de Lyon et pris en charge dans un centre pluridisciplinaire pour tous les soins quotidiens. Ils vont à l'école deux demi-journées par semaine, assistés par une AESH[45].

45. Accompagnatrice d'Élève en Situation de Handicap.

Pendant les vacances scolaires, Aaron s'en occupe beaucoup, sauf pendant les quinze jours où il assure la direction du camp de jeunes. C'est également parce que ses enfants sont porteurs de handicap qu'il tient à encadrer les petits protégés d'Erin et de Terry de temps en temps. Lorsqu'il n'est pas avec Eléana et Léopold, il les confie à Astrid, une infirmière spécialisée.

Pour moi, Aaron représente l'exemple du père-courage par excellence. Je tiens à ce que Livia et Dempsey s'en rendent compte. Après tout, ce n'est peut-être pas plus mal que les choses se déroulent de cette façon.

— Nous serons trois ou quatre par canoé, annonce Erin. Il y a quatre adultes, donc mettez-vous par groupe de deux ou trois, d'accord ?

Je m'approche d'Aaron :

— Tu veux bien que Livia vienne avec toi ?

— Tu m'as confié qu'elle détestait les hommes.

— Oui, mais tes enfants sont là et ça change tout.

— Si tu arrives à la convaincre, pas de souci.

Je n'ai même pas à tenter quoi que ce soit. Fascinée par la chevelure pourpre de Livia, Eléana ne la lâche pas d'une semelle et la traîne presque en direction du canoé de son père. Livia me jette un regard implorant mais je l'encourage en levant les deux pouces.

Arthur veut absolument que Dempsey et Justine embarquent avec Terry et lui. Il en vient presque aux mains avec Ali qui, de son côté, ne veut pas quitter Dempsey.

— Oh oh, les gars, *keep cool* ! les calme Terry. Arthur, lâche Ali, tu veux ?

— Il veut prendre mon ami Dempsey.

— C'est *mon* ami Dempsey ! hurle Ali, indigné à l'idée que quelqu'un d'autre s'attribue le lien « boxe-Mohammed-Ali-Dempsey ».

— Moi aussi je veux aller avec Dempsey, c'est mon amoureux ! pleure Océane.

— C'est pas gagné... soupire Erin.

— Je suggère que Dempsey aille avec Arthur et Justine à l'aller. Au retour, il sera avec Ali et Océane, qu'en pensez-vous ?

Ma proposition suscite quelques grognements de mécontentement que Dempsey fait taire en levant la main.

— J'suis OK, ça roule. Vous aussi ?

Je lui lance un clin d'œil de connivence et je me dirige vers un canoé bleu, suivie de près par Océane, Ali et Vincent pour lesquels j'ai une tendresse particulière. Julian, Dimitri et Nesrine rejoignent celui d'Erin. Dempsey, Justine et Arthur embarquent dans celui de Terry et Arthur lance un doigt d'honneur triomphal en direction d'Ali, que je dois aussitôt calmer.

— Tu veux bien expliquer les règles de sécurité ?

— Oui, Violette.

Dans le canoé de Terry, Dempsey se marre. Dans celui d'Aaron, Livia fait de même. Eléana est sur ses genoux, complètement accrochée à son cou, une main dans ses cheveux.

Je n'avais jamais vu Livia rire. Elle est belle, tellement belle ! Je sors mon téléphone et mitraille l'instant, réalise des portraits individuels et de groupe.

Je tourne la tête, sentant un regard posé sur moi. Aaron me sourit avec tendresse. Il a raison. Ce que je suis en train de vivre est en train de donner un sacré coup de pied au passé, et qu'est-ce que ça fait du bien !

J'empoigne la pagaie.

— Vincent et moi pagayons à gauche, Océane et Ali à droite : ça vous va ?

— Je ne connais pas bien gauche et droite, répond Vincent. Je mélange tout le temps.

— La gauche, c'est là, fait Océane en agitant la main droite.

— N'importe quoi, s'esclaffe Ali, c'est le contraire !

Les autres canoés sont déjà partis à la queue leu leu et louvoient entre les roches. Je pique un fou rire nerveux.

— Pourquoi tu ris, Violette ? s'étonne Océane. Tu te moques de moi ?

— Pas du tout ! Je crois qu'on n'arrivera jamais à décoller du bord...

— Bien sûr que si ! fait Vincent le plus sérieusement du monde, sans comprendre ma blague. On va tous pagayer bien fort et tu verras, on s'en sortira, Violette ! Ce n'est pas si difficile, tu sais. Il faut juste essayer de toutes nos forces et ramer ensemble.

Je lui souris mais j'ai la gorge serrée. Il a tellement raison, Vincent.

« On s'en sortira.

Ce n'est pas si difficile.

Il faut essayer de toutes nos forces et ramer ensemble. »

Les pagaies s'enfoncent dans l'eau couleur céladon. Gauche, droite, gauche, droite... Miracle ! Le canoé avance à peu près droit. Un sourire m'étire les lèvres et le cœur.

*

Dix ans plus tôt

Chelsea m'accueille, les cheveux décoiffés et les yeux cernés. Pourtant, elle semble heureuse. Elle irradie.

— *La petite de Nonna est née cette nuit. Viens voir, elle est* sooooo wonderful *!*

Elle me précède dans le box où la jument est étendue dans la paille maculée de sang séché.

— *Elle a eu un peu de mal, j'ai dû faire venir le véto mais tout est* OK now. *Il lui a fait l'injection de sérum anti-tétanique. Regarde comme elle est belle !*

— *Pourquoi cette piqûre ? La pouliche est malade ?*

— No, darling, *c'est le protocole. Les chevaux et les juments sont très sensibles au tétanos en règle générale et leurs poulains encore plus. Cette foutue maladie peut passer par leur nombril. Tant qu'il n'est pas complètement cicatrisé, c'est un nid à microbes.*

Je m'approche plus près. Une ravissante pouliche à la robe noire, à moitié cachée derrière sa mère, tente de se mettre debout sur ses pattes tremblantes. Elle semble un peu perdue, un peu fragile aussi.

— *Elle est née il y a combien de temps ?*

— *À peine une heure. Le véto vient de partir. Tu veux m'aider à la faire téter ? C'est super important,* you know. *Si elle ne tête pas dans les six à douze heures, elle n'absorbera pas les anticorps du colostrum de sa mère alors que c'est vital pour protéger son intestin.*

— *Comment on fait ?*

— On va la placer tout près de Nonna et voir ce qui se passe.

— Tu lui as donné un nom ?

— Yvoire.

— J'adore !

J'aide Chelsea à conduire la pouliche près de sa mère. Elle frissonne, tâtonne dans le ventre doux de Nonna, hésite un moment puis se met enfin à téter.

Les souvenirs affluent, nombreux, et me soulèvent le cœur.

— Pleure, darling, *me chuchote Chelsea en me prenant dans ses bras. Et si tu le souhaites, tu pourras m'aider à faire les soins à Yvoire.*

— Avec plaisir.

Je m'allonge dans la paille, ma tête tout près de celle de Nonna. Chelsea s'éclipse et je reste là, tranquille.

Le petit bruit de succion régulier trouble à peine la quiétude de l'instant.

Je chuchote :

— Tu voudras bien me laisser soigner un peu ta fille, dis ? La mienne me manque tellement.

Nonna envoie son souffle chaud sur mon front et je ferme les yeux.

DEMPSEY

Crescent-Kick

Je ne pensais pas que je rigolerais autant pendant cette sortie, sérieux. Ali et Arthur, c'est deux fous, franchement. Ils me rappellent Kévin et Mehdi qui passent leur temps à se taper dessus mais qui seraient capables de massacrer quelqu'un s'il s'en prenait à leur pote.

Arthur est un peu trop collant, voire carrément chiant parfois, mais je le kiffe. Il me fait mourir de rire. J'ai l'impression de le connaître depuis toujours alors que ça fait genre trois fois qu'on se rencontre. Il insiste pour pagayer à droite avec moi, bien que Justine soit là. Avec sa franchise à la limite de la politesse, il lui balance :

— Ben, toi, je te vois tous les jours, alors que Dempsey, il repart bientôt.

— T'es nul, rétorque Justine en boudant.

— Eh, t'es pas jalouse quand même ? Dempsey et moi, on fait pas l'amour ensemble !

Arthur et ses vannes pourries...

— Encore heureux, sinon je te tue, hein ! T'es vraiment con, toi, grommelle Justine en empoignant sa pagaie, qui passe dangereusement au-dessus de la tête de son amoureux.

Ça va mal se terminer… mais ils sont trop marrants.

— Bon, intervient Terry, on essaie d'arriver les premiers ?

— C'est une course ? Pourquoi tu l'as pas dit avant ? s'écrie Arthur en plongeant sa pagaie dans l'eau tellement fort que le canoé dévie dangereusement vers les rochers.

Ben, peut-être parce qu'il essaie de faire diversion pour que tu avances, mon pote…

— Holà ho, doucement ! s'exclame Terry qui redresse l'embarcation. Tu veux jouer aux naufragés ?

— C'est quoi, naufragé ? Comme Robinson ?

— Exactement. Et là, clairement, on sera les derniers. Si j'étais toi, j'arrêterais de me disputer avec tout le monde et je me mettrais au boulot.

Ouf, sauvés, merci Terry !

Arthur, galvanisé par l'idée de terminer en tête du quatuor de canoés et surtout de vaincre l'ennemi Ali, s'emploie à pagayer avec ardeur.

On termine devant les trois autres avec quatre minutes d'avance et Arthur, au comble de la surexcitation, tombe dans l'eau au moment où le canoé de Violette, Océane, Ali et Vincent apparaît derrière les arbres.

Ali s'esclaffe. Il faut bien se venger comme on peut. Touché dans son égo, Arthur se précipite vers lui et l'empoigne. Je ne sais pas pourquoi, mais je saute dans l'eau à mon tour et les attrape chacun par un bras. C'est pas très difficile, je mesure au moins dix centimètres de plus qu'eux et ils ne font pas le poids.

C'est drôle, mais voir leur colère apaise la mienne, celle qui est enfouie tout au fond et qui ne demande qu'à jaillir.

Pour la première fois, c'est moi qui suis de l'autre côté. Celui des sages. Et ça fait drôlement bizarre, comme si je venais de passer dans une autre dimension ou de sortir d'une case où j'étais enfermé.

— Eh les gars, arrêtez ça, sinon je serai plus votre copain, OK ?

Arthur relève ses cheveux trempés et m'adresse un regard désespéré.

— Pourquoi, Dempsey ?

— Ben... Se battre, c'est... c'est moche.

Je me sens comme un daron ou un prof en train de faire la morale à deux gosses alors que je suis le premier à sortir mes poings. *Fais ce que je dis, pas ce que je fais.* Un peu honteux, j'ajoute :

— Non, sérieux, je vais vous apprendre à boxer, OK ? Mais dans les règles.

— Je fais déjà de la boxe, moi, grogne Ali.

— Apprends-moi aussi ! crie Océane.

— T'es une fille, tu peux pas, rétorque aussitôt Arthur.

— Alors ça, c'est trop nul ! intervient Vincent.

— Il a raison, mon pote. Dans mon club, y a plein de meufs trop fortes. Et dans les championnats aussi. Par contre, il faut qu'elles combattent contre une fille.

Silence.

— Viens boxer, Justine, demande Arthur.

L'intéressée lui tire la langue et recule. J'essaie de ne pas rigoler mais je croise le regard de Livia qui se retient, elle aussi. Je lui lance :

— Tu tentes ?

Elle hausse les épaules, mais les autres crient « Liiiivia, un combat, Liiiiivia, un combat ! » et elle cède, en m'adressant une moue du genre *fais-chier-je-te-revaudrai-ça*.

— Pendant ce temps, on installe le pique-nique, fait Violette.

Elle passe derrière moi, frôle mon épaule de la main et souffle :

— Merci, Dempsey. C'est cool, ce que tu viens de faire.

Je fais mine de ne rien avoir entendu mais ça me fait grave plaisir quand même.

— Bon, les gars, on se pose face à face !

— J'suis pas un gars ! proteste Océane.

— OK, je recommence ! Bon, tout le monde, on se pose face à face !

Ali et Arthur se regardent comme s'ils allaient se bouffer la gueule, poings en avant. Océane et Livia sont immobiles. Ça promet.

— Je vais vous apprendre un coup difficile que j'aime bien. Le *crescent-kick*.

— Créchantqui ? répète Océane.

— Moi je connais, moi je connais ! crie Ali. Mais pas Arthur, alors je vais lui péter sa jambe tout à l'heure !

Je regarde Livia qui pouffe malgré elle et je murmure :

— Je vais pas y arriver, sérieux !

— Mais si. Allez, vas-y.

— C'est une sorte de coup de pied bas. Il en existe plusieurs, celui-là, c'est un balancé oblique.

— Je comprends rien, marmonne Arthur. Tes mots sont trop compliqués.

Livia pince les lèvres pour ne pas éclater de rire à nouveau. J'essaie de me détendre.

— Bon, je vous montre.

Merde. Je ne peux pas choisir Ali ou Arthur comme adversaire, ça déclencherait une bagarre générale. J'implore Livia du regard. Elle lève les yeux au ciel, puis s'approche.

— Tu vas la massacrer ! trépigne Ali.

— Pour réussir un bon *crescent-kick*, il faut imaginer qu'on transperce la jambe de l'adversaire, pas uniquement qu'on la cogne. Donc on place sa jambe sur le côté, comme ça, et on balance le coup.

Livia recule. Je chuchote :

— T'inquiète, je te toucherai pas. C'est une démonstration, OK ?

Les autres forment un cercle autour de nous. Livia respire fort. Je lui fais un clin d'œil.

— Promis. T'es prête ?

— Ouais.

— Donc voilà, on s'approche... comme ça...

Elle sent bon.

— On lève la jambe et le pied, comme ça...

Elle a vraiment de beaux yeux.

— Et on frappe en oblique, comme ça, dans le tibia de l'adversaire !

Sa bouche est super bien dessinée. J'avais jamais remarqué à quel point.

Je mime le geste. Livia cligne des yeux imperceptiblement mais ne bouge pas.

— Et là, normalement, j'ai fragilisé la jambe de Livia et ça la déstabilise, donc j'en profite pour porter un autre coup.

Livia me regarde droit dans les yeux, du style *t'as-pas-intérêt-à-me-demander-de-tomber-par-terre.*

— Allez, à vous, maintenant !

— Je veux plus faire de la boxe, fait soudain Océane. Je préfère regarder.

— Idem, répond aussitôt Livia. Viens, on va s'asseoir là-bas, t'es d'accord ?

— Les mecs, en position ! Mais interdit de se frapper pour de vrai, OK ? Vous n'avez pas vos protections et le *crescent-kick,* ça fait hyper mal. Si vous ne m'écoutez pas, j'arrête la leçon. Vous avez bien compris ?

— Oui, Dempsey !

*

Je ne pensais pas que cette séance de canoé serait aussi fatigante. Livia s'est carrément endormie dans la voiture au retour et moi c'était limite. Le cocktail pagaie + chaleur à crever + duo d'enfer Ali/Arthur, ça tue. J'avais presque des crampes dans les avant-bras, vu qu'au retour, Terry et moi étions les seuls à pagayer. Même Violette avait l'air épuisée. Elle nous a demandé si on pouvait ouvrir les placards et se faire à manger comme on voulait, parce qu'il fallait qu'elle se couche.

J'ai dormi jusqu'au matin. J'ai pas entendu Armstrong miauler pour sortir, du coup il a passé la nuit avec moi au lieu de s'échapper comme Cendrillon sur le coup de minuit pour aller rejoindre Livia. Même ce putain d'orage ne m'a pas réveillé. Faut croire que je m'habitue.

Aujourd'hui, on a rendez-vous à la « grotte de Peyroux » avec les ados du camp d'Aaron et de Thomas. Madame la *Queen* Livia ne vient pas, Violette va la conduire à sa séance d'équithérapie perso.

Bon, si je suis honnête, en fait, je lui en veux plus de jouer à la princesse, parce qu'elle m'a sacrément aidé, hier.

Je fais pas trop le malin cette fois, parce que les grottes, l'obscurité, les parois glissantes, ça ne me fait pas vraiment envie mais j'ai compris que ça ne servait à rien de résister à Violette. Elle réussit toujours à obtenir ce qu'elle veut.

Et puis, je dois reconnaître que c'est quand même mieux que de me morfondre sur mon lit.

— Livia et moi partons chez Chelsea, fait Violette. Je vous rejoins après. OK ?

Aaron me tend une combinaison kaki couverte de boue séchée aux coudes et aux genoux.

— Je dois la mettre, sérieux ? Elle est dégueu !

— Elle le sera encore plus lorsque tu sortiras de terre tout à l'heure. Et trempée, en plus. Allez, enfile-ça, Dempsey, ensuite je vous explique les règles de sécurité.

J'obéis en ronchonnant. Elle pue, cette combi à la con !

Salomon et les autres ados sont déjà équipés. Salomon m'observe du coin de l'œil, comme la dernière fois pendant l'escalade. Je continue à lui faire peur.

La voix d'Aaron est assez lointaine, mais soudain, deux mots s'accrochent à mon cerveau : « tunnel étroit ».

C'est quoi encore, cette merde ? On va devoir ramper dans le noir ? Plutôt crever !

— Allumez vos lampes frontales, demande Thomas.

Je me sens mal. Salomon s'approche de moi et me tape sur l'épaule.

— T'inquiète pas, va. T'auras juste l'impression de mourir. Les tunnels, c'est une métaphore de la naissance. Quand tu te débats pour sortir et que ta mère arrive pas à te pousser à l'extérieur. Que ton cœur ralentit, ralentit... et que tu ne sais pas s'il tiendra le coup.

Pour une fois, c'est pas Violette qui m'a mis K-O, mais Salomon qui vient de me balancer un sacré *crescent kick*. Sale petit con. J'en ai le souffle coupé.

LIVIA

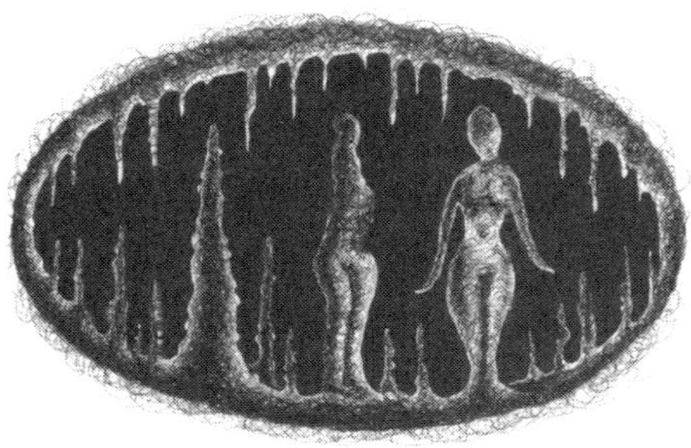

Violette me dépose au haras.

— Je reviens te chercher vers 15 heures, comme on a dit. Profite à fond, Livia.

Journée chevaux presque complète aujourd'hui ; d'ailleurs je déjeune en tête-à-tête avec Chelsea.

C'est étrange de voir Violette s'éloigner, pourtant je ne me sens pas abandonnée. Peut-être que j'ai grandi un peu pendant ces quelques jours ?

Grand-Mère Feuillage m'accueille avec une tasse de thé gingembre-citron. Délicieux. Je n'en avais jamais goûté avant. Chez moi j'avalais des litres de coca. Depuis que je suis arrivée chez Violette et Chelsea, j'ai l'impression de me nettoyer le cœur et le cerveau aux feuilles de thé.

— *Ready to see Jaïko ?*

Chelsea a compris mon besoin de voir ce cheval se rétablir. Je l'imite avec un petit clin d'œil de connivence :

— *Sure.*

— J'ai quelque chose de nouveau à te montrer. Je travaille ça avec lui depuis deux jours. *It's great now* !

J'ai hâte de voir et la suis vers le même pâturage que la dernière fois. Jaïko broute tranquillement, toujours solitaire, mais je remarque que l'un des shetlands est tout de même plus proche de lui que la dernière fois et que cela ne le dérange pas.

— Au fait, comment s'appellent les poneys ?

— Elle, c'est Morrisson. Là-bas, tu as Steinbeck et tout près de Jaïko, c'est Hemingway.

— Attendez... Vous leur avez donné des noms de romancières et de romanciers américains ?

— *Yes darling. My favourite ones. Do you love them too ?*

— *Yes.*

J'aime la compagnie de Chelsea. Avec elle et Violette, je n'ai pas l'impression d'avoir juste quinze ans, de ne rien connaître à la vie. Pas du tout. Elles discutent avec moi comme si on avait le même âge et d'ailleurs, je me sens mieux en leur compagnie qu'avec celle des autres ados.

— Tu restes là, Livia, OK ? Pour Jaïko c'est déjà compliqué d'être proche d'un humain... alors deux, c'est trop pour le moment.

— Pas de souci. Je comprends complètement.

En l'observant, les paroles du renard de Saint-Exupéry me viennent en tête. Je les connais par cœur. *Mais si tu m'apprivoises, nous aurons besoin l'un de l'autre. Tu seras pour moi unique au monde. Je serai pour toi unique au monde*[46].

Chelsea fait quelques pas vers Jaïko, qui lève la tête avec un mouvement brusque. Il se tient sur ses gardes, l'observe s'approcher. Ses oreilles se couchent en arrière et ses pattes tremblent nerveusement. Il recule au fur et à mesure que Chelsea avance, mais elle va plus vite que lui et bientôt, elle se trouve à moins d'un mètre.

Elle lui parle mais je n'entends pas ce qu'elle dit. Par contre, Jaïko l'écoute attentivement. Il est tendu mais ne bouge plus.

Chelsea lève la main, paume tendue d'abord vers le sol. Le cheval hennit, piétine le sol et fait quelques pas de côté, mais Grand-Mère feuillage le suit en continuant à discuter avec lui d'une voix tranquille et sourde. Puis elle fait pivoter sa paume et la met face à lui. Il se cabre.

Mon cœur bat. Je me sens tellement connectée avec Jaïko. Je sens ce qu'il éprouve. Cette main dressée vers lui l'effraie, lui fait remonter des souvenirs traumatisants.

Les larmes me viennent aux yeux. C'est trop difficile et pourtant, je ne fuis pas. J'ai emporté mon carnet et ça m'apaise. Je prends mon feutre et le laisse tracer des lignes, à l'instinct. J'essaie de ne pas penser à la main de mon père qui s'approche de mon corps.

Le cheval a les yeux rivés sur celle de Chelsea. Très lentement, elle la rapproche de son cou. Il tressaille. Hennit encore.

46. *Le Petit Prince*, roman de Saint-Exupéry, Éditions Gallimard, 1943.

Ils restent face à face pendant presque cinq minutes.

Le temps est suspendu, rien ne bouge, sauf Morrisson, Steinbeck et Hemingway qui mâchonnent l'herbe, vont et viennent ou se font des câlins.

Chelsea et Jaïko ne sont plus qu'à vingt centimètres à peine l'un de l'autre.

Et puis, tout doucement, il approche sa tête de la main tendue vers lui, jusqu'à la toucher presque. Grand-Mère feuillage ne fait pas un mouvement, mais discute encore avec la même voix lente et mystérieuse avant de reculer.

Elle repart en arrière et se dirige vers moi. Je vois Jaïko esquisser un pas dans son sillage, puis se raviser.

Si tu m'apprivoises, ma vie sera comme ensoleillée. Je connaîtrai un bruit de pas qui sera différent de tous les autres. Les autres pas me font rentrer sous terre. Le tien m'appellera hors du terrier, comme une musique.

Ma gorge est serrée.

— Est-ce que la prochaine fois, il vous laissera le toucher ?

— Sans doute, mais ça doit venir de lui.

— Et ensuite, vous tenterez autre chose ?

— *Of course*. Mais tant qu'il a peur de ma main, je ne ferai rien.

— Qu'est-ce que vous lui apprendrez ensuite ?

— À venir sans peur. À courir à côté de moi. À entendre un bruit proche de lui sans sursauter. À se dégager calmement d'une corde emmêlée dans ses pattes sans stresser ni se débattre.

— Pourquoi ?

— Parce que lorsqu'il ira mieux, Jaïko fera des balades en montagne et portera une personne sur son dos. Il arrive fréquemment que les chevaux se prennent les pattes dans les herbes ou les ronces. Si je ne lui ai pas montré comment rester tranquille pendant que je l'aide, il peut ruer, déséquilibrer son cavalier ou sa cavalière, se blesser aussi.

Je reste silencieuse. Les paroles de Chelsea font écho en moi.

Sa vie a tellement de sens en comparaison avec la mienne, complètement chaotique. J'ai l'impression de tourner en rond tout le temps, de me cogner dans l'obscurité. Chelsea rayonne. Elle a trouvé sa place dans l'univers, comme Violette d'ailleurs. Ou Aaron.

— Tu penses à quoi, *darling* ?

— À ce que vous venez de dire.

— Ça t'arrive souvent, de t'évader comme tu viens de le faire ?

— Oui.

— Tu veux qu'on en parle ? Tu sais pourquoi ton cerveau dissocie comme ça ?

— Dissocie ? C'est quoi ?

— Lorsque quelqu'un a vécu des choses graves et qu'il n'a pas réussi à les soigner avec l'aide d'un *professionnal, you see*, son cerveau se coupe de la réalité pour ne pas exploser lorsqu'il est confronté à des situations ou à des personnes qui lui font penser à ce qu'il a vécu. Les pensées partent ailleurs. Il peut être très... *quiet* or *restless*. Les gens pensent que tout est OK parce qu'il rit et parle, alors qu'à l'intérieur, *it's like a tsunami, you know* ?

— On m'a souvent traitée de folle ou d'étrange. Chez moi, au collège et au lycée aussi.

— *Of course.* La détresse mentale n'est ni comprise ni soignée correctement en France. Elle fait peur. Et lorsque les gens ont peur, ils agressent.

— Il existe des solutions ?

— Bien sûr. Heureusement.

Au même moment, Jaïko hennit comme s'il approuvait le discours de Chelsea. Je souris.

— Vous allez bien vous en occuper, ça se voit. Après la corde, vous lui apprendrez quoi d'autre ?

— À traverser sur des toiles posées au sol sans paniquer.

— Pourquoi ça l'effraie ?

— Parce qu'il ignore ce que c'est et qu'il pense que ça lui fera mal. Ensuite, je l'aiderai à accepter une selle sur son dos, *a halter*[47] autour de son cou... Ce sera très long.

— En combien de temps ?

— Il faudra presque huit ou neuf mois.

— Comme une nouvelle naissance ?

— *Exactly, dear Livia.*

Nous nous dirigeons ensemble vers la pâture où m'attend Yvoire. J'ai désormais l'impression de retrouver une amie. D'ailleurs, elle s'approche spontanément de moi et je passe mes bras autour de son cou.

— À tout à l'heure, fait Chelsea en s'éclipsant.

Je plonge ma tête dans la crinière de la jument :

— Merci de ne pas juger qui je suis, ni mon *make-up*, ni mes larmes, ni ma façon de me comporter bizarrement.

Elle souffle dans mon cou, ça me fait rire.

47. « Licol » en français.

— Tu sais, j'étais une excellente élève, avant. Mais j'ai décroché, je n'arrive plus à aller en cours. Tout me stresse. Le lycée me panique. Tu me trouves nulle ?

Je me serre plus fort contre son flanc chaud qui palpite contre mon ventre.

— Regarde le dessin que j'ai fait de Jaïko, tout à l'heure. Tu en penses quoi ?

Elle pose sa tête contre ma joue.

— Merci, Yvoire.

*

Je suis assise sur les roches plates, tiédies par le soleil et rugueuses sous mes mains.

Le reste de la journée avec Chelsea s'est bien passé. J'étais très fatiguée après la séance d'équithérapie. Je me suis endormie après le repas, dans le hamac, à l'ombre sur la terrasse. Violette est venue à l'heure prévue et nous venons d'arriver à l'entrée de la grotte de Peyroux.

Je m'allonge, bras en croix, et je sens la force de la pierre s'infiltrer en moi, comme si la Terre voulait me prendre dans ses bras pour me consoler, pour m'entendre. Pour me dire que même si je n'ai pas eu le père qu'il fallait et que ma mère biologique n'a pas su m'en protéger, Elle, la Terre-Mère, est là pour moi. À la fois dure sous mes os et douce par sa chaleur qui infiltre ma peau.

Je me remémore le canoé, la voix d'Aaron lorsqu'il parle à ses enfants. Je l'ai beaucoup observé. J'ai du mal à croire qu'un père ait autant de patience. Je me souviens aussi du petit bras d'Eléana autour de mon cou, de ses câlins et de ses pleurs quand on s'est quittées, le soir. D'habitude, je déteste qu'on me touche mais cette fois, je me suis sentie tellement bien. Je me demande si la vie est douce pour certaines personnes ou si ce n'est qu'une façade pour tout le monde.

Dempsey, Salomon et les autres sont entrés dans la grotte depuis plus de six heures. Rien que l'idée de me retrouver enfermée sous terre me terrorise. Je ne sais pas comment ils peuvent aimer ça. Marcher dans l'obscurité, monter et descendre des escaliers luisants d'humidité, ne pas voir la lumière du jour, ramper dans des galeries étroites... Non merci. J'aurais l'impression d'être enterrée vivante.

*

— Papa, tu m'étouffes !

— Mais non, arrête de pleurnicher.

— S'il te plaît, j'arrive pas à respirer !

— Oh, on peut jamais rigoler avec toi...

— Tu m'écrases !

— Mais non... Je suis pas si lourd... Quelle chochotte !

Il se lève du canapé où j'étais tranquillement allongée. Il m'a surprise et s'est allongé sur moi de tout son long.

Il me tire les cheveux. Fort.

— Que des pisseuses et des pleureuses, les filles, franchement ! T'es pas marrante, Livia.

Il n'y a que toi qui trouves ça amusant, espèce de con puant.

*

Violette n'est pas loin. Elle lit un énorme bouquin. Je n'ai jamais vu quelqu'un dévorer un livre de cette façon. Elle tourne les pages tellement vite que je me demande si elle prend le temps de savourer chaque mot.

J'aimerais bien être seule, mais avec toutes les conneries que j'ai faites, Violette ne me lâchera plus d'une semelle. Et je crois qu'elle était soulagée que je ne veuille pas faire de spéléo. On ne sait jamais, s'il m'avait pris l'envie de me perdre dans le labyrinthe de la grotte de Peyroux.

Pourtant, comme d'habitude, deux envies contradictoires s'affrontent. Laquelle gagnera ?

La curiosité face à la peur ? Le défi face à la sûreté ? J'ai envie d'aller voir, mais je n'ose pas.

Face à moi, le fameux monolithe où j'étais allée lorsque je m'étais retrouvée face à Jaïko pour la première fois et que je m'étais enfuie. Je fuis sans arrêt, en fait. Je m'en rends compte. Je n'affronte pas les difficultés, je préfère m'effacer. Pourquoi ?

Curieusement, je me sens bien alors que d'habitude, je suis tout de suite oppressée par les édifices imposants. Pas cette fois, pas ici, avec le bruit du torrent qui roule, la douceur du soleil sur ma peau, les branches des arbres qui s'agitent calmement et le silence. Ce silence qui est si fort qu'on dirait presque qu'il me parle.

Tu vois, Livia, toi aussi tu peux apprendre à lâcher prise. Regarde comme l'eau glisse sur les rochers coupants, regarde comme elle bouillonne joyeusement, sans s'encombrer de savoir si elle va se heurter ou se fracasser dessus. Veux-tu faire confiance à la vie ? Cette rivière ne s'arrêtera pas de couler, malgré les pierres entassées.

Je lance un regard en coin à Violette qui lève la tête au même moment. Elle vient s'asseoir en tailleur à côté de moi.

— Tout va bien ?

— Je ne suis pas aussi forte que cette eau. J'ai peur de la vie, peur de rentrer chez moi. Peur de ce que je vais devenir.

— Rien n'est figé, tu sais, c'est comme le cycle des saisons. Lorsque vient l'hiver, on pense que la nature est morte mais c'est le contraire. Elle se fortifie et se prépare pour jaillir plus forte au printemps.

— C'est-à-dire ?

— Parfois, ce qu'on pensait fichu ou fragile en nous ne l'est pas. Tu vois les arbres privés d'eau dans les endroits désertiques ? Leurs branches semblent frêles et maigrichonnes, mais je peux te dire que si tu observais leurs racines, tu serais drôlement étonnée. Il y en a des mètres et des mètres parce qu'ils ont été obligés d'aller chercher la moindre goutte d'eau très profondément. Donc je peux te dire que s'il y a une tempête de sable, leurs branches se casseront peut-être, mais eux seront toujours vivants.

Sa comparaison me laisse songeuse.

Elle a raison.

Les tempêtes de la vie nous fortifient si on leur survit. Mais bon...

Je murmure :

— C'est peut-être vrai mais l'arbre aurait sans doute préféré habiter dans un endroit où tout lui est fourni sans effort.

— Sans doute. Il n'en a que plus de mérite, non ?

— Mérite de quoi ?

— D'être en vie et d'avoir résisté.

Violette se redresse.

— Viens, Livia, je voudrais te montrer quelque chose, si tu es d'accord. On doit aller dans la grotte, mais pas très loin ni très profond.

— Je vous l'ai déjà dit, je n'aime pas ça...

— Je le sais et j'ai entendu. Je te promets que si tu ne te sens pas bien, on remontera tout de suite. Je ne te forcerai pas.

Je la suis. Je peux faire confiance à Violette maintenant.

— Mets un pull ou prends une serviette de plage, il fait frisquet à l'intérieur.

On commence à descendre les marches et le froid me saisit à la gorge. Je frissonne. Je suis les traces de Violette, dans une semi-obscurité pas si désagréable et moins angoissante que ce que je pensais.

De l'eau ruisselle sur les parois arrondies aux camaïeux de blanc, de beige rosé, de rose tendre, d'orangé doux.

Petit clapotis. Apaisement. Courbes. Gouttes. Ruissellement. Sculptures. Marbrures.

J'entends la voix de Violette, mais de loin, comme si j'étais dans du coton. Elle aussi égrène des mots qui se superposent à ceux qui chantent dans ma tête.

Stalactites. Stalagmites. Colonnes de calcaire. Millions d'années. Dolomie. Patience. Cavités. Forgées. Trésors. Glaciaires.

C'est beau, tellement beau. Impressionnant. Je suis subjuguée. Ce n'était pas du tout l'idée que je me faisais d'une grotte.

Violette bifurque derrière une paroi. On dirait un vêtement aux mille drapés magiques. Avec la lumière tamisée, elle prend des teintes chaudes et iridescentes qui font oublier le courant d'air glacial.

Cette grotte est comme une femme qui aurait dissimulé des secrets merveilleux, qu'on ne peut découvrir qu'en approchant de près, pour mieux en apprécier la splendeur.

On longe des cavités, un puits, des escaliers, comme dans un palais incroyable. Sur la droite, une rangée de petites stalagmites dressées donne l'impression d'un théâtre d'ombres en miniature. J'en ai les doigts qui frissonnent et sors mon carnet.

— On peut rester là quelques minutes ? On dirait qu'elles ont des visages, non ?

— C'est vrai. On a même l'impression qu'elles vont se mettre à parler.

Mon crayon glisse avec aisance. Violette a raison, j'entends presque ce qu'elles se chuchotent. Lorsque j'ai terminé de dessiner, elle me guide.

— C'est là où je voulais t'emmener. Regarde.

Les mots de Rimbaud me viennent immédiatement en tête – « *c'est un trou de verdure où chante une rivière, accrochant follement aux herbes des haillons d'argent*[48] » – que je transforme immédiatement en : « *c'est une crypte aux eaux azur où chuchote une rivière déposant doucement aux parois ses sculptures d'or...* ».

Je suis subjuguée. Je plie la serviette de plage en quatre pour en faire un coussin et m'assieds.

Violette s'éloigne discrètement et je reste seule, dans la semi-pénombre.

J'écoute la grotte respirer.

J'écoute les entrailles de la terre me parler.

---

48. *Dormeur du val*, Arthur Rimbaud, publié dans le *Cahier de Douai*, 1870.

J'écoute le moindre de ses bruits, de son souffle, de ses battements.

C'est une sensation merveilleuse, étrange, bouleversante, à la fois connue et inconnue.

Je ne bouge plus. Je ne sais pas combien de temps dure ce moment.

— On va ressortir, il fait vraiment froid.

Violette a raison. Je grelotte mais ne m'en étais pas rendu compte.

Nous remontons en silence vers le soleil et sa lumière, qui me fait plisser les yeux et m'envahit, me réchauffe toute entière. C'est une sensation de dingue.

L'impression d'avoir plongé dans le ventre de la Terre-Mère et d'en être ressortie différente.

De m'être reconnectée à moi.

D'avoir laissé mes angoisses au fond du gouffre.

D'avoir tissé un lien entre Livia la petite fille et Livia, la femme en devenir.

SALOMON

J'étudie la mécanique de son cœur avec passion, je tente d'en ouvrir les serrures bloquées, avec des clés douces. Mais certains endroits semblent fermés à jamais.[49]

Lorsqu'on s'enfonce dans les entrailles de la terre, alias la grotte de Peyroux, je me sens presque chez moi. Dans l'ombre, le tapi, l'obscur, la nuit. Comme si les stalactites et autres concrétions calcaires, semblables à mes bien-aimés fantômes, allaient me chuchoter leurs secrets à l'oreille.

Les cimetières me manquent et la compagnie des tombes aussi.

Aaron et Thomas nous rappellent les règles de sécurité, je n'écoute qu'à moitié.

Après avoir descendu une centaine de marches sur un escalier en fer, nous empruntons un passage plutôt étroit. Nos lampes frontales projettent des lumières fantasmagoriques qui m'émerveillent. Ça y est, je suis ailleurs, dans le monde sous-terrain des âmes de l'au-delà, je peux commencer à m'évader.

---

49. *La Mécanique du cœur*, Mathias Malzieu, Flammarion, 2007.

Enfin... plus ou moins. Les autres ados commentent tout ce qu'ils voient et m'empêchent de me concentrer, d'écouter le silence, le bruit léger des gouttes qui filtrent à travers la roche.

Ce qu'ils peuvent être chiants, avec leurs phrases inutiles, leurs selfies devant les colonnes roses, leurs cris lorsqu'une chauve-souris égarée nous frôle les cheveux ou qu'un courant d'air venu d'on ne sait où nous fait frissonner !

— Ne touchez à rien, c'est fragile, prévient Thomas, en tête du cortège.

Je suis l'avant-dernier, derrière Dempsey et devant Aaron. Ça me convient bien. J'aurais même voulu fermer la marche mais le directeur a refusé, question de sécurité.

On progresse pendant au moins quarante-cinq minutes dans des galeries qui tournent dans tous les sens. Franchement, je ne sais pas comment Thomas se repère dans ce labyrinthe, parce que là, j'avoue que je serais bien incapable de refaire le chemin à l'envers.

— Escalade de la première paroi ! annonce le Viking blond. Faites attention où vous mettez les pieds, c'est glissant. Donnez-moi vos cordes, je vais les accrocher là-haut, vous passerez trois par trois. Les prises sont simples et ce n'est pas très haut, on devrait aller vite. C'est parti, qui commence ?

Les premiers lui tendent le matériel et Thomas grimpe le long des roches humides en quelques secondes sans aucune difficulté. Ce mec, c'est un demi-dieu, c'est pas possible.

— Allez, *go* !

Je fais partie des trois derniers à passer, avec Dempsey et Jade, qui ne semblent pas plus rassurés l'un que l'autre.

— Je continue avec le groupe, annonce Thomas. Aaron, tu termines avec eux ?

— Ça marche.

Jade escalade la paroi avec la lenteur d'un escargot, lentement mais sûrement.

— Dempsey, à toi ?

— Je préfère que Salomon passe devant.

Tu parles ! Il a la trouille, oui !

— Ne regarde pas en bas, conseille Aaron. C'est valable autant en plein air que sous terre.

Curieusement, je ne ressens pas d'angoisse. Par contre, j'imagine la tête de ma mère si elle me voyait. Rien que pour cette raison, je vais réussir.

— Je gère, pas de souci.

Et ça passe nickel. En moins de deux, je me retrouve au sommet. Certes, mon cœur bat un peu trop fort et j'ai quelques asystolies mais franchement, ça va.

Pour Dempsey en revanche, c'est plus compliqué. Dès qu'il est dans le vide, il panique. Il fait le malin avec ses gros muscles quand il a les pieds sur terre, mais dès qu'il est dans l'espace, Monsieur Boxe perd le contrôle, voire sa dignité.

— On vous rejoint, Jade et toi, lance Aaron. Filez retrouver les autres. Vous restez dans la galerie, c'est tout droit. De toute façon, on entend leurs voix d'ici, ça résonne, vous ne pourrez pas vous perdre.

Il me fait un clin d'œil. Je sais qu'il veut que je devienne plus autonome. Pas simple pour un ado couvé par une mère-poule.

Lorsque Jade et moi arrivons près du groupe de Thomas, une drôle de surprise nous attend. Un boyau sombre dans lequel je distingue deux semelles qui s'éloignent petit à petit.

— C'est par là, fait Luka en riant devant nos visages médusés. Thomas-le-dingue est déjà parti devant, on doit le suivre. En rampant, bien sûr. Je comprends mieux pourquoi nos combis sont dégueu.

Lorsque vient mon tour et que je me retrouve dans ce tunnel étroit, les battements de mon cœur s'accélèrent un peu mais je tiens le coup. La roche m'égratigne les côtes et les os du bassin. Je suis obligé de me tortiller pour avancer, on a à peine la place de soulever les coudes. Mieux vaut ne pas trop réfléchir. J'entends de très loin quelques rires et quelques cris semi-effrayés, assourdis par l'écho qui cogne contre la roche. C'est une sensation très étrange de progresser à l'horizontale, dans l'obscurité et sans savoir où on va.

Derrière moi, je reconnais le souffle rauque et la voix angoissée de Dempsey qui nous a rejoints. Il panique.

— C'est mort, je vais pas là-dedans ! Je repars, ce sera sans moi.

— Impossible, mon gars, répond la voix tranquille d'Aaron. Tu sais, des centaines de personnes sont entrées dans cette galerie, tu ne risques strictement rien. Aucun danger, je t'assure. J'y ai même emmené des mômes de huit ans en classe de découverte.

— Parce que vous êtes inconscients, sérieux ! Et si la paroi s'écroule, vous faites quoi ?

— Rien ne s'écroulera. Cette grotte est là depuis des siècles, il n'y a aucun souci à se faire. Avance, Dempsey.

— Non ! Vous me faites chier, avec toutes vos activités à la con ! J'en ai marre ! Je veux rentrer chez moi, j'en peux plus de ce séjour de merde !

Sa voix se casse. Il pleure presque. Il panique. Mon cœur m'envoie de drôles de signaux. Je m'affole. La paroi me semble plus oppressante tout d'un coup. Mon cœur est comprimé. Dempsey continue à hurler et ses mots ricochent dans mon cerveau.

— Vous voulez nous tuer, en fait, c'est ça ? Nous humilier pour qu'on crève de trouille ? Qu'est-ce que ça peut vous faire, de toute façon ? Vous direz que c'est un accident et l'affaire sera classée sans suite ? Surtout pour moi, qu'est-ce que vous en avez à foutre d'un délinquant qui meurt dans une grotte, hein ?

Je tente un timide :

— Dempsey, arrête, tes mots foutent la trouille.

— Ta gueule, toi !

Mon cœur s'emballe. Se met à cogner tellement fort que ça résonne jusqu'au bout de mes jambes.

— Aaron... ça va pas !

Sa voix me parvient de très loin alors qu'il est juste derrière moi.

— Tu es en tachycardie ?

— ...

— Respire, Salomon. Concentre-toi sur ma voix pour faire redescendre ton rythme, OK ? Avance calmement, le tunnel n'est pas très long. C'est bientôt fini.

— J'y arrive plus, j'étouffe !

— Qu'est-ce qu'il fait, ce con ? lâche Dempsey.

Une colère énorme me submerge d'un seul coup. Violente et imprévisible. Je hurle :

— Je suis cardiaque, espèce de débile ! Je vis avec le cœur d'un autre et il peut lâcher à tout moment ! Pour me punir ! Alors arrête tes conneries parce que... Parce que je...

Je suffoque. Je ne vois plus rien. La voix d'Aaron me semble lointaine, déformée.

Soudain, je sens deux mains se poser sur mes mollets. Des mains fortes qui me massent avec des mouvements circulaires. Et puis les mots de Dempsey, qui peu à peu atteignent mon cerveau.

— Tout va bien, mon pote. Je suis désolé. Vraiment désolé. Je savais pas. Excuse-moi. J'ai grave déconné. Tout est OK. On va sortir de ce tunnel de merde ! Et quand on sera dehors, je te promets, je foutrai mon poing sur la gueule d'Aaron, sérieux !

— Euh... T'es sympa, Dempsey, mais je ne suis pas sourd, réplique ce dernier.

Dempsey rigole. Un peu. Sa voix tremble. Il rit encore, continue à sortir des bêtises jusqu'à ce que mes jambes arrêtent de trembler et que mon cœur retrouve un rythme normal.

Je finis par souffler :

— Je me suis vu six pieds sous terre.

— Tu y es déjà, espèce de con !

On éclate de rire, mais on pleure presque de trouille. Soudain, Dempsey s'écrie :

— Je me suis pissé dessus ! Putain, ça craint !

Là, c'est trop. Ma vessie lâche à son tour. Je glousse :

— Moi aussi !

— On est frères de pisse !

J'attrape un fou rire nerveux. Je n'ai jamais autant ri de ma vie entière. Derrière moi, Dempsey s'étouffe presque.

— Vous êtes dingues, ma parole ! fait Aaron. Allez, avance, Salomon. Toi aussi, Dempsey. Sérieux, les gars ! Quand je pense que je vais devoir ramper dans votre urine ! On me l'avait encore jamais fait, celle-là !

*

Le petit secret *vessie-qui-lâche* m'a rapproché de Dempsey. On termine notre progression façon vers de terre humides et suintants. Lorsque nos deux têtes effarées sortent enfin de cette galerie interminable, les autres ont déjà sorti leur pique-nique à l'ombre des stalactites et des colonnes translucides.

Si mon pantalon n'était pas trempé, je me sentirais bien. Vraiment bien. Comme au royaume des morts, dans ce calme et ces voix qui résonnent, même s'il y a un peu trop de vivants qui parlent autour de moi.

La grotte impose quand même le respect, les conversations sont étouffées, ça fait du bien.

Un peu honteux, Dempsey et moi allons nous camoufler dans un coin sombre et déballons nos sandwichs et nos thermos de thé.

— Putain, comme j'ai hâte de prendre une douche, marmonne Dempsey. Dès qu'on sort de ce trou à rats, je plonge dans la rivière, sérieux !

— Moi aussi.

On attaque notre repas sans parler, puis il reprend :

— T'as été transplanté quand ?

— Il y a dix ans.

— Pourquoi tu t'inventes des trucs avec le cœur de cet enfant mort ?

— J'ai l'impression de tout foirer tout le temps. Du coup, je pense qu'on aurait dû donner son cœur à quelqu'un d'autre. Quelqu'un de bien. Pas à moi.

— C'est ça que tu racontais à Livia l'autre jour ?

— Ouais. Elle a flippé.

— Tu m'étonnes. Elle est déjà pas hyper bien avec elle-même, cette meuf, donc si tu lui ajoutes tes angoisses...

— Je l'ai compris trop tard. T'es amoureux d'elle ?

— Elle me fait grave flipper.

— Ça ne répond pas à la question.

— Non, je suis pas amoureux. Avec Livia, on doit peser chaque mot et chaque acte. Trop épuisant pour mon pauvre cerveau de bâtard.

— Pourquoi tu te traites de cette façon-là ?

— Tu peux parler ! Toi tu penses carrément que tu devrais pas exister !

— Pourquoi « bâtard » ?

— Parce que mon père s'est barré quand j'avais deux ans.

— Je suis désolé pour toi.

— Pas de pitié, frère, ça me donne la nausée.

On boit une gorgée de thé brûlant, ça nous réchauffe un peu. Il caille dans cette grotte, mes mains et mes pieds sont en train de se transformer en glaçons. Et puis le pantalon mouillé, ça n'aide pas vraiment. De glaçons, on va devenir des statues de glace si on reste là trop longtemps.

Dempsey reprend :

— Par contre, tu la kiffes, toi, non ?

— Qui ? Livia ?

— Ben oui, pas la grotte !

Mon absence de réponse le fait sourire et il me tape sur l'épaule.

— Putain, bon courage, vieux ! C'est le genre de meuf... Enfin, l'amour, ça se contrôle pas. Si je peux t'être utile...

— J'ai peur que mon cœur explose.

— Explose ? Qu'est-ce que tu veux dire ?

— Ben...

Il fronce les sourcils puis éclate de rire.

— Tu veux dire, explose d'amour ? Euh, si tu veux mon avis, c'est un autre endroit de ton corps qui va exploser, mais pas ton cœur !

Heureusement qu'il fait sombre dans cette fichue grotte. Mes joues deviennent écarlates.

— C'est reparti ! annonce Aaron. Dans une heure, on est dehors et vous pourrez vous réchauffer un peu ! En route !

— Y a pas que le soleil pour se réchauffer, me souffle Dempsey dans l'oreille. Y a cheveux de feu, là-dehors...

— Oh non, tu vas pas me lâcher avec ça, maintenant, pas vrai ?

— T'inquiète. Ce sera notre deuxième secret. Pisse et Livia, en voilà un beau cocktail !

— C'est pas juste. Tu ne m'as rien confié sur toi.

— Moi ?

Il sourit mystérieusement.

— Je suis un pyromane, frère. J'ai flambé des centaines des voitures. La police a fini par me coincer.

— T'as tué des gens ?

La phrase est sortie toute seule. Dempsey recule. Je l'ai blessé.

— T'es fou ? Je suis pas un meurtrier !

— Excuse-moi. J'ai parlé sans réfléchir.

— Ben, fais gaffe la prochaine fois, si tu veux pas que je t'arrange ta face de navet. Merde alors ! Un meurtrier ! Non mais tu regardes trop Netflix, toi, sérieux !

Aaron a raison. La lumière du soleil de dix-sept heures nous tombe dessus à notre sortie de la grotte, sur des rochers plats. Les cigales nous offrent leur concert de folie et on a l'impression de passer d'un congélateur à un four en deux secondes chrono, comme des poulets surgelés qu'on mettrait à cuire direct.

— Tous à l'eau ! hurle Thomas.

On se débarrasse de nos combis. Les uns après les autres, on descend le chemin de terre qui conduit à la plage de galets en contrebas. L'eau nous semble hyper chaude, c'est un délice.

On s'éclabousse, on chahute, on hurle comme des dingues. Je me sens vivant.

Dempsey me bouscule et je manque boire la tasse. Quand je me relève, il me désigne un rocher, plus haut. Je lève les yeux.

Livia est assise, elle nous regarde.

Non, elle ME regarde.

— Ton cœur tient bon et le reste aussi ? fait Dempsey en éclatant de rire.

Je plonge.

Je ressors de l'eau, nettoyé de la crasse et de l'humidité de la grotte. Dempsey et les autres y sont encore, ça tombe bien. J'escalade maladroitement les rochers glissants et je me crame la plante des pieds.

— Salut !

— Hey, répond-elle en plongeant direct les yeux dans son carnet.

— Tu dessines ?

Elle referme les pages, comme si elle m'interdisait d'accéder à son monde.

— On peut dire ça. Je gribouille.

— C'est ta passion ? Tu suis des cours ?

— Non, pas de cours. Je peux pas montrer mes dessins. On me prendrait pour une...

Elle hausse les épaules, puis s'allonge sur sa serviette.

Je l'imite. Le soleil me transperce et m'éblouit, à moins que ce ne soit Livia. Ou les deux.

— J'ai repensé à ce que tu m'as dit pour le cimetière, la dernière fois.

— Ah oui. Désolé de t'avoir fait flipper.

— C'est vrai que c'est un peu morbide, ton truc... mais pas pire que certaines de mes pensées.

Elle penche sa tête sur le côté :

— Qu'est-ce qui s'est passé dans la grotte entre Dempsey et toi ?

— Pourquoi tu me demandes ça ?

— Parce que vous aviez un air bizarre tous les deux, lorsque vous êtes sortis.

— Oh... t'inquiète.

— Il est chiant parfois, Dempsey. Il se prend pour le *king.*

— C'est vrai mais là, il a été sympa. J'ai... J'ai fait une crise d'angoisse dans le tunnel. Enfin, je devrais dire, « on » a fait.

— C'est pas vrai ? Dempsey aussi ?

Elle secoue la tête et le regarde, en train d'éclabousser les filles et de faire ses pirouettes, avec son grand corps brun et musclé. C'est mort. C'est de lui qu'elle est amoureuse.

— J'aurais jamais cru qu'il flipperait... Enfin si, en fait. C'est une grande gueule mais quand il a fait de l'escalade avec Aaron la première fois, il était hyper mal.

— Idem avec moi la deuxième fois. Mais il ne faut pas lui dire parce que sinon...

Je mime un combat de boxe imaginaire et elle éclate de rire.

— Tout à fait ça ! Tu l'imites très bien !

C'est marrant de se moquer de Dempsey. Je rétablis quand même la vérité :

— Bon, en fait, il m'a aidé à calmer ma tachycardie.

— Ton cœur s'est emballé ? Pourquoi ?

— Parce qu'on était dans un tunnel super étroit et que Dempsey était en panique. Il disait qu'il allait crever, ça m'a filé des angoisses et j'ai eu l'impression d'étouffer.

— Je comprends. Tu penses souvent à la mort, Salomon ? Pourtant ton cœur est bien vivant, tu le vois, non ?

Je confirme et avec toi, il l'est deux fois plus !

Soudain, elle pose sa main sur ma poitrine.

— Il bat très bien.

Puis elle recule, les joues presque aussi rouges que ses cheveux.

— Oh, excuse-moi ! Je ne sais pas pourquoi j'ai fait ça. Désolée !

— T'en fais pas, ça ne m'a pas gêné.

— Si, j'aurais dû te demander avant de te toucher.

Elle reprend vite avant qu'un silence gênant ne s'installe :

— Et du coup, ça te manque vraiment, les cimetières ? Tu y allais vraiment tous les jours, avant ?

— Ouais. Tu trouves ça chelou ?

— Un peu mais pas tant que ça. Pourquoi tu me poses cette question ?

— Comme ça.

Elle se relève d'un bond.

— Je vais chercher à boire, tu veux quelque chose ?

Toi. Je te veux toi.

Et ton cœur contre le mien, ou mon cœur contre le tien.

— Oui, de l'eau plate, s'il en reste.

— Ça marche. Je reviens.

Tu me manques déjà.

VIOLETTE

I think they've, well they've gathered here for me
I am within you, you are within me
I am beside you, you are beside me[50]

Dix ans plus tôt

Mon Louis,

Mon Erin,

Vous me manquez tellement, comment faire pour survivre ?

Toi, Louis, je ne peux pas me recueillir sur ton corps puisqu'on ne l'a jamais retrouvé. Je ne pourrai plus garder ta main dans la mienne ni t'entendre rire, tu ne me diras plus jamais de faire attention aux rétroviseurs de la Dauphine quand je rase les murs de trop près. Tu ne plongeras plus une cuillère gourmande dans la pâte à cookies. Tu ne me prendras plus jamais dans tes bras alors que l'orage gronde, comme ce soir. Je ne jouerai plus à faire semblant d'avoir peur pour que tu me serres fort. Tu ne me demanderas plus jamais où est rangé ton sweat préféré, d'ailleurs je dors avec, donc tu sais, il n'est pas perdu, il est avec moi dans le lit, toujours.

---

50. Je pense, oui, je crois qu'ils sont tous là pour moi
Je suis en toi, tu es en moi
Je suis à tes côtés, tu es à mes côtés

I am beside you, look for me
I try to forget, to remember that nothing is something[51]

Toi, mon Erin, mon soleil, ma fleur coupée bien trop tôt, tu es encore accrochée à ce respirateur pour quelques heures, mais j'ai pris cette terrible décision de te laisser partir. Je ne veux pas, tu sais. Je ne suis pas prête. Mais il paraît que tu ne reviendras jamais de l'endroit où tu es partie, de ce coma qui t'enveloppe comme un linceul trop blanc. Pardonne-moi. Je vais rester là jusqu'à ce qu'on m'arrache à toi et me souvenir de tes sourires, de tes dessins, de tes bouquets.

Je te promets, ça ne fera pas mal, pas peur, tu t'en vas vers la lumière, et moi… Je ne sais pas où je vais sans toi et sans ton papa, mais je continuerai à penser à vous. Tous les jours et pour toujours.

I am within you, you are within me

J'espère juste vous recroiser quelque part dans un regard, un mot, un poème, un lieu, une personne qui me fera penser à vous.

Alors, j'imaginerai que vous êtes un peu là, tous les deux.

Que vous pensez à moi.

Que vous me pardonnez de vous avoir laissés partir ce jour de tempête.

J'aurais dû refuser cette sortie, mon Erin.

J'aurais dû te déconseiller d'y aller, mon Louis.

---

51. Je suis à tes côtés, viens me chercher
Je tente d'oublier, de me souvenir qu'un rien peut compter
Ghosteen Speaks, Nick Cave and the Bad Seeds, album « *Ghosteen* », 2019.

— Madame ? Il est l'heure. Vous souhaitez lui tenir la main ou passer de l'autre côté ?

— Tenir sa main.

Dix ans.

Dix ans jour pour jour que cette tragédie m'est tombée dessus.

Mes amours, ce soir je crois que j'ai enfin trouvé des petits bouts de vous.

Je vous ai aperçus, vous étiez là.

Dans leurs rires et dans leurs yeux.

Dans leurs fous rires et leurs disputes.

Dans leur cœur ouvert et leur tendresse.

DEMPSEY

Hammer-kick[52]

Lorsqu'on rentre, Violette est étrangement silencieuse. Ça me fait cogiter. Elle semble ailleurs, comme si un petit morceau d'elle était encore là-bas, dans les gorges. Ses yeux ne nous voient pas vraiment. Elle est à côté, ça se voit. Ou plutôt très loin d'ici, mais je ne sais pas où ni avec qui. C'est vrai, je ne connais rien à sa vie. Je repense au portrait de la petite fille accroché dans sa chambre.

Elle coupe le contact et reste quelques secondes sans bouger, puis dit lentement, d'une voix qui ne lui ressemble pas :

— Tu seras bientôt débarrassé de l'Ardèche, Dempsey. Tu es content de retrouver ta vie d'avant ?

— Pourquoi vous me dites ça ?

— Eh bien, dans trois jours, Livia et toi reprendrez le train.

Elle sort de la voiture, les épaules un peu voûtées, puis demande :

— Vous pourrez ranger les affaires, s'il vous plaît ? Pendant ce temps, je vous prépare un repas. Moi je n'ai pas faim, j'ai besoin d'aller me reposer.

52. Coup de pied bas retombant.

— Vous allez bien ? demande Livia d'un ton inquiet en ouvrant la portière.

— Oui, je te remercie. La date d'aujourd'hui est compliquée pour moi... Même si ça fait dix ans, elle reste douloureuse. Ne t'en fais pas, Livia, ça ira mieux après une bonne nuit de sommeil, mais pour ce soir, j'ai besoin d'être un peu tranquille. Et vous le serez aussi, par la même occasion.

Je les suis sans parler. J'aime pas trop voir Violette comme ça. Je préfère encore quand elle se croit drôle avec ses *punchlines.* Je tente :

— Demain, on fait quoi ?

— Si ça ne te dérange pas, Dempsey, on en parle après, d'accord ?

Une heure plus tard, je me retrouve en tête-à-tête avec Livia. Sans Violette ce n'est pas pareil, on profite pas de son taboulé maison et on en oublie même de se disputer.

Et lorsque je suis seul dans ma chambre, avec Armstrong enroulé à mes pieds, je réalise que Violette a raison. Dans trois jours, fini l'Ardèche et le soleil, les cailloux et les châtaigniers, Arthur, Justine, Aaron, le canoé, l'escalade et les bons repas au calme.

D'un seul coup, ma poitrine me fait drôlement mal.

*

Le lendemain matin, je rejoins Violette dans la cuisine. Elle nous a demandé d'être prêts pour 9h précises mais comme d'habitude, on attend Livia pour qui le mot « ponctualité » n'existe pas. Moi, c'est m'inverse. L'EPM me l'a bien enfoncé dans le crâne.

Violette me demande d'une voix mal assurée :

— Bien dormi ?

— Ça va.

Je remarque ses yeux rouges et ses cernes.

— Je peux vous demander un truc ? Vous... vous avez perdu quelqu'un ?

— Oui. Ma fille Erin et mon mari Louis. Ils ont eu un accident dans les gorges, celles où nous sommes allés faire du canoé hier.

— Sérieux ?

J'ai l'impression d'avoir reçu un uppercut dans l'estomac.

— Excusez-moi, je... sais pas quoi dire, en fait.

— Tu n'as pas besoin de parler, Dempsey.

— Ils vous manquent, je suppose.

— Beaucoup.

— J'suis désolé.

— De quoi ?

— Ben... de ça... de ce drame qui... vous est arrivé. C'est pas marrant.

Elle se retourne pour sortir tomates, fromage de chèvre, salade, pommes, pignons de pin, cœurs d'artichaut et autres ingrédients pour sa « salade magique », comme elle l'appelle en plaisantant.

— Je vais vous aider à préparer le pique-nique.

— Ne fais jamais rien par pitié, Dempsey. Ce n'est pas une bonne intention.

— J'le fais pas par pitié. J'le fais parce que vous m'impressionnez grave.

— C'est gentil, ça, par contre.

— Putain, ces cornichons, ça fait pleurer, c'est chiant !

Elle me sourit.

— Les cornichons ne font pas pleurer, Dempsey, ce sont les oignons qui piquent les yeux et je n'en ai pas mis, Livia n'aime pas ça.

— Ben, moi, les cornichons me font le même effet.

— OK. Si tu le dis.

— Ouais. J'le dis carrément.

Elle frôle mon épaule.

— Merci, Dempsey.

— J'sais pas de quoi vous parlez.

— Bien sûr que si.

On s'en va à pied. L'air sent bon. C'est Livia qui nous le fait remarquer. On dirait qu'elle est sensible à chaque détail, cette fille. À la moindre odeur. Aux bruits, aussi. J'ai remarqué qu'elle sursaute sans arrêt. Putain, ça doit pas être simple d'être dans son corps.

— Je vous emmène chez des amis que j'aime vraiment beaucoup. Ce sont des artistes qui vivent ici et qui accueillent d'autres artistes en résidence pendant l'année.

— *Wow*, merci Violette, on va kiiiiiffer !

— Ne te moque pas, Dempsey. Et ne te permets jamais de critiquer des gens que j'aime d'amour.

— « Aimer d'amour »... Ah ah, ah ! Vous croyez qu'on peut aimer autrement, vous ?

— Bien entendu. On peut aimer par égoïsme. Par dépendance affective. Par empathie. Par compassion. Par intérêt.

Par passion destructrice. Les gens disent trop souvent « je t'aime » sans savoir à quoi ça correspond, donc je précise.

— Et c'est quoi, pour vous, « aimer d'amour » ? demande abruptement la déesse au *make-up*. Parce que perso, je ne sais pas ce que c'est. Les mots « aimer » et « amour » me dégoûtent, d'ailleurs.

— C'est rare et précieux. Un cadeau.

— Ça ne répond pas à la question.

— Parce que c'est inexplicable. On ne peut comprendre qu'en le vivant et c'est ce que je te souhaite.

Livia secoue la tête. Moi, je me demande si j'ai déjà croisé des personnes que j'aime d'amour ou qui m'aiment d'amour. Ma gorge se serre. À part ma petite sœur, y a personne. Je lâche :

— Quelqu'un qu'on aime d'amour, on pourrait tuer pour lui.

— On n'ira peut-être pas jusqu'à cette extrémité-là, sourit Violette, mais je comprends ce que tu veux dire. Tu serais prêt à les défendre coûte que coûte, tu veux dire ?

— Vous chipotez sur les mots. Si quelqu'un avait agressé votre mari ou votre fille, vous auriez pas eu envie de le tuer ?

— Dempsey, putain ! T'es con ou quoi ?

Violette accuse le coup et se tourne vers Livia qui me foudroie du regard.

— Ça va, Livia, calme-toi. Je ne vais pas paraphraser Jésus, mais un peu quand même. Dempsey ne sait pas ce qu'il dit, alors je pardonne. Tout va bien.

— Non, ça va pas. Il a un neurone et demi, ce mec, c'est pas possible ! Ça se dit pas, des trucs comme ça ! Il a zéro empathie pour personne, lui. Parce qu'il fait de la boxe et qu'il a une belle gueule, il peut s'autoriser à cracher ce qu'il veut ?

Avant, si quelqu'un m'avait lâché ce genre de phrases, je l'aurais défoncé. Là, je vois les yeux de Violette tout embués et je me sens mal. Vraiment mal.

— Je suis désolé, je sais pas pourquoi j'ai dit cette connerie. J'étais énervé.

— Par quoi ?

— Ben, par votre « aimer d'amour »... Ça m'a...

Livia hausse les épaules et détourne la tête. J'ai honte. Violette reprend, imperturbable :

— Tu devrais être content, il y a aura un four chauffé entre mille deux cent et mille trois cent degrés.

L'image de la sorcière voulant jeter Hansel et Gretel dans le feu me vient immédiatement en tête. Une de mes maîtresses de maternelle nous l'avait racontée. Tiens, c'est peut-être pour ça que j'adore foutre le feu, maintenant. Pour vaincre mes cauchemars de l'époque ?

On marche en silence jusqu'à ce qu'on arrive près d'une cour en graviers entourée par des bambous et de gros vases en céramique remplis de fleurs et de plantes que je ne connais pas. C'est tranquille. Sur un panneau en bois est gravé « Chez Viniou » et des sculptures en fer plantées un peu partout me font cogiter. J'arrive pas bien à voir ce qu'elles représentent.

Je la sens mal, cette visite. Je la vois venir, Violette. Elle essaie de me montrer « la beauté du monde », « des gens bienveillants », mais ça marchera pas son truc.

Le monde est pourri. En tout cas, le mien, et ce n'est pas parce qu'une bande de perchés vivent à part dans leurs arbres et leurs poteries qu'ils le rendront meilleur.

Un gars aux cheveux blancs descend l'escalier en pierre. Il porte un jean tout taché et des espadrilles trouées aux orteils. Ses yeux sont d'un bleu incroyable. On dirait la couleur de l'eau des gorges.

— Violette !

— Viniou !

— Salut, les jeunes. Allez, suivez-moi. Faites pas gaffe à la poussière, hein. Ici, je nettoie jamais.

C'est clair. On entre dans une salle où pendent des toiles d'araignées, dans un désordre de ouf. On ne voit même pas le paysage à travers les vitres tellement elles sont dégueu. De vieilles étagères en bois supportent des centaines de bols, assiettes, plats et autres poteries peintes ou non. Des balais, des tabliers remplis de terre séchée, des pinceaux, des caisses pleines d'outils en bois, des pots de peinture et de vernis, des palettes, des chaises à moitié cassées... Il y a même une vieille machine à écrire complètement déglinguée accrochée sur les murs en pierre et une pile de pots entassés tout de travers et collés ensemble avec une inscription : « Ce qui est tordu n'est pas forcément à jeter. »

Wow, quand je me souviens comment ma mère m'insultait lorsqu'elle voyait ma chambre...

— *Tu ne feras rien de bon dans la vie avec un tel bazar, Dempsey ! Bon sang, range !*

— *Fous-moi la paix !*

— *Si le désordre qu'on voit représente celui qui est dans ta tête, j'ai peur pour toi.*

— *Tu fais chier. Sors d'ici.*

Je souris à Viniou. Il me plaît bien, ce pote du désordre. Il n'a pas l'air d'avoir foiré son existence, à voir son air tranquille.

— Vous travaillez ici ?

— Je donne des cours de poterie le soir et je fais ce métier depuis cinquante ans.

Sur une porte peinte en blanc et maculée de traces d'argile, je lis : « *excusez-moi de ne pas vous accompagner à l'église, j'ai rendez-vous ici avec Dieu* ».

On dirait que les yeux de Livia sont en train d'absorber la pièce. De l'avaler tout entière. Elle s'approche, touche un pot délicatement, en caresse un autre, l'observe sous toutes les coutures. Si elle décide de les regarder un par un, on en a pour des plombes.

— Est-ce qu'on pourrait vous voir travailler la terre ?

Madame la princesse pose des questions, et à un homme en plus ? Waouh ! Viniou, t'es fort.

— Mieux. On va faire ça tous ensemble. Venez, j'ai préparé quatre tours.

Des tours ? Qu'est-ce que des tours viennent faire ici ?

On avance de quelques pas dans la pièce encombrée et Viniou nous désigne des tables et des chaises. Merde, qu'est-ce que je suis con ! Elle a pas tort, Livia. Ben oui, forcément, des tours de potiers...

— Enfilez un tablier, on y va !

Quand Viniou parle, on n'a même pas envie de refuser. Ses yeux sont tellement chaleureux qu'on ne peut pas faire autrement que de lui obéir. Il est peut-être un peu chamane, le mec.

Il nous tend de vieilles blouses pleines de terre dure et sèche. Elles tiennent debout toutes seules.

— Je vous montre. Vous commencez à faire tourner, comme ça... Vous prenez un peu d'argile dans les mains, que vous placez en boule. Vous la posez bien au centre du tour, surtout. Sinon votre pièce ne sera jamais droite. Et ensuite, vous vous laissez guider. N'appuyez pas trop fort avec vos pouces car vous verrez que la moindre pression a de forts impacts sur l'argile. Et si vous voyez que la pièce ne prend pas la forme que vous souhaitiez, vous l'enlevez, vous reformez une boule et vous recommencez.

Tout en balançant ses phrases calmement, il fabrique un pot devant nous en moins de deux. Puis il attrape une sorte d'outil en bois muni d'un fil de fer au bout et s'amuse à tracer des lignes régulières.

Violette nous fait un clin d'œil :

— Ça fait toujours le même effet la première fois qu'on voit un potier faire sortir un objet d'une boule d'argile en quelques secondes. De la magie pure.

— J'arriverai jamais à fabriquer quoi que ce soit.

— Tu n'as même pas essayé, Dempsey.

— Je peux commencer ? nous interrompt Livia avec excitation.

Je ne l'ai jamais entendue parler avec cette voix-là. Je me sens seul face aux trois autres. Et je suis sûr que mon pot sera tellement moche qu'ils vont se foutre de moi.

— Bien sûr ! Toi aussi, Dempsey ?

— J'ai pas envie.

— Tu m'appelleras si tu en as besoin mais il n'y a aucune raison. Amuse-toi, essaie, c'est le principal.

— Je vais tout foirer.

— Ça se rattrape. Toujours. Je te l'ai dit, tu reprends l'argile, tu refais une boule, tu la reposes sur le tour et tu recommences.

— Ça changera quoi ? Je pourrai la poser quinze fois là-dessus, ce sera toujours aussi pourri.

— Non, intervient Violette. Mes premiers pots étaient plutôt moches et tordus mais ce n'est pas grave. Tu verras, c'est plutôt agréable et surtout, prends le temps de sentir l'argile se façonner et vivre entre tes mains. Laisse aller, Dempsey. On n'est pas au lycée, il n'y aura ni notes ni remarques. Cool, d'accord ?

Viniou hoche la tête pour m'encourager.

Livia n'écoute rien, elle est déjà absorbée par son pot.

Violette pose sa main sur mon bras.

— Rien n'est jamais figé. Rien. Ni les pots, ni les êtres humains. Et on ne sait jamais à l'avance comment évolueront une boule d'argile ou une vie. Alors laisse une chance à la tienne.

LIVIA

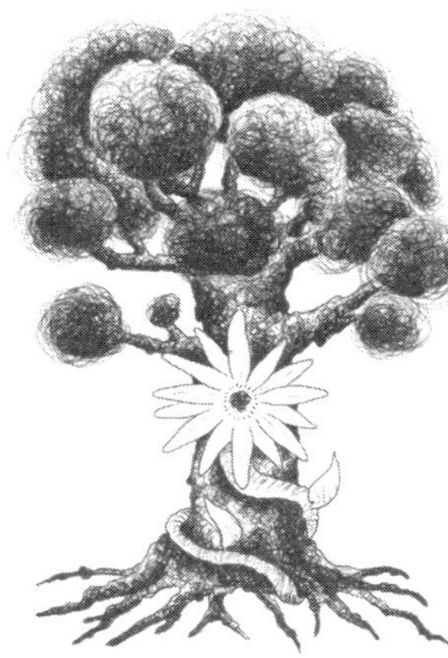

J'adore cet endroit. L'argile qui se transforme sous les mains, le regard de Viniou, ses mots autour de la symbolique de la terre, des étoiles, des météorites et des atomes, des acides aminés, de l'origine cosmique de la terre, des champs magnétiques, des premières briques d'argile, de qui nous sommes et d'où nous venons. Je ne comprends pas tout mais ça m'apaise.

J'aime le fait qu'il parle sans vouloir en mettre plein la vue, juste pour le plaisir de partager. J'aime ses cheveux d'un blanc immaculé et la couleur de ses yeux, ses mains noueuses qui se posent sur le tour.

Pourquoi je n'ai pas eu un père comme lui ?

Je suis jalouse de ses enfants, même s'il n'en a peut-être pas.

Près du fameux four qui a alimenté la conversation animée entre Dempsey et Violette, il y a une armoire ouverte avec des tessons en céramique peints. De toutes les couleurs de peinture possibles avec des camaïeux aux noms poétiques qui forment une danse dans ma tête.

Jaune fleur de soufre, vert céladon, bleu turquin, rouge andrinople, rose cuisse de nymphe, violet passe-velours, orange tangerine...

Au-dessus, sur la planche, quelqu'un a écrit : « Qui veut savoir où il va ne va jamais très loin » et c'est tellement l'opposé de ce que la société nous impose que j'en ai les larmes aux yeux.

Je n'ai pas envie de partir d'ici. Je façonne mon pot avec application. J'écoute les conseils de l'ami de Violette et c'est la première fois que je me fiche du résultat. L'argile glisse et file entre mes doigts.

— Vous avez fini ? Viniou a un cours à onze heures et on doit rentrer déjeuner si on veut être à l'heure cet après-midi.

— J'aimerais rester...

— Tu reviendras, fait Viniou en décrochant mon pot avec délicatesse avant de le poser sur une planchette en bois. Tiens, écris ton prénom ici, comme ça je saurai à qui il appartient.

J'implore Violette du regard.

— Je sais qu'on n'aura pas le temps... S'il vous plaît...

— On se reverra un jour, Livia, fait Viniou avec une telle conviction que je le crois aussitôt.

Il nous désigne une étagère remplie de mugs colorés.

— Si vous voulez un souvenir… Prenez.

Intimidée, je regarde Violette qui m'encourage d'un signe de tête.

— Non merci, répond Dempsey tout gêné.

— Pour ta maman, alors ? suggère Violette. Ou pour ta sœur ? Un cadeau venu d'Ardèche ?

— OK, pour ma sœur, ouais, merci m'sieur.

— Je t'en prie, appelle-moi Viniou. Et toi, Livia ? Un petit souvenir de ta venue ici ?

— Tout est déjà gravé dans ma mémoire.

— C'est très gentil mais ça me fait plaisir de t'offrir quelque chose. Choisis ta tasse préférée.

J'hésite puis tend la main vers l'une dont la forme harmonieuse me plaît plus que les autres.

— Parfait ! sourit le potier en enveloppant nos mugs dans un épais papier gris. Bon retour, Livia et Dempsey. J'ai été ravi de communiquer avec vous. Prenez soin de vous, comme l'on prend soin d'une pièce que l'on a mis longtemps à façonner et à peindre.

Lorsque nous ressortons dans le jardin ensoleillé, je croise le regard de Dempsey. C'est incroyable, je ne l'ai jamais vu autant apaisé.

Personne ne parle jusqu'à la maison de Violette. La conversation acérée du début de matinée est loin. Et qu'est-ce que ça fait du bien… Mais la trêve est de courte durée.

— Prêts pour grimper à l'assaut des arbres ? nous demande Violette en nous servant une part de pizza maison et de la salade du jardin.

— J'avoue que j'ai envie d'essayer la fameuse tyrolienne catapulte, répond Dempsey. J'ai vu les autres en faire et ça m'a grave donné envie.

— Tu n'as plus le vertige ?

— Si, mais bon, question d'honneur, quoi ! Aaron m'a dit que son fils handicapé avait déjà...

Je le reprends :

— En situation de handicap.

— Qu'est-ce que tu veux, toi, encore ? rétorque Dempsey.

Je répète tranquillement :

— On ne dit pas « handicapé », c'est péjoratif. On dit « en situation de handicap ».

— Ouais. Bon. Eh bien, Léopold, en situation de handicap, donc, a essayé la tyrolienne... Du coup, si un môme de huit ans a les...

— Sept ans. Léopold a sept ans.

— Putain, Livia ! T'es lourde ! s'énerve Dempsey. On s'en fout des mots, tu comprends très bien ce que je veux dire donc ferme-la, OK ?

— OK, Ramsey le con.

— Qu'est-ce que tu dis, là ?

— Ben je t'appelle par un autre nom, c'est pas grave, si ? Tu viens de dire que les mots n'ont pas d'importance.

Dempsey se lève brusquement et renverse sa chaise. Mon cœur bat mais je ne bouge pas. J'en ai ras-le-bol de ses essais d'intimidation, tout ça parce que monsieur ne supporte pas qu'on le remette à sa place.

— Assieds-toi, Dempsey, fait calmement Violette.

— Mais elle me cherche !

— Non. J'admets que ce que fait Livia n'est pas hyper agréable mais elle a raison, sauf quand elle t'appelle « le con », bien entendu. La langue française est riche en mots, chacun d'eux a un sens précis et indique une intention. Certaines personnes y sont extrêmement sensibles, dont Livia, et ça les dérange si on ne les emploie pas correctement. C'est un peu comme si je commentais un match de boxe en disant « *hammer kick* » au lieu de « *crescent kick* », tu vois ? Ça discréditerait mon discours, tu es d'accord ?

Dempsey fait la moue.

— Sois de bonne foi, sourit Violette.

— OK, mais c'est chiant.

— Pour toi, peut-être. Et donc, tu souhaites essayer la *slack line*, c'est ça ?

— Non, la tyrolienne, j'ai dit !

— C'est pareil, on s'en fout... rétorque Violette en m'adressant un clin d'œil.

Dempsey secoue la tête puis rigole en se rendant compte qu'il s'est fait piéger.

Il quitte la table en marmonnant pour la forme :

— Je capitule, c'est bon.

On se met en route en direction des Chatouilleurs branchés. J'essaie de ne pas repenser à ma fugue de la dernière fois en priant pour que Dempsey n'y fasse pas allusion non plus. Je n'ai aucune envie de discuter de ça avec lui.

Personne n'aborde le sujet. Violette me dit simplement en descendant de voiture :

— Si ça ne va pas, Livia, tu viens m'en parler, tu me le promets ?

— Vous inquiétez pas, je vais pas m'échapper.

— Merci, Livia.

— De quoi ?

— De prendre soin de toi.

Ça me coupe le souffle.

Salomon s'approche de moi avec un sourire gêné. C'est attendrissant.

— Tu veux bien qu'on teste l'atelier numéro deux ensemble ? J'ai déjà essayé plusieurs fois et j'aime bien.

— En quoi ça consiste ?

— À se déplacer dans les arbres, apprendre à faire les nœuds, assurer sa sécurité, installer les cordes...

— Je ne suis pas tellement douée de mes mains.

— Ça m'étonnerait...

Il rougit. Moi aussi.

— Tu dessines super bien, j'en suis sûr !

— Ça n'a rien à voir avec accrocher des cordes autour d'un tronc.

— On verra bien... Tu viens ?

Je ne sais pas pourquoi je le suis sans me poser les tonnes de questions habituelles. Salomon est différent des autres gars qui viennent me parler. Son discours sonne vrai. Il ne semble pas dérangé par mon look et c'est plutôt rare. Au contraire, on dirait que ça lui plaît.

On rejoint Aaron qui anime l'atelier cet après-midi en compagnie d'une dizaine d'autres ados.

— Salut Livia, content de te voir !

— Salut. Comment va Eléana ?

— Très bien, je te remercie. Elle n'a parlé que de toi hier soir, jusqu'à ce qu'elle s'endorme ! Un vrai moulin à paroles !

— Elle est vraiment chou. Vous lui donnerez ce dessin de ma part ? Je l'ai fait hier soir, pour elle, après la sortie en canoé.

— Avec grand plaisir. Je peux regarder ou c'est top secret entre elle et toi ?

— Vous pouvez. C'est elle et vous.

Aaron déplie la feuille et me regarde avec stupéfaction.

— Comment tu...

Il ne termine pas sa phrase. Ses mains tremblent un peu.

— Je dessine ce que je ressens, les relations entre les gens... J'ai toujours fonctionné comme ça.

— Elle va adorer.

Moi, j'entends plutôt « j'adore » et je souris, à l'intérieur. C'est amusant comme les adultes utilisent leurs enfants par pudeur au lieu de parler en leur nom.

Aaron a un peu de mal à se détacher du dessin qu'il plie soigneusement et range dans la poche de sa veste.

Il reste silencieux quelques minutes, puis nous montre comment nous sécuriser dans notre baudrier, le fonctionnement des mousquetons et du grigri, et plein d'autres choses encore. Son discours est clair et mon cerveau ne décroche pas, pour une fois. Je réussis à m'équiper pratiquement sans faire d'erreur.

Je lance à Salomon :

— Je m'étais promis de ne pas grimper dans les arbres et je me retrouve là-haut...

— Y a que les imbéciles qui ne changent pas d'avis, il paraît.

— C'est vrai.

— Allez, on y va, nous encourage Aaron. Ceux et celles qui ont déjà fait l'activité, vous pouvez aider les autres, ce sera super sympa, merci !

Je tire sur la corde et me retrouve d'un coup à plus d'un mètre du sol. Mes pieds ne touchent plus terre. J'essaie de ne pas paniquer.

— Nickel, Livia, continue !

Je progresse lentement jusqu'à atteindre une grosse branche horizontale sur laquelle je m'assieds avec soulagement. Je n'ose pas trop regarder en bas. D'autres ados sont déjà en train de virevolter plus haut, mais la hauteur où je suis perchée me suffit largement.

Salomon me rejoint et s'assied à côté de moi.

Près, mais pas trop. Ça me convient bien.

— Alors, tu en dis quoi ?

— J'essaie d'oublier le fait que je fais la conversation à plus de quatre mètres de hauteur. Et toi, ça va ?

— Je gère. Mon cœur ne bat plus aussi fort qu'avant.

Il rougit encore.

— Je veux dire, il ne bat plus aussi fort qu'avant quand je monte dans les arbres.

— J'avais compris.

Il me fait rire. Je décide de le brancher sur son sujet préféré.

— Tu réussis à survivre sans tes visites quotidiennes au royaume des morts ?

— Je n'aurais jamais cru ça possible, mais oui.

— Tu me fais penser au personnage du livre de Malzieu, *La Mécanique du cœur.*

Il ouvre des yeux immenses. Je n'avais jamais remarqué leur couleur, un vert taché de points dorés. Ça me trouble. Il continue :

— C'est mon livre préféré !

— Ça ne m'étonne pas. C'est triste de se limiter dans la vie à cause de la peur. Je le sais, parce que c'est ce que je fais, mais pas à cause de mon cœur.

— Je comprends.

Ses joues rougissent encore. J'adore.

— Jack s'empêche de tomber amoureux.

— C'est dommage... Ou pas, parce que l'amour, ça fait mal aussi...

— Tu n'as jamais eu de copine ? Ou de copain ?

— Non. C'est nul, hein ?

— Non... Pas nul, mais rare. En même temps, si tu cherches l'âme sœur dans les tombes, je comprends...

— Tu te moques, là !

— Un peu, mais pas vraiment. Je préfère ça aux séducteurs qui changent de copine tous les trois jours.

— Pas faux.

J'hésite, puis lance :

— En parlant de cimetière, il y a toujours celui à côté de la maison de Violette.

— Comment tu veux que je m'y rende ?

— Tu es loin d'ici ?

— On met dix minutes en minibus pour venir.

— Tu pourrais pas emprunter un vélo ?

— Euh... Tu veux qu'ils me renvoient ?

— Si tu t'échappes de nuit, ils ne s'apercevront de rien.

Il se trouble.

— Tu me demandes de fuguer, c'est ça ?

— Pas du tout, je te suggère d'aller en douce dans un cimetière et de revenir te coucher. Rien à voir avec une fugue !

— C'est quand même interdit.

— Ouaip. T'as jamais désobéi à personne, toi ?

— Ben non. Pourquoi ?

— Pour... pour te protéger... ou pour faire ce dont tu as envie et dont les adultes te privent parce qu'ils pensent mieux savoir que toi ?

Il rougit à nouveau.

— OK, Salomon, désolée, on n'en parle plus.

— Non, attends...

— Quoi ?

— Si je trouve un moyen d'aller au cimetière, tu m'y rejoindrais ?

Bien fait pour toi, Livia ! À force de provoquer, te voilà en position difficile. Hors de question pourtant de lui avoir fait la morale et de ne pas assurer derrière.

— D'accord.

— Demain soir ?

— Ça marche.

— Tu pourras sortir sans qu'on te voie ?

— Oui, Violette s'endort vers 23 h.

— On échange nos numéros ?

— Houhou, les deux là-haut, ça va ? lance la voix d'Aaron. Vous tentez encore un peu plus haut ?

On échange un regard à la fois complice et apeuré.

Je rêve ou je viens de donner rendez-vous à un garçon que je connais à peine dans un cimetière inconnu ?

Oui, je l'ai fait. Et c'est hyper excitant !

— On grimpe encore un peu et puis on se lâche ? me demande soudain Salomon.

— On se lâche ? Tu veux dire que...

— On saute sans se tenir à la corde, juste pour avoir l'impression de tomber, mais sans danger. Ça te tente ?

— Tu me tiendras la main ?

— D'accord. Avant qu'on saute, je peux te poser une question ?

— Si tu m'autorises à ne pas forcément y répondre.

— Bien sûr.

— Vas-y.

— Tu accepterais de dessiner pour moi ?

— C'est prévu.

— Tu comptais me le dire quand ?

— Au cimetière.

SALOMON

Un cœur humain est plus touché du mal d'autrui que du sien propre.[53]

Je ne peux pas croire que je m'apprête à prendre un vélo, en pleine nuit, pour rouler sur une route inconnue vers un cimetière que je ne connais pas pour y retrouver une fille que j'ai vue trois fois.

Si ma mère le savait, c'est elle qui ferait une crise cardiaque sur le champ !

C'est encore plus simple que ce que je pensais. Benjamin, Thibault et Luka ne me posent même pas de question quand ils me voient me lever. Ils pensent sans doute que je vais aux toilettes.

Je me dirige vers le grand hangar où est entreposé tout le matériel de sport. Vélos, cordes, luges, mousquetons, ballons de foot et de basket, filets, raquettes, skis et j'en passe.

Je ne suis pas hyper à l'aise sur un vélo. J'en fais très peu, vu que ma mère a refusé de m'en acheter un. J'ai appris au collège, quand j'ai passé le BSR en cinquième et en troisième.

53. Jean Baptiste Blanchard, *Les maximes de l'honnête homme ou de la sagesse*, 1779.

Mes jambes tremblent, mon cœur cogne, mais je pédale. J'ai allumé ma lampe frontale, même si le phare fonctionne. J'ai bien géolocalisé l'endroit avant de partir grâce aux infos envoyées par Livia, c'est assez simple.

Pourquoi ai-je l'impression de devenir vivant, de plus en plus vivant à chaque coup de pédale ?

Pourquoi j'ai l'impression de m'envoler sur la route, d'ouvrir mon espace intérieur, de respirer, enfin ?

Je pensais que j'allais mourir, c'est le contraire qui est en train de se passer. Je n'ai jamais autant eu d'espoir en la vie avec un V majuscule. La Vie en grand.

Cette vague qui me submerge depuis le creux de mon ventre jusque dans mon cœur, c'est quoi ? Le vent me chuchote : « l'amour », et ça me donne des ailes.

J'arrive au cimetière à minuit pile. Un vélo est posé contre la grille de l'entrée.

Livia.

J'avance entre les tombes à la lueur de la lampe torche de mon portable. J'appelle à mi-voix :

— T'es où ?

Une lumière s'élève sur ma droite. Je hâte le pas. C'est un peu dingue, quand même, de sentir son cœur aussi fort. On dirait qu'il va sauter hors de ma poitrine et je suis obligé de m'arrêter quelques secondes.

Ses pas s'approchent de moi, ça crisse sur le gravier et dans mes oreilles. Je vois flou, soudain.

Voilà, je le savais. J'avais raison. Trop d'émotions, ça tue. Je me sens mal, les pierres tombales, les fleurs, les inscriptions, les arbres, tout tourne autour de moi. Je sens ma tête se serrer, je n'y vois plus rien.

— Salomon ? Salomon, ça va ?

Je suis allongé par terre, dans l'une des allées. Le visage de Livia est encore plus pâle que d'habitude sous la clarté de la lune, ses cheveux touchent ma poitrine et ses yeux sont écarquillés de frayeur.

Elle pousse un soupir de soulagement lorsque mes yeux s'ouvrent et que je bégaie :

— Qu'est-ce qui s'est passé ?

— J'en sais rien, t'es tombé comme une masse quand tu m'as vue arriver. Je suis pas un fantôme, c'est moi... Livia.

— Je sais bien.

— Et ben alors, pourquoi tu...

— Un malaise... C'est rien.

La nuit cache la rougeur de mes joues brûlantes. Livia s'assied à côté de moi sans rien dire.

— *Wow*, j'ai cru que j'allais me retrouver toute seule ici ! Tu m'as foutu une de ces trouilles !

— Désolé.

— Je croyais que tu adorais les cimetières ?

Quand je suis seul, je gère. Depuis que tu es ici, je ne maîtrise plus rien et surtout pas mon cœur qui fait le con.

— Ça doit être la fatigue de la journée.

— Tu regrettes d'être venu ?

— Non !

Mon cri la fait sourire et elle détourne la tête, puis chuchote :

— Moi non plus. T'avais raison, c'est hyper paisible et pas glauque du tout. J'adore !

— C'est vrai ?

— Ben oui, pourquoi je mentirais ? Si j'aimais pas, je te le dirais et je rentrerais chez Violette.

— C'était facile pour sortir de chez elle ?

— Un jeu d'enfant. C'est pas chez mes parents que j'aurais pu tenter un truc pareil !

— Ils sont sévères ?

— Ma mère, ça passe encore, sauf qu'elle obéit à mon père au doigt et à l'œil, comme si c'était sa fille. Beurk, écœurant. Mais lui, lui...

— Tu ne l'aimes pas ?

— Je le déteste ! C'est un sale con. J'ai demandé à être placée pour ne plus avoir à subir ses coups.

— Il te frappe ?

— Sans arrêt et pour un rien. Je ne sais jamais quand ça va tomber. Et comme ma mère ferme les yeux pour préserver son couple et son image de famille parfaite...

— J'ai du mal à imaginer ce que tu vis.

— Tu ne t'es jamais pris une baffe ?

— Non.

— C'est une blague ? Ni des fessées quand tu étais petit ?

— Ben... Non.

— Tu étais un gamin parfait ?

— Euh... Je pense pas, ça n'a rien à voir ?

— Comment faisaient tes parents pour te punir ?

— On discutait.

Elle me dévisage comme si je venais de lui dire une énorme connerie, puis reprend :

— Mon père, un jour, je le débrancherai quand il sera en train de crever à l'hôpital, comme l'héroïne dans *Les Prénoms épicènes*[54]. Ça me fera un bien fou !

— Il est malade ?

— Non, mais je le lui souhaite.

— Sans déconner ?

— Je te fais peur ?

— Non, c'est juste...

— Violent, comme ma vie.

Elle se lève d'un bond.

— Bon, on le visite, ce cimetière ? Tu te sens mieux ?

Avec toi, oui. Je ne suis pas mort. Je suis vivant, et j'ai envie de profiter de ce moment à fond. Mon cœur n'a pas lâché. Il est là, il pulse dans ma cage thoracique et je l'entends, toudoum, doum, toudoum, doum, Livia, doum, Livia, doum, Livia, toi, Livia, toi.

— C'est parti ?

Elle me tend la main pour m'aider à me relever. Ma tête tourne encore un peu,

— Tu es certain que tu ne vas pas retomber dans les pommes, hein ?

— Promis.

Sa main dans la mienne est douce, tiède. Je n'ai pas envie qu'elle l'enlève. Je voudrais qu'on reste accrochés l'un à l'autre, comme ça, toute la nuit. Même si ce qu'elle vient de m'avouer sur son père est flippant.

Livia ne semble pas pressée de retirer sa main non plus et on avance dans la première allée.

---

54. Roman d'Amélie Nothomb, éd. Albin Michel, 2018.

Je lis les noms inconnus, j'observe les portraits, les fleurs, les objets, les dates de naissance et de mort. C'est un peu obsessionnel, chez moi, de calculer combien de temps a vécu la personne. Je chuchote :

— J'suis pas fou, OK ? Mais j'aime bien savoir qui est le ou la plus jeune du cimetière. Et le ou la plus vieille, aussi. Et aussi, la tombe la plus ancienne et celui ou celle qui est mort le plus récemment. Ce sont de belles rencontres.

— Des rencontres ?

— Oui.

— T'es chelou, quand même. Donc, tu aimes mener des enquêtes dans les cimetières ? Un détective des morts, en quelque sorte ? Et tu tiens un journal de bord, aussi, avec des statistiques ?

Je n'ose pas le lui avouer et j'éclate de rire. Ça ne m'est jamais arrivé, de rire dans un cimetière.

Livia pose son autre main sur ma bouche.

— Chut ! Un peu de respect, enfin !

Elle enlève ses doigts, mais moi, je les retiens et je les pose sur ma joue en fermant les yeux. Je peux sentir la pulsation de son cœur à elle qui se mélange à la mienne.

Elle murmure :

— Tu penses toujours que ça ne valait pas le coup d'avoir un cœur neuf ?

Elle dégage ses mains, s'enfuit en courant :

— Le premier qui réussit à trouver pourra demander ce qu'il veut à l'autre !

— Hey ! Tu ne m'as pas demandé si j'étais d'accord ?

— Tu ne l'es pas ?

— Si.

J'aimerais que ce moment ne se termine jamais. Je n'aurais pas imaginé que ce soit possible de partager cette passion avec quelqu'un d'autre. Je m'étais toujours pensé fou ou anormal, et voilà qu'une fille se retrouve là, à errer avec moi parmi les tombes, qu'elle entre dans mon délire sans se foutre de moi ou me prendre pour un dément.

— J'ai peut-être trouvé !

Je la rejoins. Elle désigne une tombe et lit :

— Clémentine Larzac, 1805-1837, c'est la tombe la plus ancienne, non ?

— J'ai pas encore tout regardé, mais je note ! Quatrième allée, cinquième tombe à droite.

Livia me dévisage, incrédule.

— Tu rigolais pas, tout à l'heure ? Tu le fais vraiment ? Tu tiens un journal ?

Je respire un grand coup.

— Oui.

Elle secoue la tête :

— T'es frappadingue mais j'adore ! Bon, j'ai un point sur quatre...

— Pas sûr, on n'a pas tout vérifié, hein !

— Ben alors, qu'est-ce que tu attends, au lieu de rester là ?

Je m'échappe en courant. Je regarde les tombes, mais mon esprit n'est pas concentré. Je vois la bouche de Livia, ses yeux, ses cils, son cou, ses mains, ses...

Elle m'appelle à nouveau d'un ton triomphant :

— Putain ici, il y en a une qui a vécu cent trois ans ! Allez hop, j'suis sûre que j'ai gagné un autre point !

Elle désigne une autre tombe, en marbre noir :

— Marie-Louise Chavet née Pilat. 1911-2014 !

— Bien vu.

Elle me regarde avec un sourire malicieux :

— Tu es sûr que ça va ? Pour un détective, je ne te trouve pas très perspicace...

— Il me reste encore deux chances !

— Tu ferais mieux de te grouiller, je crois que je suis beaucoup plus rapide !

On se sépare à nouveau. Mes yeux glissent sur les plaques, mais c'est le rire de Livia, ses cheveux rouges et son short blanc que je vois, pas le reste.

Mon cerveau ne calcule plus rien, et je m'en fous. C'est ça le pire.

Ses pas sur le gravier. Elle m'attrape par le bras mais ses yeux ont changé d'expression. Elle murmure :

— Je n'ai plus envie de rire.

Une larme est accrochée à sa paupière.

— Viens voir.

— Qu'est-ce qu'il se passe ?

— Viens voir, je te dis.

On s'approche silencieusement de l'endroit qu'elle me montre.

Sa bouche tremble et soudain, je m'en veux de l'avoir entraînée dans ce jeu morbide.

— Là !

Elle éclate en sanglots.

— Ce sont les tombes de la fille de Violette et de son mari !

Elle tremble tellement fort que je ne sais pas quoi faire. La culpabilité me submerge. Je bégaie :

— Je ne savais pas que Violette...

Elle pleure et s'essuie le nez avec le dos de sa main.

— Pardon, Livia, c'était stupide. Excuse-moi... Excuse-moi ! Je suis con de t'avoir parlé de morts et de cimetières.

Elle s'assied par terre et cache son visage dans ses mains.

— Ça me fait trop de peine pour elle, pour eux... J'ai mal !

— Oui, je comprends.

Je lui tends un mouchoir, mais ce sont mes bras que j'aimerais lui offrir. Seulement, je n'ose pas. Elle se mouche, pleure encore.

Je regarde les inscriptions et ma gorge se serre.

Erin Averland, 19 juin 2006 – 20 août 2012

Louis Averland, 15 octobre 1971- 10 août 2012.

Aux deux êtres que j'ai tant aimés, avec tout mon amour.

Si mon embarcation s'est engloutie en mer,
Si elle a rencontré des tornades
Si aux îles enchantées
Elle a plié ses voiles dociles
À quel mystique amarrage
Est-elle accrochée aujourd'hui –
C'est l'errance du regard,
Loin au-delà de la baie.[55]

Je chuchote :

— Tu sais ce qui s'est passé ?

Elle hoche la tête :

— Ils sont morts dans les gorges, à cause d'un orage. Son mari n'a jamais été retrouvé. Et la petite Erin était en

55. Extrait du poème « Ma barque », Emily Dickinson, éd. Gallimard, 1890.

mort cérébrale à l'hôpital de Lyon alors... alors Violette a pris la décision de la débrancher. Je... Je ne pensais pas qu'ils étaient enterrés là.

Elle tremble. Je bredouille :

— C'est affreux. Perdre sa fille et son mari, c'est affreux. Ça ne devrait pas exister.

— Erin n'avait que six ans...

Mon cœur se serre, soudain, fort, très fort. Je regarde à nouveau la date.

— Tu ne vas pas me croire mais... Le 20 août 2012, c'est le jour où on m'a transplanté.

Livia murmure :

— C'était dans quel hôpital ?

— Au CHU de Lyon.

VIOLETTE

Presque rien, juste à part
Et venir plus près
D´autres liens d´autres voix
Au moins essayer
L´étincelle qu´on reçoit
Au premier regard
L´étincelle vient de toi
S´envole au hasard
Et peut tout changer[56]

Je n'arrive pas à me faire à l'idée qu'ils s'en iront demain.

C'est trop tôt. Ils vont tellement me manquer, ces deux-là !

J'ai quelques cheveux blancs en plus mais ces gamins m'ont tellement donné.

Ce matin, c'est repos bien mérité. La journée d'hier était riche en émotions chez Viniou, puis intense physiquement dans les arbres, pour tous.

Dempsey l'a testée, sa fameuse tyrolienne, et il a adoré.

J'ai vu Salomon et Livia se rapprocher, passer de longs moments ensemble, perchés dans les arbres. Petite Livia, qui avait verrouillé son cœur et enfilé son armure...

56. *Ose*, Yannick Noah, album « *Pokhara* », 2003.

Ils ne savent pas encore que je leur offre une surprise ce soir, avec la complicité d'Aaron. Mon cadeau d'adieu. Ils vont adorer, c'est sûr, et moi aussi. J'en trépigne à l'avance.

Pour l'instant, je me concentre sur le repas de midi. Tout à l'heure, nous allons dire au revoir à Chelsea et faire la connaissance de la nouvelle pouliche de ma Nonna adorée. J'ai tellement hâte... Cela me ramène des années en arrière, à la naissance d'Yvoire.

Dempsey s'est un peu fait prier pour venir. Probablement pour s'entendre dire que ce ne serait pas la même chose s'il n'était pas là.

Livia a secoué la tête.

— Il faut encore qu'on te supplie... Quel gamin !

— Toi... Tu ferais mieux de la fermer si tu ne veux pas que je révèle des trucs.

Les joues de Livia sont devenues écarlates. Elle m'a lancé un bref coup d'œil puis a fusillé Dempsey du regard.

— T'as pas intérêt, sinon je...

— Tu quoi ? Tu me provoques en duel ?

— Rigole pas, Dempsey.

— T'inquiète, je dirai rien à Violette.

Je lève la main.

— Euh... Dites-moi, vous deux ! Je devrais savoir quelque chose ?

— Non ! s'écrie Livia alors que monsieur-boxe s'écroule de rire.

— Livia ?

— Je vous assure... Y a rien... rien d'important.

— Je peux te faire confiance ?

— Mais oui, vous en faites pas. C'était juste pour l'emmerder un peu. Chacun son tour... lance Dempsey.

Livia se retient à grand-peine de lui claquer une phrase blessante et s'éloigne. À mon avis, elle préfère capituler plutôt que de voir son secret dévoilé.

— Tu me promets que ce n'est rien de grave, Dempsey ?

— Ah, ça, c'est pas moi qui suis en charge de la surveiller, rétorque-t-il en se faisant la malle à son tour.

Je soupire. Ils font la paire, ces deux-là !

— Allez, en voiture ! On est déjà en retard.

Chelsea se précipite vers nous.

— *Oh, guys, come and see the most beautiful filly ever ! She's so wonderful !*

Elle a raison. La pouliche de Nonna est une pure merveille. Elle vacille sur ses pattes fines et cherche à téter sa mère. L'émotion remonte, intacte. Il me semble voir Yvoire, il y a dix ans.

Livia marque un temps d'arrêt. Ses yeux s'agrandissent. On dirait une toute petite fille.

La jument hennit plusieurs fois.

— Qu'est-ce qu'elle fait ? questionne Dempsey à voix basse. Elle veut pas qu'on la dérange, c'est ça ?

— Ou bien elle est fière de nous présenter sa fille, chuchote Livia.

— *Exactly, darling.* J'ai un service à vous demander. À tous les deux, OK ? J'aimerais que vous trouviez un prénom à cette petite pouliche. C'est une grande responsabilité, car vous deviendrez son parrain et sa marraine. Enfin... *if you agree.*

Livia devient aussi rouge que ses cheveux. Dempsey regarde Chelsea, interloqué.

— Les trucs de parrain et marraine, c'est pas trop mon kiff...

Je le rassure :

— Dempsey, tu n'auras rien à assumer derrière. C'est simplement un honneur que te fait Chelsea, mais tu as le droit de refuser si ça te dérange.

— J'peux réfléchir ?

— Bien entendu.

Mon amie continue :

— Alors, je vous explique : nous sommes dans l'année des « E ». Il faudra donc choisir un prénom avec cette initiale. Je vous laisse vous concerter ensemble. Violette et moi, on va faire un tour, on a plein de choses à se raconter.

Livia hésite :

— Chelsea... Pourquoi « l'année des E » ?

— Chaque année correspond à une lettre de l'alphabet. C'est aussi un moyen de connaître l'âge des chevaux.

— Alors, Nonna a dix-sept ans ?

— *Wow,* tu calcules drôlement vite, toi !

Livia rougit.

— J'suis pas mauvaise en maths, quand je veux. Quand je vais en cours...

— Eh bien, je t'encourage à y retourner, parce que franchement, ce serait dommage de ne pas utiliser ce talent !

— Merci.

Chelsea et moi nous éloignons. Je la prends dans mes bras.

— Ce que tu viens de faire, là, c'est juste... merveilleux. Merci pour eux. T'es adorable.

— Tu veux rire ? Et toi qui t'occupes d'eux jour et nuit depuis presque quinze jours... Tu es une âme en or, *my Violet.*

Nous nous installons sur la terrasse. Chelsea a préparé des scones et des smoothies.

— J'ai le cœur brisé de les voir partir. Ils m'ont donné du fil à retordre, mais je les adore tous les deux.

— Je suis triste aussi de ne plus discuter avec Livia. J'ai eu moins d'échanges avec Dempsey, mais elle... C'est une chouette gamine.

Livia et Dempsey s'approchent. Ils semblent gênés. Je ressens une complicité inattendue qui me fait chavirer le cœur.

— On a trouvé un prénom, commence Dempsey.

— On voudrait l'appeler Erin.

*

Dix ans plus tôt

Il fait très frais ce matin, presque froid. Le vent souffle et me gèle les mains. Par contre, le soleil est radieux. Je me sens presque vivante. Pas tout à fait, mais pour la première fois, je ne culpabilise pas d'être heureuse alors qu'Erin et Louis ne sont plus à côté de moi.

Chelsea me voit approcher et me fait un signe de la main.

— Hello darling. *J'ai un tout petit souci administratif à régler,* you know. *Tu peux aller te balader si tu veux, j'arrive.*

— *Ça marche.*

— *Je te montrerai quelque chose avec Orion. Tu vas adorer.*

Je m'éloigne, le sourire aux lèvres. Avant, je détestais l'automne, maintenant je le vois autrement. Je ne considère plus cette saison comme un déclin, mais plutôt comme une explosion de couleurs.

— *Bonjour, madame !*

Je sursaute. Une gamine me dévisage droit dans les yeux et je prends un électrochoc en plein cœur sans comprendre pourquoi.

Je suis tellement troublée que j'ai du mal à lui répondre mais ça ne semble pas la déranger.

— *Je m'appelle Aube, et vous ?*

— *Violette.*

— *Vous venez faire de l'équithérapie avec Chelsea aussi ?*

Je hoche la tête. Je ne parviens pas à détacher mon regard du sien.

— *Moi, je viens de terminer ma séance. J'ai adoré.*

Elle s'approche plus près.

— *Vous avez perdu quelqu'un que vous aimiez énormément, c'est ça ?*

Je bredouille :

— *Comment tu le sais ?*

Elle hausse les épaules avec un petit sourire que je ne parviens pas à analyser.

— *Je le sais, c'est tout, je le vois...*

— *Ah bon ? Ça t'arrive souvent ?*

— *Parfois. Pas avec tout le monde. Et puis, cette nuit, j'ai rêvé. Alors je savais que je vous rencontrerais.*

— Tu... Tu as rêvé ? De qui ?

— De votre petite fille. Elle voulait vous remercier d'avoir donné son cœur à ce garçon, parce qu'au moins, sa mort n'a pas été inutile. Et puis, elle ne voulait pas que vous soyez triste.

Tout mon corps frissonne. Je répète bêtement :

— Mais comment... Qu'est-ce que tu racontes ?

— Elle m'a dit que vous viendriez aujourd'hui chez Chelsea.

Je secoue la tête, incrédule. Aube sourit.

— Il ne faut pas avoir peur, vous savez. Elle avait l'air heureuse et son T-shirt rouge était super joli.

— Aube ? appelle une voix derrière nous.

— J'arrive !

Elle agite la main et se sauve en courant.

Moi, je reste immobile, assommée par cette rencontre complètement irréelle.

Chelsea s'approche.

— Tu vas bien, chérie ? Tu es pâle comme si tu avais vu un fantôme.

— Chelsea... C'est qui, cette petite ?

— Qui, Aube ? Elle vient ici depuis plus de deux ans mais vous ne vous étiez jamais croisées. Pourquoi ?

— Elle... Elle m'a dit quelque chose... Au sujet d'Erin... Comment elle a su ? Comment... Comment c'est possible ?

Chelsea pose son bras sur mes épaules et m'entraîne vers l'enclos d'Orion.

— Certaines choses ne se comprennent qu'avec le cœur, Violette. On ne peut pas les expliquer autrement. Savoure simplement ce cadeau que t'offre la vie.

DEMPSEY

Side step[57]

Au moment où Livia et moi annonçons le prénom de la pouliche, Violette accuse le coup. On vient de la mettre K-O, mais c'est un joli K-O.

— Très belle idée, *I agree if you do, darling* ! répond Chelsea en posant sa main sur celle de son amie.

— Bien sûr... Bien sûr que je suis d'accord !

— Eh bien voilà. Yvoire a une petite sœur. Erin.

— Yvoire est aussi la fille de Nonna ? demande Livia.

Les deux femmes hochent la tête ensemble. Je ne sais pas ce qui met Livia dans cet état, mais elle semble perdue.

— Je ne savais pas... Nonna, c'est bien la jument avec laquelle vous avez fait les séances il y a dix ans ? demande-t-elle à Violette d'une voix un peu enrouée.

— Exactement.

— Et Yvoire est née à ce moment-là ?

— Tout à fait.

— Vous lui parliez d'Erin ?

— Très souvent, oui.

57. Terme de boxe signifiant « un pas de côté ».

— Je retourne voir Nonna et Erin, je peux ?

— Oui, si tu restes en dehors du box, sourit Chelsea.

Livia semble perdue, alors je la suis.

— Qu'est-ce qu'il se passe ?

— Rien... Un truc...

— C'est en rapport avec les juments ?

— Pas exactement. Plutôt avec la fille de Violette. Et... et Salomon.

— Salomon ? Qu'est-ce qu'il vient faire dans cette histoire, lui ?

Elle soupire.

— Bon, tu m'as captée, cette nuit, quand je suis rentrée en vélo ?

— Ben ouais. T'as fait un bordel du diable.

— Je me suis cognée contre les bassines en métal du jardin.

— J'ai vu. Et donc, t'étais allée rejoindre Salomon, je parie ?

— Tu me *stalkes* ? Comment tu sais ?

— Vous vous êtes dévorés des yeux tout l'après-midi.

Elle perd contenance pour la deuxième fois de la journée. Bien fait.

— Bon, OK. On s'est retrouvés au cimetière.

— Sérieux ? Vous êtes tordus tous les deux.

— J'en ai rien à foutre de ce que tu penses de nous.

— Tant mieux, parce que j'en ai rien à foutre de vous deux non plus.

C'est faux. Tellement faux. Je suis jaloux. Jaloux de cette complicité qu'ils ont trouvée. Moi, je suis toujours seul. Avec les filles, ça ne dure jamais longtemps.

Je pressens que leur histoire à eux va tenir plus que mon record personnel, c'est-à-dire vingt jours et quatre heures.

Je reprends :

— Bon, vous êtes allés au cimetière, et alors ?

— On a vu les tombes de la fille et du mari de Violette. On s'est rendu compte qu'Erin est morte le jour où Salomon a eu sa transplantation cardiaque.

— Je ne vois pas le rapport.

— Ben t'es con ou quoi ? Ce jour-là, après avoir autorisé l'hôpital à débrancher sa fille, Violette a aussi signé pour une greffe de cœur... Tu connectes ?

Là, c'est moi qui viens de me prendre un coup dans le sternum.

— Tu veux dire... que... que le cœur d'Erin...

Elle hoche la tête, les yeux brillants.

— Putain, c'est chaud !

— Et Salomon, il a réagi comment ?

— Tu vas te moquer, avec ton esprit pervers.

— Hé, c'est bon, je suis pas un psychopathe, non plus.

— Ben... il a pleuré. Longtemps.

Mes larmes à moi ne sont pas loin et ça me fait bien chier, alors je lance :

— Et moi qui croyais que Salomon avait perdu sa virginité avec toi cette nuit !

— T'es vraiment con.

Je ris. Enfin, je pleure un peu aussi, mais j'espère que ça se voit pas trop.

— Vous comptez en parler à Violette avant qu'on s'en aille ? Parce que si rien n'est sûr, ça lui donnerait de faux espoirs...

Livia hésite, puis se lance :

— Ce matin, j'ai téléphoné au service de chirurgie cardio-pédiatrique de Lyon.

— Et alors, ils ont dit quoi ? Accouche, Livia, putain !

— Je leur ai demandé de regarder dans leurs archives pour voir combien de transplantations cardiaques avaient eu lieu ce jour-là. Les noms sont confidentiels et ils n'ont pas le droit d'en dire plus, mais j'ai eu de la chance. La secrétaire était super sympa et elle a fait des recherches. Et devine quoi ?

— Il n'y en a eu qu'une ?

— Oui.

LIVIA

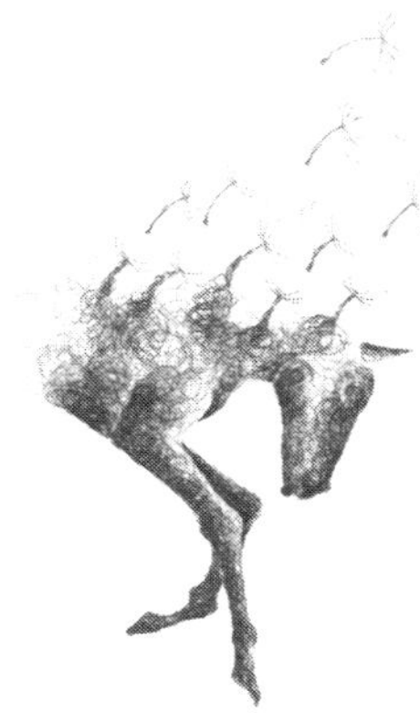

On rentre chez Violette en silence. D'habitude, Dempsey et moi trouvons toujours une occasion pour nous disputer, mais ce soir, c'est impossible.

On est remplis de ce beau et lourd secret qu'on a envie de révéler à Violette, mais on ne sait pas comment.

On part demain... Comment on va faire ?

Et puis, il faudrait que Salomon soit là... C'est à lui de lui en parler, pas à nous !

Dempsey me lance un regard impuissant. Je hausse les épaules.

— Tout va bien ? nous demande Violette en garant la voiture.

On hoche la tête en silence.

— Ça n'a pas l'air pourtant... Et je voulais encore vous remercier pour tout à l'heure. C'est... Un très beau cadeau, une belle attention, cette petite Erin.

— *You're welcome, darling*, rétorque Dempsey en imitant l'accent de Chelsea à la perfection, ce qui détend l'atmosphère.

— Bon, eh bien moi, j'ai une surprise pour vous ce soir. C'est mon cadeau d'adieu.

Elle place sa main derrière son oreille et regarde Dempsey d'un air interrogateur.

— Petit Ours Brun ne dit plus non ? Quel progrès !

— Ne me tentez pas trop, marmonne Dempsey, vexé.

— Je te le déconseille. Tu te priverais d'une belle expérience.

— On va où ?

— Surprise, j'ai dit. Allez préparer vos affaires pour la nuit.

— On ne dort pas ici ?

— Non.

— On ne va pas dans un cimetière, au moins ? lance Dempsey.

— Un cimetière ? réplique Violette en fronçant les sourcils. Pourquoi tu voudrais que je vous emmène là-bas ?

— Oh, pour rien.

Il s'éloigne et je lui cours après.

— T'es chiant !

— Ouaip. J'adore ta tête à chaque fois que je parle de ta bêtise.

— OK. Je voulais rien dire, mais tu m'y obliges. Salomon m'a raconté, pour le tunnel dans la grotte de Peyroux.

— Putain, le con ! Il a pas fait ça ?

— Si, monsieur Pipi. Alors ferme-la avec ton cimetière, OK ?

SALOMON

Dans un cœur brisé
Nul ne peut pénétrer
Sans la noble prérogative
D'avoir souffert aussi[58].

J'ouvre les yeux le lendemain matin, triplement bouleversé. C'est bien connu, les choses arrivent souvent comme ça. Jamais deux sans trois.

Un, je suis amoureux.

Deux, mon cœur se porte très bien et la vie me semble désormais plus belle que la mort.

Et *trois, last but not least*, je viens de découvrir de façon tout à fait inattendue l'identité de celle qui m'a offert son cœur il y a dix ans.

C'est un cadeau tellement énorme que je n'arrive pas encore à réaliser.

Personne ne fait jamais la connaissance de son donneur, mais grâce à Livia, j'ai appris des choses sur la petite Erin, sur son caractère, sur ce qui s'est passé. Sur la cause de son décès. Et j'ai même rencontré sa mère.

58. Poème d'Emily Dickinson, cité dans *Quatrains et autres poèmes brefs*, éd. Gallimard, 2000.

Si elle savait, Violette, que le cœur de sa fille bat dans ma poitrine...

Ce matin, on retourne aux Chatouilleurs branchés. Je commence à faire de sacrés progrès.

Dans le bus, je reçois un SMS de Livia.

Ai téléphoné au service cardio-pédiatrique du CHU
Il n'y a eu qu'une seule transplantation cardiaque le 20 août...

[Moi]
je crois rêver

[Livia]
c'est dingue hein ? hyper émouvant :)

[Moi]
oui de ouf
Dcp on en parle à Violette quand ?

[Livia]
Ce soir ?
elle nous a préparé une surprise...
jsp ce que c'est mais je pourrais lui demander de t'inviter :)

J'ai l'impression que tout le monde devine le contenu de ce message, qu'une pancarte géante est brandie au-dessus de ma tête : « Hey, regardez, Salomon porte le cœur de la fille de Violette ! »

Instinctivement, je pose ma main dessus, comme pour le protéger, et je ressens une forte décharge, comme si j'avais mis mes mains dans une prise.

— Tout va bien ? s'inquiète Aaron. Tu as besoin que le bus s'arrête ?

— Non, c'est OK.

Je viens tout simplement de prendre conscience du précieux trésor qui bat dans ma cage thoracique, de ce que je porte. Et de combien je dois en prendre soin à tous les niveaux pour que la petite Erin soit vraiment fière de moi.

Pour qu'à travers mon corps et mes pensées, elle puisse encore continuer à vivre un peu, elle aussi.

C'est ce que j'aimerais dire à Violette, si j'y arrive.

Je me tourne vers Aaron.

— Aujourd'hui, je teste l'atelier trois.

— Sûr ? Nickel, Salomon, bravo. Tu veux commencer par quoi ?

— La tyrolienne. Je ne suis pas encore prêt pour le saut pendulaire.

— Tu penses ne pas être prêt. Moi, je crois que tu as largement les capacités pour tout tenter. Et ton cœur aussi.

— Je vais rester sur ma première idée, si ça ne te dérange pas.

— *Let's go.*

Je me retrouve au sommet d'un immense chêne. Un frisson me parcourt, mais je tiens bon. Pour Livia. Pour Erin. Et pour moi. Hors de question de flancher.

Le regard aiguisé de Thomas vient contrôler que tout est en ordre et que je me suis bien assuré.

En dessous de mes pieds, s'étend une mer verte. Toutes les cimes des arbres, le bruissement de leurs feuilles qui s'agitent sous le vent, le soleil qui ruisselle dessus, les oiseaux qui chantent, cette chaleur qui m'enveloppe.

— Prêt ?

— Je crois.

— Tu vas adorer.

Je murmure :

— Profite, Erin, profite avec moi, OK ? Tu aimais les arbres ? Je suis presque certain que oui. Je demanderai à ta maman lequel était ton préféré.

Je sens une poussée dans mon dos et je m'envole, mes pieds effleurent presque la canopée, mon cœur se soulève, je crie, ou peut-être que non, j'ai l'impression que ma vie défile, je ne sais plus où je suis, je pense que je n'aurais jamais dû accepter ce défi et que je vais mourir de peur, misérablement accroché à cette tyrolienne, et puis soudain, c'est le calme. Le calme absolu.

Les mousquetons glissent sans à-coups sur la corde, j'ouvre les yeux et je vois les arbres défiler comme une danse infinie.

Et là, une voix chuchote à mon oreille : « Épicéa ».

Le reste de la journée passe comme dans un rêve. J'ai la sensation d'être différent. D'être responsable de quelqu'un d'autre. Quelqu'un de fragile et de précieux à qui je dois montrer la beauté du monde, parce qu'elle n'a pas eu le temps d'en profiter assez.

Moi qui me sentais seul, je me sens plein maintenant.

Je regarde la vie avec d'autres yeux. J'ai envie de sourire, tout le temps.

Je ne fais plus les choses uniquement pour moi, je le fais aussi pour ELLE.

Lorsqu'on remonte dans le bus, Aaron me lance :

— Une petite soirée privée chez Violette avec Dempsey et Livia pour fêter leur départ, ça te dirait ?

— Clairement, trop cool !

— Je te déposerai là-bas à 20h. Prépare tes affaires de nuit, OK ?

— Je dors là-bas ?

— Ça fait partie du package. Violette t'a invité.

Violette ou Livia ? J'aimerais bien savoir.

Je pense à ma mère. Je suis super énervé contre elle. Elle m'a privé de tous ces moments de partage avec les autres.

Elle m'a fait croire que mon cœur pouvait exploser, que la vie était dangereuse. Qu'il ne fallait pas tomber amoureux.

Comme une petite revanche, je lui envoie un message. Elle va grave flipper. Dans cinq minutes, je vais recevoir le sien.

Paf !

Je lis :

Salomon !!!!!! C'est quoi ça ????

Mais qu'est-ce que c'est que cette activité dans les arbres ????

Tu étais bien accroché au moins ????

J'ai failli tomber dans les pommes en visionnant ta vidéo...
Tu pourrais prévenir......
Si tu recommences, je viens te chercher !!!!!

Quand ma mère est stressée ou en colère, elle multiplie les signes de ponctuation, comme si ça pouvait augmenter le volume sonore du message. Quant aux points de suspension, toujours plus nombreux que trois, je les ai toujours interprétés comme une menace cachée ou un discours implicite incompréhensible.

Ce soir, je m'en fous royalement. Plus que ça, même. J'ai la rage qui gronde.

Je demande à Luka :

— Tu as enregistré ton saut pendulaire ?

— Ouaip.

— Tu pourrais me l'envoyer ? Je voudrais faire flipper quelqu'un.

Tiens, maman. Ça vaut bien seize ans de sur-protectionnisme.

Ma colère est largement retombée quand je monte dans la voiture avec Aaron.

— Violette vous a gâtés, tu verras.

On roule en silence et puis j'ose enfin poser la question qui me brûle les lèvres :

— Comment on sait qu'on est quelqu'un de bien ? Toi, par exemple, tu as la réponse ? Comment on devine qu'on prend le bon chemin et qu'on ne gaspille pas sa vie ?

Aaron esquisse un sourire. Un sourire doux. De quelqu'un qui a dû traverser des choses difficiles. Je les reconnais, ces sourires-là, un peu plissés au coin des lèvres et des yeux, mais lumineux quand même.

— On ne peut pas en être certain, Salomon. Pour ma part, je ne crois pas qu'il y ait un chemin tout tracé que nous devrions suivre. Je l'ai longtemps pensé et ça m'a donné plein d'angoisses existentielles du style « et si je me trompe, là ? ». Et ça m'a conduit dans un mur.

— C'est tout à fait ça.

— Je pense plutôt qu'on doit décider d'être heureux, pour nous et pour les autres, celles et ceux que nous aimons. Il n'y a pas vraiment de mauvais choix. Il y a juste ce qu'on décide d'en faire ensuite.

— Et si on se trompe ? Si on se fait du mal et si on fait du mal à quelqu'un ?

— Alors on bifurque. On stoppe, on repart en arrière. Pense aux branches des arbres, vois comme elles s'entremêlent. Nos routes, c'est la même chose.

— Mais comment on SAIT qu'on est sur la bonne branche ?

— Parce qu'on se sent à sa place et qu'on ne se pose plus de questions interminables. Parce qu'on vit vraiment au lieu de se demander si on vit.

Aaron stoppe la voiture devant un panneau en bois sur lequel est noté « Au fil de soi, cabanes perchées ».

— Vous dormirez là cette nuit.

— Sérieux ?

— Comme de petits vers à soie dans leur cocon douillet. Profite, Salomon.

J'avance sur le chemin au milieu des arbres. La vue sur la vallée est vertigineuse. Les collines dessinent des courbes dans des teintes de jaune, de vert et de bleu. Je comprends mieux l'enthousiasme du prof d'arts plastiques, en troisième, quand il s'évertuait à nous faire comprendre l'émerveillement ressenti par les peintres comme van Gogh ou Klee devant ce chatoiement de couleurs.

Ils étaient possédés par la couleur, oui, possédés !

On se foutait de lui mais ici, tout prend du sens.

— Salut !

Livia me sourit, à la fois timide et audacieuse. Elle s'est dessiné un arc-en-ciel dans les tons turquoise, vert d'eau et gris pâle sur les paupières et porte une longue tunique dans les mêmes couleurs. J'en ai le souffle coupé. Je me sens comme le misérable ver dont vient de me parler Aaron. Nu et sans artifice.

— Tu as vu ? C'est notre maison pour la nuit !

Elle pointe du doigt une cabane en bois, toute entremêlée de passerelles, d'escaliers et d'échelles de corde.

— C'est génial, non ?

— Carrément.

— Il y a même une toile tendue entre les arbres si on a envie de dormir à la belle étoile.

Violette et Dempsey nous rejoignent.

— Alors, Salomon, tu en dis quoi ?

Ce que j'en dis, Violette ? C'est que ton Erin va adorer. Mais tu ne le sais pas encore.

— C'est oufissime. Merci !

— Dempsey, tu viens m'aider à porter le pique-nique ? Salomon et Livia, vous partez devant ?

Dempsey bougonne :

— C'est reparti ! Encore pour ma pomme !

On s'éloigne en riant, mais pas assez vite pour entendre Violette chuchoter :

— Mais enfin ! Tu n'as pas compris qu'ils veulent se retrouver un peu à deux sans nous, l'espace de quelques minutes ?

Une fois arrivés en haut, Livia me prend la main. Le soleil est en train d'embraser la colline. Moi, ce sont mes joues qui s'embrasent, mon cœur, mon corps entier.

Elle me tend un dessin.

— Pour toi, comme promis.

Dans mon corps, un cœur.

Dans mon cœur, le visage d'une petite fille.

Et à côté de mon cœur, l'empreinte rose de la bouche de Livia.

— Pour que tu n'oublies pas.

— De quoi tu parles ?

— De ça.

Elle pose ses lèvres sur les miennes et j'ai l'impression qu'un gigantesque feu d'artifice éclate au-dessus de nos têtes.

VIOLETTE

Nous sommes comme des feux d'artifice
Vu qu'on est là pour pas longtemps
Faisons en sorte, tant qu'on existe,
De briller dans les yeux des gens
De leur offrir de la lumière
Comme un météore en passant
Car, même si tout est éphémère,
On s'en souvient pendant longtemps[59]

Salomon m'a regardée avec un air étrange. Plus que regardée, même. Profondément dévisagée. Son expression me reste en tête pendant que Dempsey et moi portons les paniers le long des escaliers en bois.

Huit mètres de haut, cette cabane, quand même !

— Putain, la vue de ouf ! s'exclame-t-il.

— Tu as vu ça, hein ?

— J'avoue, ça tue.

Dempsey aussi est bizarre. Il est attentionné. Je ne crois pas que ce soit lié à son départ de demain.

Non, il y a autre chose, mais quoi ? J'espère juste que ça ne cache pas une grosse bêtise.

59. *Les Feux d'artifice*, Calogero, album « Les Feux d'artifice », 2014.

Et comme jamais deux sans trois, Livia semble également gênée.

C'est clair, ils sont de mèche. Je n'arrive pas à déterminer si c'est positif ou négatif. J'ai du chagrin, je déteste les adieux et c'est pour ça que cette nuit dans les arbres adoucira ce moment compliqué pour moi.

Je ne suis pas certaine qu'ils soient tristes de partir. Ils seront peut-être très contents de retrouver leur vie d'avant, mais j'ai un doute.

Les copains, la fibre et la boxe pour Dempsey, certes, mais le cadre rigide de l'EPM aussi. Et Livia ? Est-ce que sa famille d'accueil prend soin d'elle ? Elle n'a pas abordé le sujet une seule fois. Et puis elle semble très proche de Salomon...

Quant à ce dernier, je lui ai à peine parlé, mais vu qu'il ne quitte pas Livia des yeux, la séparation risque d'être compliquée.

Pendant qu'ils font le tour de la cabane perchée, j'installe l'apéritif sur la terrasse en bois qui domine la vallée. J'ai beau connaître cette vue par cœur, elle m'émerveille à chaque fois. Ces arbres qui ondulent dans la lumière dorée du soir, ces ombres et ces courbes, ce bruissement à peine audible des feuilles, ce calme absolu...

Les trois ados me rejoignent avec des airs de conspirateurs. Allons bon. Nous y voilà.

— Vous me cachez quelque chose, tous les trois ? C'est quoi ? Un tour au cimetière avec ma Dauphine, ni vu ni connu ?

Livia et Salomon semblent se pétrifier sur place. Dempsey rit jaune.

— Non, promis, moi, j'ai pas touché à votre voiture, souffle la première.

J'en déduis donc qu'elle a bel et bien fait une escapade au cimetière, mais quand et pourquoi ? Avec Salomon, si j'en crois ses joues écarlates.

— Vous voulez me parler ? On dirait que je vous fais peur, tout à coup ?

— Oui, on a quelque chose à vous dire, hésite Dempsey. Enfin, surtout Salomon.

— C'est cool ou pas ? Parce que vu la tête que vous faites, j'ai peur.

— Ne vous inquiétez pas, me rassure Livia. C'est... difficile à dire mais on pense... Enfin, on espère que ça vous fera plaisir.

Salomon semble prêt à fondre en larmes. Je ne comprends rien.

— Et ça me concerne moi ?

— En quelque sorte, oui.

— Bon, Livia, on joue pas aux devinettes avec ça, l'interrompt Dempsey. Salomon, vas-y s'te plaît, parce que ça devient grave stressant.

— Tu veux que je parle à ta place ? demande Livia, tandis que l'interpellé déglutit péniblement.

— Asseyez-vous d'abord, fait Dempsey.

Il est beaucoup trop prévenant. Ça ne lui ressemble pas.

Livia se lance :

— Violette, en fait... Vous savez, il y a dix ans, à l'hôpital...

Mon cœur se serre. Je n'ai pas envie d'évoquer cette partie de ma vie avec eux, là, maintenant. Pourtant, une petite voix au fond de moi m'indique que je dois écouter avec attention. J'inspire et j'expire à fond.

— Oui, au moment du décès d'Erin... C'est un souvenir encore difficile. Tu veux vraiment qu'on en discute ?

— Ce jour-là, vous avez accepté de donner le cœur de votre fille à un enfant malade, pour lui offrir une deuxième chance.

— C'est vrai... mais Livia, pourquoi tu m'en parles là, ce soir ?

Salomon s'avance face à moi.

— Le cœur d'Erin... Eh bien, c'est moi qui l'ai reçu. Le 20 août.

Les mots ont du mal à s'imprimer dans mon cerveau, et soudain, un flash me revient en mémoire, très fort. Si fort que j'en tremble.

Voilà pourquoi je me suis sentie aussi bizarre quand j'ai rencontré Salomon aux Chatouilleurs branchés, le jour où Livia a fugué.

Ce n'était pas une rencontre, en fait. C'était une retrouvaille.

Dix ans plus tôt, le 16 août, à la cafétéria de l'hôpital.

Il me faut un café noir avec du sucre, beaucoup de sucre. Je déteste le café d'habitude mais je refuse de dormir. Je dois rester éveillée pour Erin. Au cas où elle sortirait de ce foutu coma. Au cas où ses yeux s'ouvriraient et qu'elle m'appellerait : « Maman, tout va bien, je suis revenue, tu vois ! »

Les yeux gonflés, je me dirige vers le distributeur de boissons.

« Cet appareil ne prend pas la carte bleue. »

Et mince. Je n'ai pas de monnaie sur moi. Mes larmes redoublent, roulent sur mon visage, mon cou, mes joues. Je pleure depuis 48h, comment le corps peut-il en produire autant ? Est-ce qu'un jour elles arrêteront de couler ?

Une voix me fait sursauter :

— Il ne faut pas pleurer à cause de la machine, madame ! Tu veux des sous ?

Je renifle pitoyablement. L'enfant me tend un mouchoir en papier.

— Une boisson, ce n'est pas trop grave, pas vrai ? Ce qui est grave, c'est quand quelqu'un meurt.

— Je sais.

Je me mouche et il reprend :

— Alors tu pleures parce que quelqu'un est mort ?

— Oui. Mon mari. Et ma fille va mourir.

Il me donne deux pièces.

— Tiens, je te fais un cadeau, pour que tu puisses boire.

— Merci, mon bonhomme.

— Moi aussi je vais mourir bientôt, comme eux.

— Mais non, voyons, pourquoi tu dis ça ?

Sa mère l'appelle et il s'éloigne en agitant la main.

— Je dois y aller. Au revoir, madame.

C'était lui. C'était Salomon, ce jour-là.

Heureusement que je suis assise.

— C'était toi... Près de la machine à café.

— Violette, tout va bien ? Quelle machine, de quoi parlez-vous ? s'affole Livia.

— La machine à café ? répète Salomon, sourcils froncés, comme si sa mémoire essayait de retrouver un souvenir confus.

— Je pleurais, tu te souviens ? Tu m'as donné deux euros pour que je puisse m'acheter une boisson... Nous avons discuté et tu m'as dit que tu allais mourir.

Les yeux de Salomon s'agrandissent de surprise.

— Je m'en rappelle... souffle-t-il. Oh, Violette, c'était vous ?

— Oui. J'étais dévastée, Erin était dans le coma... Mais comment... comment savez-vous que c'est toi qui as reçu son cœur ?

Livia m'explique tout. Le cimetière, la tombe, la date, son appel au CHU de Lyon.

Tout concorde mais tout s'embrouille quand même.

Tout se relie, mais mon cerveau a du mal à comprendre.

Salomon s'approche.

— Violette, je peux vous prendre dans mes bras ?

— Si tu veux, oui, bien sûr.

Il me serre fort, très fort.

— Merci pour ce cadeau. Je vous promets que j'en prendrai soin toute ma vie et que chaque bon moment, chaque voyage, chacun de mes pas seront aussi pour Erin.

Je ne parviens pas à articuler le moindre mot.

Il poursuit :

— Est-ce que l'épicéa était son arbre préféré ?

Je bredouille :

— Comment tu le sais ?

— Elle me l'a chuchoté.

DEMPSEY

Feinte

Les étoiles m'empêchent de dormir.

Je me tourne, me retourne dans mon lit en bois.

J'ai pas voulu passer la nuit à l'extérieur dans le grand hamac comme Livia et Salomon. J'ai le vertige, on se refait pas.

Pendant la soirée, Violette avait du mal à se remettre de ses émotions, alors je l'ai aidée à se changer les idées. Enfin, façon de penser, parce que je voyais bien qu'elle n'était pas vraiment avec nous et qu'elle dévisageait Salomon toutes les trente secondes.

En même temps, c'est une nouvelle trop chelou qu'elle a apprise aujourd'hui, sérieux !

Je me demande comment je réagirais si j'apprenais, par exemple, que le cœur de ma petite sœur bat dans le corps d'un autre...

Ouais, pas simple à gérer.

Je me suis approché d'elle.

— Je vais vous apprendre le *Gazelle Punch.*

— Pour quoi faire ?

— Au cas où vous rencontreriez des psychopathes en allant courir sur votre chemin à la con.

— Il n'est pas con, mon chemin. Je l'adore.

— Vous voulez pas que je vous montre quand même ?

— Vas-y, mais je vais te mettre K-O en deux temps trois mouvements.

On a ri tous les deux.

On a tellement ri qu'on en a eu les larmes aux yeux.

LIVIA

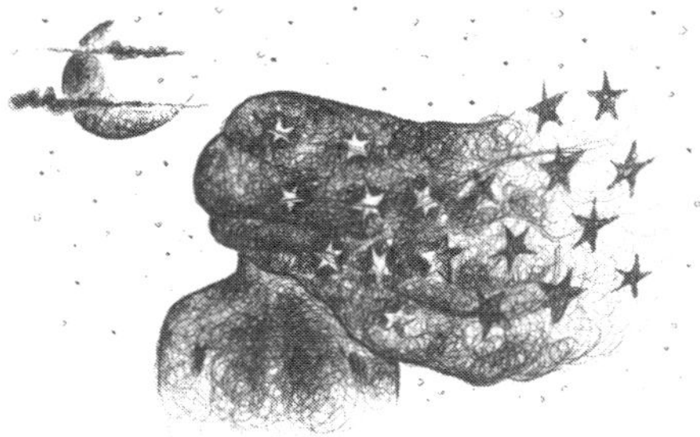

Les étoiles m'empêchent de dormir.

La main de Salomon serre la mienne. Sa poitrine se soulève régulièrement, il est parti dans les bras de la nuit bien plus vite que moi. Je me sens seule et je ne peux pas m'empêcher de penser à demain.

Demain sans lui, sans eux. Comment je vais survivre, moi ?

Même ce con de Dempsey va me manquer, j'en suis sûre. Tout à l'heure, avant de partir, je lui offrirai le dessin que j'ai fait le jour où il était cramponné à sa paroi d'escalade.

Après le repas, je me suis avancée vers Violette, accoudée à la balustrade en bois. Son regard était lointain, perdu dans les frondaisons. Je lui ai tendu le dessin que je n'avais jamais osé lui offrir et je lui ai dit :

— Un petit *make-up* d'adieu ?

Elle a essuyé ses yeux.

— Génial ! Je t'inspire quoi ?

— Une pluie d'étoiles, ça vous va ?

Dans l'obscurité, mes larmes coulent tandis que défile un kaléidoscope de souvenirs.

Mon arrivée – l'orage – Dempsey – la rencontre avec Maya et son père – Aaron et sa douceur de papa – Eléana – Arthur, Ali et les autres – la grotte et ses drapés – le canoé – ma fugue – les pompiers – le portrait en verre brisé de Silas – Viniou et l'argile – les arbres – Salomon – le cimetière – le cœur d'Erin et surtout, surtout... Chelsea, Yvoire et les chevaux.

Je les ai revus juste avant la fameuse soirée au cimetière. Un passage éclair, le temps de poser ma tête contre celle d'Yvoire, d'accrocher mes bras à son cou, de lui demander de la force pour rentrer chez moi et surtout, pour lui faire une promesse.

— Je reviendrai. Je ne sais pas quand, mais on se reverra, d'accord ? Tu m'attendras ?

Elle a henni, doucement. Je n'arrivais pas à me séparer d'elle. Je ne sais pas combien de temps je suis restée là. Sans bouger.

Ensuite, je suis passée dire au revoir à Nonna et à Erin. Elle est tellement craquante, cette pouliche.

En y repensant, mes larmes redoublent, salent mon visage et coulent dans ma bouche. Il paraît que les chevaux lèchent du sel, j'en étais peut-être un dans une vie antérieure, si ça se trouve.

Je ne pouvais pas m'en aller sans rendre une dernière visite à Jaïko.

— *Look, darling*, m'a dit Chelsea.

Elle a conduit le cheval à la robe bai cerise près d'un petit talus où elle avait installé un carré blanc.

J'avais pris le temps de regarder la vidéo qu'elle m'avait envoyée, dans laquelle Jaïko se cabrait de terreur et refusait de poser un seul de ses sabots sur la toile.

Elle a tendu la main vers ses naseaux, puis a reculé et marché sur le tissu. Jaïko a secoué la tête, piétiné quelques secondes et puis, miracle... il a avancé et traversé sans crainte.

— *Do you understand,* Livia ?

J'ai hoché la tête. En partant, j'ai déposé en cachette sur la table de jardin le portrait de Jaïko que j'avais dessiné le premier jour. Et puis un nouveau, celui de Chelsea.

Je ne veux pas partir d'ici.

Je veux continuer à découvrir qui je suis.

Je veux parler avec Salomon, les yeux dans les yeux, pendant des heures et des heures, de tout et de plus encore. De son cœur et du mien. De mes frayeurs et des siennes.

Je ne veux pas quitter Violette et Armstrong, ni Chelsea et Yvoire.

Je voudrais rester là, toujours. M'ancrer dans les feuilles des arbres.

Pourquoi on n'a pas le droit de choisir où et avec qui on veut vivre quand on a quinze ans ?

SALOMON

Ce n'est pas la tête qu'il faut porter haut, c'est le cœur.[60]

Les étoiles m'empêchent de dormir.

Violette et moi nous sommes isolés un moment après l'annonce presque trop brutale qui lui a fait perdre pied, l'espace de quelques minutes.

On a échangé nos questions, nos souvenirs effilochés au goût de chagrin, on a essayé de reconstituer le canevas pour voir apparaître Erin en filigrane, petit à petit.

Pour que je sache un peu plus qui elle était et ce qu'elle aimait.

Pour pouvoir l'aider à vivre encore un peu.

Pour être digne de cette petite fille brune et bouclée, aux yeux gris si expressifs, au visage doux et au regard intense qui a fait bondir mon cœur lorsque Violette a tiré de son sac la photo qui ne la quitte jamais.

J'ai demandé si je pouvais l'emporter. Violette a répondu que oui, les yeux embués.

Elle m'a raconté que sa fille était partie en paix.

---

60. Chateaubriand, *Mélanges politiques*, 1826.

Je lui ai expliqué que ma transplantation s'était très bien passée, mais que ma mère avait psychoté ensuite, puis m'avait enfermé dans une bulle afin que mon cœur ne se brise pas.

Que je lui en voulais d'avoir gâché ces années d'enfance et de préadolescence.

Elle m'a dit qu'il ne fallait pas, qu'une maman, parfois, croit aimer en surprotégeant, mais qu'elle aime, même mal, parce que son bien le plus précieux, c'est son enfant.

On s'est promis de s'écrire, puis on s'est serrés dans les bras, encore.

Son cœur de mère battait si fort, bien plus fort encore que celui d'Erin qui pulsait en moi.

J'ai songé qu'elles n'étaient séparées que par l'épaisseur de nos deux T-shirts.

Est-ce qu'elle y pensait, elle aussi ? Sans doute.

Je suis retourné m'allonger près de Livia et on s'est serrés l'un contre l'autre. J'ai essuyé ses larmes qui coulaient et je me suis endormi dans ses bras, épuisé.

Épilogue

Neuf ans plus tard

I know I can't express,
This feeling of tenderness,
There's so much I wanna say,
But the right words just don't
Come my way [61]

De : violette.avl@gmail.com
À : dempsey.diallo@sfr.fr
Le 14 mars à 22:36

Cher Dempsey,

J'espère que tu te portes bien depuis la dernière fois qu'on s'est parlé au téléphone.

Dis, j'ai un service à te demander. Je sais bien que tu ne quittes plus tes Alpes adorées, mais est-ce que tu serais dispo pour un petit créneau cet été en Ardèche afin de remplacer Erin ? Sa médecin l'a mise en arrêt, il vaut mieux qu'elle se repose, avec cette deuxième grossesse.

---

61. Je sais que je ne peux exprimer,
Ce sentiment de tendresse,
Il y a tant de choses que je veux dire,
Mais les bons mots
Ne me viennent pas

Some Kind of Wonderful, Peter Cincotti, album « *On The Moon* », 2004.

Nous ne trouvons aucun mono de rafting disponible pour cette semaine-là (la deuxième d'août).

Je t'accueillerai ici bien sûr, et ton tarif sera le nôtre. Terry est submergé de demandes de stages, comme je te l'avais dit... Aaron fait ce qu'il peut mais Eléana et Léopold lui prennent beaucoup de temps, surtout l'été.

Donne-moi vite ta réponse stp ?

J'espère que ce sera possible 😊

Plein de bises,

Violette

De : dempsey.diallo@sfr.fr

À : violette.avl@gmail.com

Le 14 mars à 23:18

Chère Violette,

Ah, tu me prends par les sentiments, là ! Tu es la championne des K-O et la *queen* des *Gazelle Punch*.

Comment tu veux que je refuse ?

L'Ardèche et toi me manquez trop. Je vais me débrouiller pour me faire remplacer, j'ai embauché un petit jeune qui ne s'en sort pas trop mal.

Je te donne la réponse la semaine pro. Je serais ravi de retrouver Ali et Arthur, s'ils ne sont pas partis en vacances.

Je passerai voir Livia et Chelsea aussi, ça me fera hyper plaisir.

J'ai eu des nouvelles de Salomon, il bosse comme un dingue, sérieux ! Il va s'arracher le crâne un jour, si ça continue. En même temps, des études de chirurgien thoracique, c'est pas rien... Tu arrives à le voir un peu en ce moment ou il se terre dans sa traboule d'étudiant lyonnais ?

Tu te souviens de ce que je t'ai dit en partant, la première fois où tu m'as accueilli ? J'avais tort... Et tu avais raison, comme d'habitude.

Dempsey

PS : et Aaron, au fait... ? Tu ne m'en parles jamais... mais lui, si, ah ah 😊.

Il faut bien que je te l'avoue, sinon vous risquez de vous tourner encore longtemps autour sans que personne ne se décide 😊.

De : violette.avl@gmail.com

À : dempsey.diallo@sfr.fr

Le 14 mars à 23:25

Je vois Livia et Chelsea très régulièrement, tu le sais. Salomon passe dès qu'il est dispo, ce qui n'arrive quasiment jamais... mais si tu viens, il fera un effort, c'est tout de même les vacances, on devrait réussir à le tirer de ses bouquins 😊

Bien sûr que je me souviens de ce que tu m'as dit sur le quai de la gare :

« J'ai trop kiffé le rafting, l'escalade et tout ça, j'avoue, même si j'ai grave flippé, mais je remettrai jamais les pieds ici, sérieux. La montagne, les ravins, les gorges, les arbres, tout ça... c'est pas pour moi. »

Et je t'ai répondu :

« *Wait and see* ! »

Désolée, mais on dirait que je t'ai encore mis K-O. On ne compte plus les points, n'est-ce-pas ? Tu t'inclines enfin ?

J'ai gagné le match contre ta colère. Ce ne fut pas sans mal, je l'avoue.

Avec toute ma tendresse de *Gazelle Punch*,

Violette

PS1 : je rêve ou tu joues à l'entremetteur ? 😉

PS2 : il est temps que je t'avoue un secret, moi aussi.

Jack, le « taré qui parle aux légumes », c'est un ancien pompier à la retraite qui veillait sur toi quand j'allais courir ou que je te laissais seul, histoire que tu ne mettes pas le feu à maison. C'est aussi lui qui t'a vu sortir la Dauphine et qui m'a prévenue 😉

Je suis courageuse, certes, mais pas inconsciente...

Non mais !

I'm unstoppable
I'm a Porsche with no brakes
I'm invincible
Yeah, I win every single game
I'm so powerful
I don't need batteries to play
I'm so confident, yeah
I'm unstoppable today, unstoppable today[62]

62. Personne ne peut m'arrêter
Je suis une Porsche sans freins
Je suis invincible
Ouais, je gagne à chaque fois
Je n'ai pas besoin de batterie pour tenir la distance
Je suis tellement sûre de moi, ouais
Aujourd'hui vous ne pourrez pas me stopper, aujourd'hui personne ne pourra m'arrêter
Unstoppable, Sia, album « *This Is Acting* », 2016.

Remerciements

À Aurore et aux lecteurs qui sont à l'origine de ce roman.

À celles et ceux qui ont inspiré les personnages.

À Arthur et à sa bêta-lecture pertinente (compte Instagram @ladoaccroauxlivres) ainsi qu'à Hélène (@mamscrap) pour sa dernière relecture attentive.

À Mira avec qui j'ai écrit une toute première version à quatre mains, il y a bien longtemps, balbutiements de ce roman.

Aux CM2 enthousiastes de l'école Pierre Corneille de Maubeuge, qui ont deviné la signification du terme « Gazelle Punch » et m'ont donné l'énergie pour terminer le texte : Marwan, Imene, Faryelle, Lenny, Elias, Tarek, Obeida, Anissa, Bryan, Mahiedine, Arthur, Rayan, Kheireddine, Mohamed I, Samy, Mouadhe et Mohamed O.

À Roland et à ses sublimes interprétations des émotions de Livia.

À Marion et à Manon, mes éditrices, qui ont permis aux personnages de rencontrer leurs lectrices et lecteurs.

DÉCOUVREZ LES AUTRES PUBLICATIONS 100 % ÉMOTION DE SLALOM

Une correspondance inattendue, une grave maladie, les débuts d'une histoire d'amour sur fond d'humour, d'espoir et de littérature.

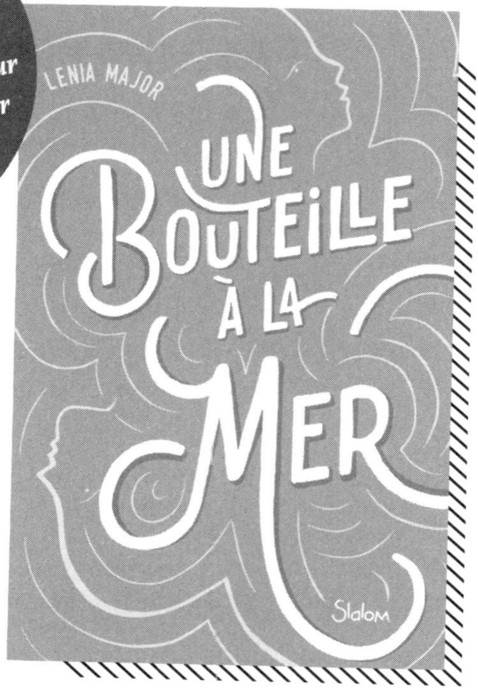

#Humour
#Maladie
#Correspondance

Axel vient de trouver une bouteille à la mer. Elle appartient à Charline qui s'ennuie sur son île d'Ouessant. Un échange par mail commence entre les deux adolescents. Le ton léger de leur correspondance prend une autre dimension lorsque la jeune fille apprend qu'elle est atteinte de leucémie. Sa mère est effondrée, son père absent, sa seule bouée de sauvetage : Axel. L'humour est leur meilleure arme face au protocole de chimio, aux médecins parfois maladroits, à la vie ascétique à l'hôpital... Et entre des parents auteurs-illustrateurs totalement immatures et une grand-mère anarchiste qui perd la tête, Axel a de quoi puiser assez d'inspiration pour soutenir Charline !

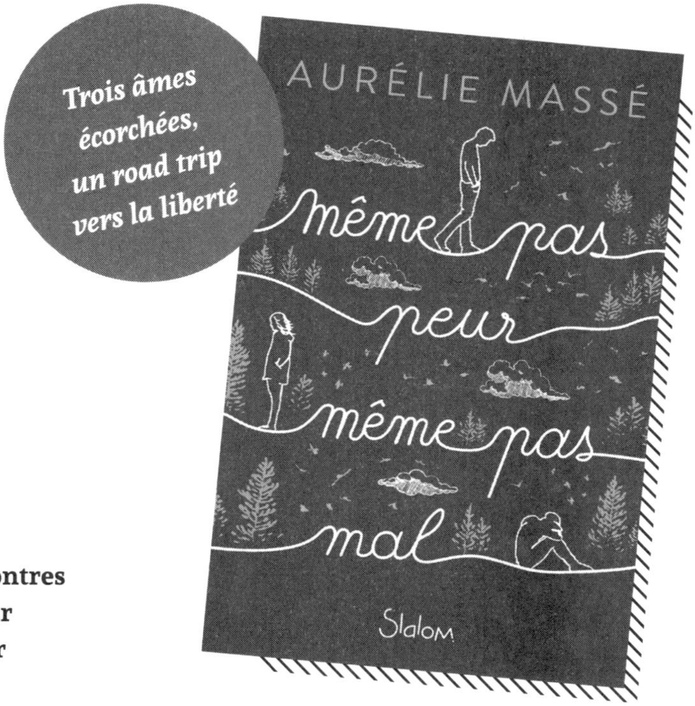

#Rencontres
#Amour
#Espoir

Charlotte fuit une mère toxique, Thomas s'échappe d'un deuil encore trop douloureux, Matthieu rejette un foyer déchiré. Ils ne se connaissent pas mais se retrouvent à faire un bout de chemin ensemble pendant quelques jours. Le temps de partager, s'engueuler, s'accepter, s'amuser,grandir et choisir.
De vivre.
D'aimer.
D'avancer.